“十四五”国家重点出版物出版规划项目

精选海外珍稀中医方书十种校释

张志斌　郑金生／总主编

附：决脉精要

黎居士简易方论

〔宋〕黎民寿／撰

张志斌／校释

上海科学技术出版社

图书在版编目（CIP）数据

黎居士简易方论 : 附 : 决脉精要 / （宋）黎民寿撰 ;
张志斌校释. -- 上海 : 上海科学技术出版社, 2025. 1.
（精选海外珍稀中医方书十种校释 / 张志斌, 郑金生总主
编）. -- ISBN 978-7-5478-6915-4

Ⅰ. R289.344

中国国家版本馆CIP数据核字第2024JD4162号

黎居士简易方论　　附：决脉精要

〔宋〕黎民寿　撰　张志斌　校释

上海世纪出版（集团）有限公司
上海科学技术出版社 出版、发行
（上海市闵行区号景路 159 弄 A 座 9F - 10F）
邮政编码 201101　　www.sstp.cn
徐州绪权印刷有限公司　印刷
开本 787×1092　1/16　印张 18.75
字数 245 千字
2025 年 1 月第 1 版　2025 年 1 月第 1 次印刷
ISBN 978 - 7 - 5478 - 6915 - 4/R · 3154
定价：158.00 元

内容提要

《黎居士简易方论（附：决脉精要）》由南宋黎民寿所撰，成书于景定元年（1260）。该书是南宋医方名著，常见于元、明医书引用。朝鲜《医方类聚》中引录此书更多。但自清代以后，该书逐渐在国内散失，唯日本尚存此书元刻残卷及江户抄本。

本次点校以日本江户抄本为底本，并以该书所引前代之书，以及引用该书的后世之书作参校本，予以点校整理。

该书十一卷，其中第一卷"方论"，含医论 23 篇。其余十卷皆为医方，每卷一门。除前两卷为"济阴"（妇科）、"全婴"（儿科）方外，其余 8 门则以医方功能为名，但命名别具一格，如"辅阳门"（温热助阳）、"保卫门"（理气护卫）、"安荣"（调理营血）等。收方 480 余首（不计附方），其中成药方送服法丰富多变，诸药炮制法详明，且有方论及若干验案，为医方书中之佳作。书后附黎民寿所撰《决脉精要》一卷，为脉学普及书。

本书可供中医临床工作者、中医文献研究者以及中医爱好者参考阅读。

丛书前言

《精选海外珍稀中医方书十种校释》收集海外回归的珍稀中医方书十种，作为十册单行本。

一、丛书中医方书的一般文献状况

中医在古代世界医林中一度走在前列，故其书籍曾不断流传海外，尤其对周边汉字文化圈的国家产生了巨大影响。在古医籍流传过程中，某些书种或版本在国内业已失传，却还留存海外。海外中医古籍回归之事始于清代末年，日本所藏中医古籍首次成批回归故国。清末及随后的数十年间，列强入侵，军阀混战，给中国人民带来深重的灾难，回归工作也陷入停顿。直至20世纪90年代初，改革开放为抢救回归海外遗存中医古籍创造了条件。大批量的海外中医珍善本古籍回归项目，正式启动于1996年，此后的20年中，在政府与各级领导的关怀支持下，不断获得各项基金资助。在课题组长郑金生教授的带领下，课题组的文献学学者自日本、欧美等多个国家共回归中医古籍600余种。曾于2017年由中华书局出版了大型影印丛书，共收子书427种，厘为403册。影响很大，也很好。但是，此套丛书篇幅过大，一般只适合图书馆或相关单位集体收藏，而不适于中医药工作者及爱好者个人收藏、阅读与使用。

这些回归的中医古籍中，最为精彩的部分就是医方书，其中又以宋代医方书最为光彩夺目。医方书是对中医临床最具有参考指导意义的一个部分，也最适合中医学生及临床医生阅读参考。出于这样的考虑，由上海科学技术出版社提出创意，经与两位主编反复商讨，几经改动，最后确定在海外回归的中医方书中选择了十种医方书，整理校释，形成本套丛书。其中九种为宋金方书，一种为明代方书。

宋代方书中有国内失传黎民寿《黎居士简易方论》、刘信甫《活人事证方》《活人事证方后集》、郭坦《十便良方》等。这些方书中的许多名方曾被后世引用，但书却亡佚。如《十便良方》是南宋著名的方书。作者郭坦，病废二十年。他以折肱之亲历，编成此书。可惜的是该书40卷，现仅有两种残本存世，一藏中国（10卷），一藏日本（31卷）。今本套丛书将复制回归的日本藏本予以影印，与国内藏本互补，除去重复，可得37卷，距凑成完璧仅差3卷。南宋著名医家许叔微的《类证普济本事方》也有前后两集。其《后集》国内虽也存个别清刊及和刻本，但均质次卷残。本套丛书收入了该书的日藏南宋刊本全帙，使读者能一睹许叔微《本事方》全貌。此外，宋版《杨氏家藏方》（杨倓）、据宋版抄录的《叶氏录验方》（叶大廉）等多种珍稀宋代方书均收入了本套丛书。明代方书《医学指南捷径六书》现存7个或各有残缺或各有脱误的版本则更是散在国内外六个不同的图书馆，历经辛难才收集完善。

二、丛书所收宋代方书的共同特点

1. 方剂的来源广泛　丛书中既有引用宋及宋以前的著名医方书所载方子，还有更多来自家传或自制、名医所传，以及民间走方郎中或僧道人等，甚或是民间百姓所用之专治某病的验方。正因为宋代方书存有大量方剂来自各种此前未见记录的各方人士的经验，既实用，又稀见，其方就显得弥足珍贵。如《普济本事方》中的"宁志膏""七珍散"均属于自制方，前方方后注云："予族弟妇，缘兵火失心，制此方与之，服二十粒愈。亲识多传去，服之皆验。"后方方后注云："予制此方，温平不热，每有伤寒、疟疾、中暑，得差之后，用此以调脾胃，日三四服，十日外，饮食倍常。"其"惊气圆"则属家传者，方后注云："此予家秘方也。戊申年，军中一人犯法，褫衣将受刃，得释，神失如痴。予与一粒，服讫而寐，及觉，病已失矣。"

又如《叶氏录验方》所记录的有名方，大多注明方剂来源，来自有姓名或职务者近百人，每人或仅一二方。地点涉及江东、江南、绍兴、衢州、明州、池州、建州、舒州、南阳、四明、沙河等地。来自同僚官员者，大多以职务相称，如魏丞相、颜侍郎、秦侍郎、徐侍郎、李侍郎、江谏议、任少卿、赵少卿、范知府、叶知县、沈给事、仇防御、牛主簿、边学谕等；来自为医者，大多以"医"相称，如许尧臣、医官王康、医官杜壬、王医师、柴医、于医、小石医、河塘余医、高医等；来自释道人士者，如衢州医僧慧满、孙道士、江南龙瑞长老、江道人、罗汉长老、黄衣道士、紫微山道士吕玄光等；来自民间医生者，叶氏称之为"郎中"，如绍兴王郎中、刘郎中、池州王郎中、舒州列郎中、郎中于革、于郎中、高郎中、蔡郎中、明州黄郎中、柴郎中、包郎中、张郎中等。

《黎居士简易方论》中也记载有：李参政银白散、姜侍郎乌龙丹、刘侍郎治耳顺方、郭都处蒌连圆、方魏将使青娥圆、高太尉感应圆、张武经大明圆、石大夫思食大人参圆、外公蔡医传秘方冲和散、王医师方固荣散、外舅蔡医传秘方九宝饮子、钱大师黄连汤、蔡医传方丁公明治耳聋等署有传人职务名姓称谓的方剂。

2. 重视丸散等成方的使用　但是，这显然并非一般所理解的成药——一药治多病，宋代方书非常考究用"圆""散""丹"的用法，除了常用的米饮、温酒、薄醋、淡盐水、枣汤等之外，常会根据不同的病种及病情，对服用法提出特殊的要求。正是服用方法的不同，可为多病多用，多证多用。

如《黎居士简易方论》中治疗风证的大通圆，方后服药法说：

卒中不语，口眼㖞斜，左瘫右痪，煨葱酒下。伤风头疼，夹脑风，生葱茶下。四肢、头面虚肿，炒豆淋酒下。风热肿痛，生姜薄苛汁同调酒，送下。胸膈痰实，眩晕昏闷，腊茶清下。浑身瘾疹，蜜汤下。下脏风攻，耳内蝉鸣，煨猪腰子细嚼，温酒送下。腰疼腿痛，乳香酒下。风毒攻眼，冷泪昏暗，菊花茶下。干湿脚气，木瓜酒下。妇人血气攻刺，当归酒下。血风疼痛，醋汤下。

又如《叶氏录验方》中的"积药麝香圆"，方后附了 28 种不同加减治疗不同的病症：

男子劳疾，猪胆酒下；女人膈血，桂心酒下；翻胃，随食下；冷痃癖气，姜汤下；腰膝疼，醋汤下；咳嗽，皂角汤下；下元冷秘，汉椒汤下；血块，京三棱酒下；女人四季宣转，醋汤下；死胎在腹，桂末一钱，水银少许，热酒调下；小儿惊风，干蝎汤下；十般水肿，大麦同甘遂汤下；寒疟，大蒜汤下；风气痔疾，炒黑豆淋汁下；霍乱，井花水下；寸白虫，芜荑汤下。蛊毒，糯米同羊乳酒下；肌肤燥痒，荆芥汤下；中风口眼㖞斜，羊骨煎酒下；脾中冷积，干姜汤下；四季宣导，冷茶清下；顽麻风，童子小便和酒下；阳毒伤寒，麻黄煎汤下；阴毒伤寒，暖酒下；心痛，木瓜酒下；打扑，蟹酒下；大便不通，冷茶下；久痢，甘草汤下；女人血气，艾醋汤下；产后诸疾，热酒下；一切疮肿，黄耆汤下；小儿疳气，黄连汤下；小肠气，炒茴香汤下；血气潮热，当归酒下。

《魏氏家藏方》的"加减大橘皮煎圆"，其方后服药法则根据所出现的不同见证，采用不同的服药法：

饮食减少，用丁香、附子煎汤下；胸膈不快，丁香、茯苓、干姜、白术、甘草煎汤下；大便作泻，豆蔻、附子煎汤下；心气不足，睡卧不寐，茯苓、附子煎汤下；受寒邪，姜、附煎汤下；小便多，茴香、盐、附煎汤下；虚冷腹疼，茱萸、附子煎汤下；大便泻血，缩砂、附子煎汤下；口吐涎沫，津液稠黏，痰饮恶心，川乌、附子、南星煎汤下。

3. 讲究方剂中药物的炮制　如《叶氏录验方》所载的方剂，都十分讲究所用药物的炮制方法。虽然，在书前并无关药物炮制的总论，但在正文中，几乎在每一味药后面都会不厌其烦地加上炮制方法。比如，具有补益作用的"双芝圆"，药后的炮制方法，以及药丸的制作方法，均非常讲究。

熟地黄<small>壹两半，酒浸壹宿，再蒸伍柒次，火焙</small>　麦门冬<small>去心，汤浸壹宿[1]，</small>焙干　鹿茸<small>肆两，切作片子，酥炙黄</small>　鹿角胶<small>半斤，切成块，慢火用麦麸炒成珠子</small>　覆盆子<small>去枝杖，净者秤贰两，火焙干</small>　肉苁蓉<small>酒浸，贰两半，细切，火焙干</small>　五味子<small>去枝梗，净者秤贰两半，火焙干</small>　天麻<small>贰两半，细切，火焙干</small>　黄耆<small>陆两，蜜涂炙黄色，单碾细，取粉肆两，入众药</small>　山茱萸<small>贰两半，细切，火焙干</small>　干山药<small>贰两半，细切，火焙干</small>　秦艽<small>去芦头，壹两半，细切，火焙干</small>　人参<small>去芦头，贰两半，细切，火焙干</small>　槟榔<small>贰两，湿纸裹，慢火内煨熟，去纸，细切</small>　沉香<small>壹两，细剉，末，入众药末</small>　麝香<small>半两，别研细，入众药</small>

右件同一处为细末，后入麝香拌匀，醇酒一半，白蜜一半，煮面糊为圆如梧桐子大，文武火焙干，候冷，于磁器内收贮，不得犯铁器。每服伍拾圆，加至陆拾、柒拾圆，空心温米饮下。

书中的药物经常通过不同的炮制方法，使功效得到更加合理的应用或毒性得到更为有效的控制。如赚气元，主治小儿腹胀如鼓，气急满闷。方用萝卜子、木香组成。其中，萝卜子用巴豆一分拍破，同炒黑色，去巴豆不用，只用萝卜子，以增强萝卜子消积除胀之力，又不至于像直接使用巴豆那样下泄作用猛烈。

如《普济本事方》在卷前专设《治药制度总例》一篇，记载了常用药物 60 种的炮制方法。如：

菟丝子：酒浸，曝，焙干，用纸条子同碾，即便为末。

半夏：沸汤浸，至温洗去滑，换汤洗七遍，薄切，焙。

乳香：挂窗孔中风干，研，或用人指甲研，或以乳钵坐水盆中研。

天雄、附子：灰火炮裂，去皮、脐用。

4. 方剂都比较简单实用　虽然这些方书也有炮制讲究的大方、复方，但更有大量简单易行的小方、单方。如郭坦的《十便良方》在每一病类之下，还有一种特有的分类，即分作三种：单方、简要方、群方。郭氏最为重视的是单方，其次为简要方，最后才是群方。其书明确

---

[1] 去心，汤浸壹宿：原作"汤浸去心壹宿"。今据本书其他方剂麦门冬炮制法乙正。

规定："自一件至两件谓之'单方'，居前；自三件至五件谓之'简要方'，居中；自六件至十件或十一二件谓之'群方'，居后。"也就是说，这三种方根据药物数加以区分，越是简单的方，越是放在最前面，以便采纳运用。

这些方书中常常会附出治疗验案来验证方子的效应。如《黎居士简易方论》中记载了常子正中丞曾用有效的"吴仙丹"，仅由白茯苓、吴茱萸两味药组成，"治痰饮上气，不思饮食，小便不利，头重昏眩"。方后记载了常中正治验医案：

中丞苦痰饮，每啖冷食饱，或晴阴节变，率用十日一发，头疼背寒，呕吐酸汁，即数日伏枕不食，如《千金》大五饮元之类皆不效。宣和初为顺昌司录，于太守蔡公安持达道席上得此方，服之遂不再作。每遇饮啖过多腹满，服五七十元，不三两时便旋已作茱萸气，酒饮随小水而去。前后痰药甚众，无及此者。

5. 具有重要的文献价值，记载了稀有的宋代文献资料，更为宝贵的是还存有现今已佚的医书　本套丛书所收方书的文献价值，首先在这些方书本身具有不可替代的特点，它们一经问世，便受到重视。例如明代官编的大型方书《普济方》，就十分重视引用《十便良方》。《普济方》中明确标注"出《十便良方》"的方子，达 386 处之多。如果现代未能将这些方书流传下来，将是一个极大的遗憾。

当然，它们的文献价值还不仅仅限于方书本身，非常值得注意的是，这些医方书的资料来源。例如《十便良方》郭氏在卷前的"新编古今方论总目"中，列举了该书引用的 66 种书名。虽然，这些引书并不意味着是作者亲见之书，有的书可能转引他书而来（如《外台秘要》《证类本草》等）。但也有该书所载的宋代医书不见于古今书目所载。例如《琴心居士方》、江阳《卫生方》、胡氏《总效方》、《郭氏家藏方》等。其中《郭氏家藏方》有可能是作者自家的藏方。因此，该书对考察宋代医药文献也具有一定价值。

《黎居士简易方论》也记载了多种已佚医书的佚文。如：临安府推官章谥《养生必用方》（或称《养生方》《必用方》）、霍喆夫（定斋）《类证治百病方》（或称《治百病方》）、南宋张松《究原方》、余纲《选奇方》（《前集》10 卷，《后集》10 卷。今残存《后集》4 卷，《前集》早佚）、《资寿方》等都是现今已不能见到原书的医方书。

三、金末赵大中《风科集验名方》的相关说明

《风科集验名方》是国内失传的精品中医方书，为专科疾病的专门著作。今唯有元刊本存于日本静嘉堂。书中存方 1979 首，版本精良，内容丰富。此书因是私家收藏，至今还从未允许影印出版过，故见到此书者亦甚少。经日本友人帮助，我们递交专门申请，始得准予校点出版的机会。该书资料极为丰富，很受学界重视。

1. 此书版本稀见，流传极为不易 《风科集验名方》现唯有元刊本存于日本静嘉堂。自 1306 年该书首刻之后，未再见有翻刻本，故此书传世极少，现在更是孤本仅存。此书传世可谓是一波三折。最早由金国北京太医赵大中奉敕编修。但因遇上"金乱"，也就是金国遭到蒙古、南宋联合进攻之时（1234 年），赵大中怀着书稿，逃遁于吴山。当时儒医赵子中传习赵大中之书，却未能让该书得以运用与传播。

1236 年，道士赵素在荆湖间（今湖南、湖北等地）得到了该书，并把他带到了元蒙所辖的恒山（在今河北曲阳西北）。赵素，字才卿，号心庵，河中（今山西永济一带）人。家世业儒，而通于岐黄之学。赵氏为全真教道士，云游天下 30 多年，通晓各地不同民族的医药知识。丙午年（1246），蒙古特赐皇极道院给赵素，并赐号"虚白处士"。赵素不仅有很高的儒学素养，也精通医学，因此在元蒙初期道教兴盛之时，他很受朝廷的恩宠。虽然此如，他也未能将此顺利付梓。赵素晚年之时，将他的两本书授予从小追随他学医的湖广官医提举刘君卿。其中有医书《风科集验名方》。身为湖广官医提举的刘君卿，很想刊刻其师所传的两本书。为此，他在元贞丙申（1296）到左斗元所住的沙羡（今湖北武昌一带）寓舍，向他出示了赵素的《风科集验名方》，请左氏帮助校雠。左氏慧眼识珠，在他的努力下，终于使此书刊刻行世。

2. 此书汇聚了金元数位著名医家的经验精华　《风科集验名方》的原作者是金末北京赵大中，他是一位医学造诣颇高、深得皇家信任的太医。此书的质量很高，曾被覃怀儒医赵子中作为教科书传习。传到元代博学多才的赵素手中，他经常运用其中的知识治疗各种风疾，并将耳闻目见、得效取验的治风医方，补入《风科集验名方》，分作十集。今该书所载的"赵虚白论"，即赵素补缀的个人论说。赵素晚年将《风科集验名方》交给学生湖广官医提举刘君卿。刘氏医术高明，也得益于他研习试用此书。刘氏为了完成老师出版此书的愿望，将此书交到左斗元手里。左氏精通医学文献，长于医书校雠与编纂。他花了两年的功夫，取《素问》《灵枢》《难经》《中藏经》《诸病源候论》《千金方》《外台秘要》《太平圣惠方》《和剂局方》《三因方》《医说》等书，以及南北经验名方，并《说文》等字书，逐一参订。正伪补脱，削复改错，增补阙疑。他使原本单纯的医方书，一变而为理论、医方俱富。此外，他又把"古今圣贤名医治风药品、治理制度、动风食忌"三个主题的资料编辑成书，列于书前。左氏于大德二年戊戌（1298）完成了该书。

3. 此书同时还具有重要的文献意义　该书最后集成于元大德间，是时因长期南北隔绝，金元与南宋医学交流尚不普遍。但该书除引用宋以前诸名著之外，还首次大量记载了金元、南宋的主要著作。金元医家主要收录了刘守真《宣明论》《病机保命集》、张元素《儒门事亲》等，南宋医家则有陈无择、陈自明、王硕肤、许叔微、郭稽中以及医书《究原方》等。此外还集录了刘元宾《神巧万全方》、杨氏《拯济方论》、《本草图经》、《医林方选》，以及寇宗奭、庞安常等名家的有关论说。有些引用的人名少为人知，如水月子、药隐老人等。书中还有少数赵素（虚白）补入的条文，每多治疗经验之谈。

　　该书为专科疾病的专门著作，对了解我国古代对风科疾病的认识和治疗经验具有重要的意义。此外，由于该书引用了众多元以前医书资料，因此，对研究宋金元医学发展，乃至辑佚古医书，具有较高的文献价值。

四、明代徐春甫《医学指南捷径六书》的相关说明

为什么要在具有九种宋代方书的丛书中加入一种明代方书？这是考虑到此书的价值及集成完本之不易。

1. 此书有较高的学术价值 《医学指南捷径六书》（简称《捷径六书》）的作者徐春甫，乃明代著名医家。他在京师担任太医院吏目，是我国最早的医学学术团体组织者与发起人，他编纂了对后世很有影响的《古今医统大全》《捷径六书》等医书，在学术上有很大的造诣。不仅如此，徐春甫还是一个胸襟宽阔、格局很大的人。作为方书来看，其《捷径六书》最有价值的两种是《二十四方》与《评秘济世三十六方》（简称《三十六方》）。

《二十四方》是徐春甫授徒所用。据其弟子江腾蛟跋中说："医方之浩繁，而用之者苦无要……如涉海无津。于是徐老师出所集二十四方以示小子，受而细阅之，何其简易，详而且明，诚为医家之纲领也。"所谓"二十四方"并不是 24 首方剂，而是指 24 类治法的代表方。所以该子书在初刻本中又有"医家关键二十四方治法捷径"之名。这 24 类方法名目为：宣剂、通剂、补剂、泻剂、轻剂、重剂、滑剂、涩剂、燥剂、湿剂、调剂、和剂、解剂、利剂、寒剂、温剂、暑剂、火剂、平剂、夺剂、安剂、缓剂、淡剂、清剂。每类之下，又出一个或数个药方，详述每方的功效、主治、方组、服法、加减。各方内容齐备，提纲挈领，以少胜多，非常适合临床使用。为了方便记忆与使用，徐氏又专门编撰了"二十四剂药方歌括"，再用歌括的形式归纳上述的内容，以便初学者能很快入门。

《三十六方》是徐春甫个人用方最为珍秘的一部分内容。在封建社会中，秘方往往是取效、致富的捷径。徐氏讲述了两个靠秘方发财的例子。如黄连紫金膏：

京师吴柳泉者，制黄连紫金膏一药，点热眼极有效。海内寓京师者，无不求赎，日获数金，辄成富室。盖方药贵精不贵多，从可知矣。

但徐"每厚赂求之"则并非为了发财，而是"用梓以公天下"。他

认为"医不必禁秘，但能体仁。精制一方，名出便可。救贫于世世，胜如积金以遗子孙，而亦不必以多方为贵"。此外，徐氏的观点是用药贵简而有效："药味简而取效愈速，药品多则气味不纯，鲜有效验。"

《三十六方》收方 36 首，另有补遗经验方 4 首，合计 40 方。据保元堂本、金鉴本的眉批，40 方可分为如下几类：徐氏自家效方（眉批作"保元堂方"，计有 10 首）、诸家名方（计有 18 首）、秘传方（计有 5 首）、经验方（计有 5 首）、未明来源方（计有 2 首）。各方均详细介绍方剂组成、制备及服用法，并加以评论。最后是一张药店仿单，上书"新安徐氏保元堂"某某方，后列主治、服法用量等。与一般药店的药目相比，这部分内容最有特色的是评论。这些仿单说明，《三十六方》乃徐氏自家药店出售药品的处方。

《二十四方》和《三十六方》是徐氏成名及得利的重要内容，是徐氏育人与为医的看家本领，本是非常私密的，徐春甫却将之公之于世，因此倍显难能可贵。

2. 此书版本杂出，散在各地，收集相对完善的全本非常不易　现今国内外所存的《捷径六书》版本总共有以下几种：① 日本大阪府立图书馆藏本《医学指南捷径六书》（以下简称"指南本"），共 4 册，6 卷，每卷为一种子书，按"阴阳风雨晦明"为序，计有：《内经正脉》《雷公四要纲领发微》《病机药性歌赋》《诸证要方歌括》《二十四方》《评秘济生三十六方》，凡六种。《（大阪府立图书馆藏）石崎文库目录》著录该书为"明万历二四年跋刊本"。该本印刷质量不高，漫漶缺脱处甚多。为寻求对校本，笔者访察了至今所能见到的我国国内各种明刻残本及抄本，订正补充了指南本之不足，同时也调查清楚了该书的版本源流与传承关系。② 北京中医药大学藏本 2 册，残存卷三至卷六（共 4 卷）。经核对，该本与日本大阪所藏乃同一版木所印。卷六之末有"万历丁酉岁季秋月书林刘双松氏重梓"记载，因此可以断定"指南本"乃书林刘双松重刻于万历二十五年丁酉（1597）年。该本字画清晰美观，当为刘双松重刻本的初刊本。该本可以弥补指南本后 4 卷漫溰缺脱之处。③ 中国医学科学院藏清抄本，残存卷五、卷六。其末亦有"万历丁酉岁季秋月书林刘双松氏重梓"，故来源同上。④ 江西中医学院（今江西中医药大学）藏清抄本，残存卷一、卷二。书名《医学指南捷径六书》，故亦属"指南本"系统。⑤ 安徽省图书馆（721）藏有两种名称不同的明刻本残本。其一，安徽省图书馆藏的明刻《医学入门捷径六书》，2 册。该本仅存子书 2 种（每种订为 1 册），蠹残较多。上册之首有"万历丙戌（1586）"徐春甫的"医学捷径六书二十四方序"，序后有"祁门徐氏保元堂刊"牌记（以下简称"保元堂本"），可见该本乃是徐春甫的家刻本。下册卷首残，从内容来看，乃是子书《评秘济生三十六方》。其二：安徽省图书馆藏的《医学未然金鉴》（以下简称"金鉴本"），1 册。该书内容就是《医学捷径六书》中的《二十四方》与《评秘济世三十六方》两种子书。各子书之首无卷次序号，但依次标以"晦集""明集"。该本版式与保元堂相同，刻工亦同，而"未然金鉴"四字及校定人署名等明显系剜补。⑥ 长春中医药大学图书馆藏《古今医学捷要六书》（又称《医学捷要六书》，此后简称"捷要本"）六卷，该本的版式、纸张等均属明刻本。经仔细比对，但其全书基本特点同于刘双松本，如卷次、卷名、各卷首责任者署名均相同，可见是以彼本为底本。此本字体娟秀，字迹清晰，只是错字、脱字较多。6 个版本大约可区分为保元堂本、金鉴本、指南本、捷要本等四个版本系统。

收集此书现存而散在于国内外的 6 个图书馆的全部 7 个版本，虽然花费的精力与财力甚大，但能将明代名医徐春甫的代表作之一整理出一个相对精善的本子以飨读者，以免别的学者耗时费力重走我们艰难的访书之路。对此，我们甚感欣慰。

五、关于本套丛书的编写及校释的相关说明

本套丛书各部子书，均包括以下内容，书名、作者、校释者、校点说明、前言、各书原序言、目录、正文等。其中校点说明，除第一条简要说明各子书版本之外，其他各条均为全套丛书统一规范。前言则详细介绍各子底本的版本及流存情况，作者及成书情况、本子书的内容与特色，以及相关本子书的校释说明。

本次校点所用各书，若有不同版本存世，则经过比较，选择最佳版本作为底本。其他版本则作为校本。若属存世孤本，没有其他版本可资对校，凡遇疑误之处，多处采用他校的方法。如追踪其书所引原书，或比较同期其他方书同名同组方，或比较后世所引其书之引文，等等，尽量给出脚注，为读者提供参考。

另外，若原书的目录与正文有差异，如方名不同，一般根据正文修改目录。若正文方名有明显错误，则据目录修改正文。如目录中有标题，而正文没有的内容，将目录标题删除。凡修改处，一律加脚注予以说明。

张志斌　郑金生

2024 年 2 月

前　言

　　《黎居士简易方论（附：决脉精要）》是南宋黎民寿所撰，成
书于景定元年（1260）。该书是南宋医方名著，常见于元、明医书
引用。朝鲜《医方类聚》中引录此书更多。但自清代以后，该书逐
渐在国内散失，唯日本尚存此书元刻残卷及江户抄本。今将存于日
本的上述残刻本及抄本悉数复印回归，予以校点。

一、作者与成书

　　据该书的序言以及卷首题署，该书作者黎民寿，字景仁，号水月，
盱江（今江西南城）人。初习儒业，未能得志科第，于是改学医书。
因为"以士为医，故读医书忕机警而知道理深处"。黎氏精于治法方
药，据说就诊者"争造其门，或就或请，日夜不得休"。黎氏好佛，不
食荤腥，故有"居士"之称。该书陈宗礼序中说："吾郡黎景仁，读神
农、黄帝之书，参以释氏之皮肉骨髓，内以理一身之阴阳，外以为人驱
疾解疢。"这段话说的就是黎氏既读医书，也参佛理，并用于个人养生
及为人治病。

　　黎民寿的医书现知有4种。明熊宗立《医学源流》引南宋《原医
图》所载黎民寿之作为："初注《玉函经》，后作《简要方》《断病提
纲》《决脉精要》，俗谓之医家四书。"[1] 这四种医书在朝鲜《医方类

---

[1] 明熊宗立：《新刊名方类证医书大全》后附《医学源流》，17页，上海科学技术出版社，
　　1984。

聚·引用诸书》的排列是：《玉函经》《黎居士简易方》《黎居士决脉精要》《断病提纲》。其书名比熊宗立所引更为准确。可见黎民寿的医家四书在明初已经流传到朝鲜。

本次校点的《黎居士简易方论》，包括了其中的《黎居士简易方》与《黎居士决脉精要》。

二、《黎居士简易方论》现存本及卷帙构成

《黎居士简易方论》虽然被多种元、明医书引用，但在书目中却很少著录。明代《文渊阁书目》载有"《黎居士简易方》一部一册，缺"。可见当时该书仅存残本，卷数不明。日本涩江全善、森立之撰《经籍访古志·补遗》记载了"《黎居士简易方论》十一卷，钞本，跻寿馆藏"。何澄一《故宫所藏观海堂书目》则记载"《黎居士简易方论》十一卷，黎民寿撰，日本钞本，六册"，此外还著录了"《决脉精要》一卷，原题《黎居士简易方》卷十二，日本钞本一册"。

1997年，日本所藏《黎居士简易方论》相关书籍全部复制回归。其中包括元刊本《黎居士简易方论》残卷一卷（卷二），日本抄本《黎居士简易方论》十一卷，以及《决脉精要》（即《黎居士简易方论》第十二卷）。因此《黎居士简易方论》不仅得以凑成全帙，而且还有元刊本残卷，借此可窥其书刻本版式之原貌。

复制回归的《黎居士简易方论》两种抄本均是江户医学馆旧藏书，现藏日本国立公文书馆内阁文库。其中十一卷本《黎居士简易方论》卷尾有手书"天保辛卯读毕，元坚识"，说明此抄本最晚在天保二年（1831）已为日本多纪元坚收藏并阅读。现存台北故宫博物院图书馆、见于《故宫所藏观海堂书目》著录的多纪元坚奚暇斋抄本，乃多纪氏复抄本，后由杨守敬观海堂所得。

《决脉精要》卷首题为"新刊黎居士简易方论卷之十二/决脉精要"，卷末记有"时龙飞天正二年甲戌春三月十日书，时寓治下大明国王月轩笔"。说明《决脉精要》为天正二年（1574）王月轩写本，曾作为《黎居士简易方论》第十二卷。《决脉精要》是黎氏医书四种之一，原是独立的书。黎民寿注《玉函经》卷中曾提到该书："予尝讲读《内经》，则有屋漏、雀啄、虾游、鱼翔、弹石、解索、釜沸、偃刀、转豆、麻促十种怪脉者，异于常也。予于《决脉精要》歌中缀辑成章，以备学者。"由此可知《决脉精要》成书早于黎氏注《玉函经》。而《黎居士简易方论》诸序提到黎氏曾注《玉函经》，则《决脉精要》更早。因此，《决脉精要》被作为《黎居士简易方论》的第十二卷，乃元代刻书人所为，并非该书是《黎居士简易方论》原来的组成部分。

考虑到黎民寿《决脉精要》中国大陆亦无存本，同时本次校点的底本乃取自江户抄本，为保持该底本的完整性，同时也借此机会可以多校点一种稀见宋代脉书，故仍将《决脉精要》予以校点。

三、《黎居士简易方论》的内容与特色

《黎居士简易方论》十一卷，卷一为医论 23 篇，其余十卷则各分门类，再列述方论与医方。其特色如下。

（一）方剂分类，独特新颖

尽管唐代陈藏器《本草拾遗》已有"十剂"的药物或方剂分类法，但在南宋及其以前众多医方书中，基本上是按病证分门归类方剂。《黎居士简易方论》则与众不同，它按方剂的主要功能分门，这在方剂分类史上是比较早的。其功能门类的名称也很独特，依次为济阴门、全婴门、辅阳门、保卫门、安荣门、一清门、集中门、羡补门、六气门、通治门。其中"济阴""全婴"分别涉及妇科、儿科，现代读者还不是特别陌生。但下列门类的名称则罕见于他书，例如：

"辅阳门"：该门收集的方剂，可补益气血虚弱、辅助元阳，其中还包括一些热性很强的丹方。

"保卫门"：该门收载了诸多理气方剂，应该与"气行脉外，属卫"之理论有关。所用药多香燥，举凡气滞、气郁、气逆、气结、气聚、气胀、鬼气等，都属于该门。

"安荣门"：专为血病而设，应该与"血行脉内，属荣"之理论有关。其中收载了治吐、衄、咯、便、尿血、肠风痔漏下血、打扑损伤败

血等方。因此所谓"安荣"，当为调理荣血之意。

"一清门"，顾名思义，其方应该偏于清凉。事实亦如其名，该门有清神、清气、清心、清肺、清脾、清胆、清脉、清膈，以及分清别浊等多种清凉方。

"集中门"：该门之名与现代意义相差很大。所谓"中"，乃指中焦脾胃，其中收载了理中、温中、建中、宽中、调中、养中、安中、强中、益中及中和类的方剂。

"羡补门"：该门方剂主要用于补益五脏虚损，调理气血，其中还收集了安神镇心等用于神志疾病的某些方剂。"羡"有充实、有余的意思，与"补"字合用，与补益、填补意义大致相同。

其他"六气门""通治门"，光凭字面意义并不能反映其内容。例如"六气门"，并非如一般医书罗列风、寒、暑、湿、燥、火六气之各种疾病。该书的"六气门"，仅出风、寒、暑、疟痢、湿、脚气6子目。其中的"风"子目之下，收集了中风、风毒、风痫等方，以内风为主。"通治门"下分脾胃、痰饮喘嗽、眼耳鼻舌咽喉口齿唇、胸膈背脊腋胁脐腹腰膝、积聚癥瘕、痈疽疮疖、消渴、劳伤8个子目。因此从实际内容来看，所谓"通治"，类似于"杂治"，各种无法归入前面诸门的方剂则集中在这一卷中。

若从严格的现代中医学术分类角度来看，该书上述分类确实很粗糙，不太严谨，但在该书的方剂分类大致采用了功能分类法，这是比较早的尝试。

（二）增设方论，重视治法

该书的包恢序中，提到黎氏编写此书的做法是："明出其方，明著其法，昭白洞达，刊以示人，名曰《简易》。使人皆可凭此法，按此方而信用之。"可见在出方的同时，说明组方之法，是该书的另一个特色。

宋代及其以前的医方书，已经注意到按病症或病因分门类，也注意到在相关的方剂之后附加医案（《黎居士简易方论》方后附案也很常见）。但在医方中论方求理（今多称之为"方论"），却比较少见。金代有成无己注《伤寒论》，是较早的方论，所论之方集中在伤寒方。南宋黎民寿的方论很引人注目，它经常在解释方义的同时，介绍了组方用药的"法"。例如该书收载的《究原方》治痔下血等证方后，有论曰：

> 血遇热而行，故止血多用凉药。然亦有中寒气虚，阴阳不相守，血乃妄行者。《经》所谓阳虚阴必走之者是也，宜当用温辛药，如干姜、官桂之类，中温则血自归经也。吐、泻、衄皆有此证，当知之。

又如"保卫门"大七气汤下，有一番议论：

> 大抵气结则生痰，痰盛则气愈结，故治气必先治痰，如七气汤初无治气药，只以半夏为主，行以官桂，润以人参，和以甘草，痰去而肺经清，焦膈宽快，气自平矣。

该书类似的方论甚多，其学术价值比较大，值得研究者关注。

（三）丸散成方，服法多变

《黎居士简易方论》的方子来源，以宋代医书为主，宋以前方书极少，仅有仲景方、千金方凡 20 余种。可以说，这是一部典型的宋代方书。此书毫无悬念地体现了南宋方书的特色，重视成药的使用。书中方子以携带方便的简易成方，尤其以"圆"（丸）、"散"为主。本书 480 余首正方正论（附方未计在内）中，"圆"137 首，"丹"32 首，"散"160 首，命名为"汤"的方子为 91 首，而"饮"为 20 首。此外，为其他剂型或理法及方论。

但是，这与一般所理解的成药治病诸病一药不同，黎氏非常考究用"圆""散""丹"的用法。除了常用的米饮、温酒、薄醋、淡盐水、枣汤等之外，会根据病情，对服用法提出特殊的要求。如治疗风证的大通圆，方后服药法说：

> 卒中不语，口眼㖞斜，左瘫右痪，煨葱酒下。伤风头疼，夹脑风，生葱茶下。四肢、头面虚肿，炒豆淋酒下。风热肿痛，生姜薄荷汁同调酒，送下。胸膈痰实，眩晕昏闷，腊茶清下。浑身瘾疹，蜜汤下。下脏风攻，耳内蝉鸣，煨猪腰子细嚼，温酒送下。腰疼腿痛，乳香酒下。风毒攻眼，冷泪昏暗，菊花茶下。干湿脚气，木瓜酒下。妇人血气攻刺，

当归酒下。血风疼痛，醋汤下。

（四）医理论说，兼取释道

该书卷一为医论集，而非方书。该集有论23篇（实存15篇），其中有数篇结合了释家、道家的某些与医学相关的理论。

例如"辨男女形生神毓论"一篇，介绍了医家、释家、道家三家对结胎之后，胎儿在母腹孕育的不同时期发展状况的论述。其中尤其是释家的38个7日中，胎儿在母腹的发育形态，描绘得极为细致，充分反映了佛经中的人体生理知识。类似这样的知识在中医书中十分罕见。

又如"四大奥论"中，也可见黎民寿将佛经中的医学知识糅入中国传统医学。黎氏云："予尝历览诸家方论，探求医之妙理，复读佛书，见经中多引医为喻。有云医善巧方，便普救一切人，则知医之心即佛之心也。诊疗之际，可不明其所以乎？"佛经中蕴含着古代印度医学的许多知识，这些知识虽然可见于中国古代医书，但并不多见。黎民寿之书，即尝试将古代印度医学理论糅入中医。"四大奥论"云："盖人之有生，寓形于内，假合四大以为身。四大者何？地、水、火、风也。其生也由此而成，其死也由此而灭。"然后他把地、水、火、风对应于人体的各部位、各种体液、各种病理现象。谓："四者和合，则一身安荣，有一不和，皆能为病，况于离散者乎？"

但在"五脏像位""六腑像位"二篇中，黎氏又将中医的脏腑理论抹上了浓烈的道家色彩。今试举一例：

肝，名龙烟，字含明，号将军之官，于五行为木，故其体状有枝叶也。重四斤四两，有七叶，左三叶属甲为阳，右四叶属乙为阴。夫人夜卧则血归于肝，上朝于目。有童子、玉女身挂青衣，手执青棒，每夜三更绕身巡看一回，却朝青帝。肝神七人，老子名曰明堂宫兰台府，从官三千六百人。肝神名蓝蓝，位居于左，以应东方苍龙之木。旺于春七十二日，墓在未，其数三八，上应岁星，下合震卦，律中太蔟。

以上兼容佛、道的人体生理、病理论说及命理说，是黎氏医书，尤其是其理论部分的一个特点。从中可体现作者知识丰富，但也导致其书卷一某些说理艰涩难懂。然而黎氏的医学理论整体仍然不离传统中医，尤其是从论方开始，便纳入了传统中医学的轨道。此卷前六篇及"五藏相涉"篇，几乎全文被明《普济方》卷一收录，作为全书的首要医论。

四、关于《决脉精要》

前已提及，《决脉精要》是黎民寿的独立脉学著作，元代附刊于《黎居士简易方论》之末。该书为一七言歌诀体裁的脉学普及性医书。全书首为"原道歌"，乃一开场白，讲述脉学的基本道理。此后依次在"七表脉名""八里脉名""九道脉名"之后，分别列举七表（浮、芤、滑、实、弦、紧、洪）、八里（微、沉、缓、涩、迟、伏、濡、弱）、九道（长、短、虚、促、结、代、牢、动、细）共 24 种脉的脉体和主病。在各脉歌之后，有小字注文，解释各脉的含义、辨析脉象及其相似脉的特点和主病，并解释歌诀中某些字词的读音和意义。由此可知，该书秉承了托名王叔和的《脉诀》某些脉学思想。

在 24 脉之后，该书又列十怪脉（釜沸、鱼翔、弹石、解索、屋漏、虾游、雀啄、偃刀、转豆、麻促）歌诀及解说，体例同 24 脉。最后为"五行乖违脉歌"，述常见病症的应见脉象。

统观全书，乃一脉学入门读物。作者在各种脉象的解释方面，有他自家的见解。因此，元、明某些有关书中，还时或可见引用其观点。例如元戴起宗《脉诀刊误》中，就数处提到黎民寿的脉学见解。《脉诀刊误》论促脉时云："黎氏曰，促脉虽盛疾，必时一止复来者。如趋之蹶也，故徐疾不常。"又论牢脉，戴起宗引曰："黎氏曰，牢者坚也，固围之象。气之郁结，故如此。"这些"黎氏曰"的文字，今细核之，均来自《决脉精要》。

《决脉精要》一书在中国失传已久，今幸得从日本复制回归，故予以校点，以供研究、教学之用。

五、关于本次校点的说明

本次校点所用《黎居士简易方论》之底本，为日本江户时期抄本。日本国立公文书馆内阁文库藏。七册，书号 305－46。本高 26.8 厘米，

宽 16.2 厘米。正文每半叶 8 行，行 22 字，无边无界无行格。末卷有
"天保辛卯二月二十五日读毕。元坚识"。书前次第为景定改元（1260）
包恢序、陈宗礼序、邓坰序，开庆己未（1259）冯梦得序，景定元年陈
谦亭序。次为全书十一卷目录。卷首署为"盱江水月黎民寿景仁撰"。

　　所用校本为日本国立公文书馆内阁文库[1]藏元刊本之残本，一册，
书号：别 63 - 3。版框高约 21 厘米，宽 13 厘米。每半叶 12 行，行 23
字，白口，左右双边。上下同向黑鱼尾。上鱼尾下载"方二"，下鱼尾
下载页码。卷首题"新刊黎居士简易方论卷之二/盱川水月黎民寿景
仁"。此即《黎居士简易方论》元刻本之残卷。书名有"新刊"，似为
该书初刊本。其后之日本诸抄本每行字数与此本小异。此残卷属《黎
居士简易方论》唯一刊本之遗存。卷前钤有"□□室秘籍记""跻寿殿
书籍记""多纪氏藏书印""医学图书""日本政府图书""内阁文库"
六朱印。首印来源不明，其后三印前表明该书原藏明和二年（1765）
多纪氏所创跻寿馆。该馆于宽政三年（1791）转为江户幕府官办医学
馆。后二印乃明治间该书转藏内阁文库时所钤。《经籍访古志》载：
"跻寿馆有元版，云系崇兰馆旧藏。"[2]崇兰馆乃日本京都福井家藏书
库，为京都典医福井榕亭（1753—1844）所创，内多珍贵宋元古
籍[3]。此本如何从崇兰馆归多纪氏跻寿馆，尚不明了。

　　所用《决脉精要》底本为日本天正二年（1574）王月轩抄本。日
本宫内厅书陵部藏。一册。书号：403 - 39。胶片无标尺，版框尺寸不
明。每半叶 8 行，行 15 字。白口，无鱼尾。四周单边。无序跋、目录
等。卷首题书名"新刊黎居士简易方论卷之十二/决脉精要"。正文之
末署"岂龙飞天正二年甲戌春三月十日书，时寓治下大明国王月轩
笔"。其中"治下"当为"洛下"之误。据卷首所题书名，底本乃从

[1] 国立公文书馆内阁文库：《（改订）内阁文库汉籍分类目录》，医家类，东京国立公文书馆内
阁文库，1956：195.
[2] 涩江全善等编：《经籍访古志》补遗医部，清光绪十一年（1885）徐承祖刻本：六十九叶.
[3] 真柳诚：《黄帝医籍研究》，东京：汲古书院，2014：360.

《黎居士简易方论》抄出者，非单行。明代杨士奇《文渊阁书目》著录"黎居士简易方一部二册"，然不明其卷数，未知其中是否有《决脉精要》。据南宋《原医图》[1]、朝鲜许浚《医方类聚》"引用诸书"著录[2]，《决脉精要》为黎民寿所著四书之一，推断古代当有单行。然今存世者，均为《黎居士简易方论》卷十二抄出者。今存世三部抄本，分藏日本宫内厅书陵部[3]、日本国立公文书馆内阁文库、台北故宫博物院。其中又以宫内厅书陵部所藏天正二年（1574）王月轩抄本为早，其余二种抄本皆系均此本转抄。今影印底本源于王月轩抄原本，该本首有二印，"秘阁图书之章"（丙印）乃红叶山文库于明治十二年（1879）所钤，"帝室图书之章"乃明治二十四年（1891）以后归宫内厅书陵部收藏时所钤。

　　鉴于此书目前存留的版本情况，该书全帙今仅有日本抄本，其间不免有脱漏讹误之处。由于没有其他版本可资对校，本次校点时，凡遇疑误之处，在以上提到的版本之外，多处采用他校的方法。如黎氏所引前代著作，目前仍有存世者，如《素问》《太平惠民和剂局方》《是斋百一选方》等，则根据原书进行校勘。如黎氏书为后世所引用者，则参考所引书进行校勘，其中《医方类聚》是本书的重要的参校本。

　　黎氏此书，引用了很多的前代方书，所用书名均为简称。如《和剂方》比较容易理解，即《太平惠民和剂局方》，但有的书名，由于太简洁，或原书已佚，则很难理解。如《叶氏方》，应该是指南宋叶大廉之《叶氏录验方》。像这种情况，本书尽量进行追溯，争取给出脚注，为读者提供相关线索。

　　另外，由于原书的目录与正文差异比较大，在校点过程中，进行了一些特殊的处理。① 方名不同，一般根据正文修改目录。若正文方名有明显错误，则据目录修改正文。凡修改处，一律加脚注予以说明。

［1］熊宗立：《新刊名方类证医书大全》后附《医学源流》，上海：上海科学技术出版社，1984：17.
［2］盛增秀、陈勇毅、王英重校：《医方类聚·引用诸书》，北京：人民卫生出版社，1981：1.
［3］宫内厅书陵部：《和汉图书分类目录》（下）"医学·和汉古方"，东京：1951：1481.

② 目录中有些方名后面跟出附"论""一方""二方""××方"等，但在正文的方名之后，一概没有。点校时，均根据目录在正文中补出，并在第一次出现此类情况处加脚注说明。③ 目录中注明附方，而正文中无标注者，一般根据目录，加上"一方"，或"又方"，或"又"，并均加脚注说明。④ 目录中有标题，而正文没有的内容，将目录标题删除，并出脚注说明。

张志斌

2023 年 7 月

校注说明

一、《黎居士简易方论》今存元版残卷及数种日本抄本，分别存日本及中国台湾地区。包括《黎居士简易方》11卷和《决脉精要》1卷。本次校点，前者底本采用日本国立公文书馆内阁文库藏之日本江户时期抄本，校本为日本国立公文书馆内阁文库藏元刊本之残本；后者底本采用日本宫内厅书陵部藏之日本天正二年（1574）王月轩抄本。由于所存三个抄本中的另外两个，均抄于王月轩抄本，所以，只能采用他校。

二、本书采用横排、简体，现代标点。简体字以2013年版《通用规范汉字表》为准（该字表中如无此字，则按原书）。原书竖排时显示文字位置的"右""左"等字样一律保持原字，不作改动。原底本中的双行小字，今统一改为单行小字。

三、底本原有目录，如部分目录与正文标题不相符，一般按正文修改目录，并出注说明。在必要的情况下，也可能按目录补充修改目录。如有特殊情况需要特别说明，则详参前言。

四、校点本对原书内容不删节、不改编，尽力保持原书面貌，因此原书可能存在的某些封建迷信内容，以及某些不合时宜或来源于当今受保护动植物的药物（如虎骨、犀角等）仍予保留，请读者注意甄别，勿盲目袭用。

五、本书校勘凡底本引文虽有化裁，但文理通顺，意义无实质性改变者，不改不注。惟引文改变原意时，方据情酌改，或仍存其旧，均加校记。

六、原书的古今字、通假字，一般不加改动，以存原貌。底本的异体字、俗写字，或笔画有差错残缺，或明显笔误，均径改作正体字，一般不出注，或于首见处出注。某些古籍中常见的极易混淆的形似字，如已己巳、太大、芩苓、沙砂等，径改不注。而在某些人名、书名、方药、病证名中，间有采用异体字者，则需酌情核定。

七、该书误名、不规范名中，以药名最为多见。本次校点，以改正误名为主（首见出注），如防丰（风[1]）、石羔（膏）、黄蓍（耆）、白芨（及）、白薢（鲜）、黄莲（连）、牡砺（蛎）、紫苑（菀）、连乔（翘）、梹郎（槟榔）等。或有当今以从俗多用，或属通假字、古今字，或古代药物别名等的药名，则网开一面，不多作统一，如芒消（硝）、栝楼（瓜蒌）、苦练（楝）等，悉按原书等。

八、除药名之外，书中的其他用字，修改情况如下：其一，数量词。原书的药物剂量有采中文数字"壹、贰、叁……"者，此属宋明时人为防范剂量错误而特地使用的文字，今不予修改。他处采用一般中文数字"一、二、三……"也不予修改，均保持原样。其二，部分术语。如表示丸剂可能有"圆""元""丸"三种情况，如在一段中，以一种为主，其他都很少，则按绝大多数予以统一；若在不同段落篇节，则各按原书。又如"藏府"与"脏腑"也同样处理。

九、凡属难字、冷僻字、异读字，以及少量疑难术语、药物来源等，酌情加以注释。原稿漫漶不清、脱漏之文字，若能通过各种校勘方法得以解决，则加注说明。若难以考出，用"□"表示，首次出注，后同不另加注。

十、凡底本中的序、跋、后记等全部保留。体例保留原来的顺序，一般为序文在前，目录随后。若个别特殊情况，亦不予变动。

十一、原书某些大块文字的篇节，不便阅读理解，今酌情予以分段。某些特殊标记，亦酌情更换成简便易读的方式予以替换。

---

[1] 括号中为正字，后同。

包 序[1]

医者，所以全活乃身，迓[2]续乃命，关系重矣，岂常人之所能与知哉？盖必有良法，有良方。法非方不徒行，方非法不能用，二者相因而俱良，则出而试之。小如针之投芥，大如矢之破的，莫不影响而神应，可以觇其功效之所自来矣。尝闻北周有善医姚僧垣者，伊娄穆病自腰至脐似有三缚，两脚缓纵，不复自持。僧垣处汤三剂，服其一，上缚即解。次服，中缚后解。又服，悉除。更合一剂，足稍屈伸。曰：终俟霜降，此患当愈，至九月乃能起行。高祖东伐，至淮阴遇疾，口不能言，睑垂覆目，不能瞻视，一足短缩，又不能行。僧垣以为诸脏俱病，不可并治，军中之要，莫先于语焉，遂得言。次又治目，目即愈。末乃治足，亦瘳。其功效可谓奇矣。此岂非法良，方亦良，故有是功效乎？然史徒载其去病之验，而法与方俱不可考。此后之论者，所以不能无憾也！今有盱江黎民寿，字景仁，资沉敏而思精密，学有师传，意兼自得，悟法之精，蓄方之富，试之辄效。信者弥众，争造其门，或就或请，日夜不得休。其全活迓续之滋多，而影响神应之可验，几有姚僧垣之遗风矣。而僧垣方法之不得见者，君皆多多益办，随取而随足，不知其度，越常人几等哉。彼常人或得一法一方，则私以自秘自妙，惟恐人之知也。君则不以为私而为公，与人同之，惟恐人之不知也。故明出其

---

[1] 包序：原无此二字。此书共有5篇序，均无题，为示区别，据序末署名补出。后4序同此，不另注。

[2] 迓：yà，迎接、连接之意。本句"迓续乃命"即延续生命之意。

方，明著其法，昭白洞达，刊以示人，名曰《简易》。使人皆可凭此法，按此方，而信用之，则其及人之功益远且大，曰一郡一时云乎哉？虽然，君虽以医鸣，而其渊源则有在矣。盖君之考何精于举业之文，予尝与之同预计偕，乡之彦也。君少习父学，知自贵重，后忽自叹曰：民寿既未能得志科第，以光先世，则医亦济人也，与仕而济人者同。于是始进医学，以志在济人。兴仕谋利而医者已异，且以士为医，故读医书忒机警而知道理深处。况其澹然寡欲，视人之病犹己之病，虽应接不暇，不怠不厌。自奉尤薄，不饮酒，不食肉，不食油盐，终日夕止，一食白饭白水白面而已。有人之所难堪，而君处之恬然。自谓庶几身心清洁，可通神明，而不误于救人者，因此反精力强健，若有神助，未尝以为异。救人不知其几，亦未尝以为功。是心也，恐姚僧垣之所未知者。然则得君之方法者何幸，又能如君之用心哉？予故并及之，观者当详之。

景定改元[1]中秋郡人包惔书

---

[1] 景定改元：景定是南宋理宗赵昀的第八个年号（1260—1264）。景定改元，指景定元年，即1260年。

陈　序

儒之真者，能以道济天下；医之良者，能以术活人，均之为仁也。然儒必得时得位，始可以及物。医则随其力之所到，以保生延年，以扶衰拯惫，故可用为尤切。世道不古，儒或以鲁莽应时需，而医亦如之。欲吾民之有瘳也，艰哉！吾郡黎景仁，读神农、黄帝之书，参以释氏[1]之皮肉骨髓，内以理一身之阴阳，外以为人驱疾解疢。初注《玉函经》既行于世矣，今又为之书。自太乙之真精，以及二情[2]、三焦、四大[3]、五常[4]、六气[5]、七窍，推至百脉之盈虚，万病之进退，莫不考订细微，窥测幽妙，而为之论。各据古方，增损发明以拯疗之。又不自私其所见，推以与众共之。以其艺之精通与其心之普济，可谓仁术也已矣。余虽由儒冠跻禄仕，未有以康时济物。故读黎君所述而乐称之，且以自媿[6]云。

景定改元八月既望千峰陈宗礼书于斯文堂

[1] 释氏：指佛学理论。
[2] 二情：指男女之情。
[3] 四大：指自然界地、火、风、水四大元素。参考卷之一"四大奥论"。
[4] 五常：指五脏气血在人体各部的正常敷布及运行。参考卷之一"五常大论"。
[5] 六气：本书正文无专门的六气论述，"六气门"下有"风、寒、暑、疟痢、湿、脚气"六个子目。故与一般中医理论之"风、寒、暑、湿、燥、火"之六气略有不同，大致是指六大病类。
[6] 媿：有两个读音。chǒu，同"醜"；kuì，同"愧"。此处音义同愧。

邓　序

景仁集诸名方，时出一论，名曰《简易》。先之以《济阴》，其旨希妙。夫天地之大德曰生，生生不穷，所以全人极也，形生神毓安得不先之？犹之草木能根，黄芽甲孕于一气之始，然后成拱抱，积而于云霄，皆一气之推也。故《济阴》之次受之心，《全婴》品汇有经，铨次有序，用志苦矣。天地育物之功者，知其有助焉。景仁不茹荤，日一饭，如苦禅得道衲子切切然，惟欲利斯世，拯生民。昔人有不为宰相为良医，此而同之。未知与相道孰为优劣，余喜而书之。

景定改元秋中里人邓坰

冯　序

从上圣贤《汤液》《经络》等书为民立命，《三雍》《百问》考古验今，不有圆机之士，则宁阁笔[1]于本草。林亿、朱肱胪分科别，讨论明备。第山行水宿，仓卒急难，仓扁未易卒集。故近世《王氏易简方[2]》，士大夫往往便之。今为《简易方》，钩元撮要，又复增减。善学柳下惠者也。景仁曾注《玉函经》，抉挞幽微，如来诸掌。平生不茹荤，贯儒释，百念俱息，独一念活人。颠沛造次，于是见在心、未来心无量，不可思议。今举似圆觉，地水火风，生生死灭，从本不实，故极是说。到骨髓、五常、脏位、脉候、声音、臭味、气血、寒暑、风湿，后微至者，诠次无差，学力有如此者。彼食人之禄，略不能医得一二，凋瘵视此，当自愧汗。余尝与景仁诵其所闻，昔者东阳子言养生者，以身之中谓之黄庭[3]。黄者中之色，庭者中之所，气液流通，上极泥圆，下至衡端，三元九宫，八真二十四景，悉以黄庭主之。《易》曰"黄中通理"是也。人之有黄庭，即天地之太极，老氏之谷神也。谷，言其虚而受神之藏也，玄牝二肾也。左玄，天之色；右牝，地之类。天地呼吸之气，出入于此，所谓胎息也。及观《还元篇》论寿神应乾。乾，六阳完也。自年十有五，至二十有五，有以泄之，其存为垢。自二十有

---

[1] 阁笔：阁，通"搁"。此句的意思是，若非知识渊博、思维缜密的学者宁可不要写本草著作。

[2] 王氏易简方：即南宋王硕《易简方》，也称《王氏易简方》。

[3] 黄庭：出自《黄庭经》。《黄庭经》不著撰人姓名及时代，今见于陶隐居《真诰》。黄庭指身中脐内空虚处，乃上下生机交会之处。此后提到的若干名词均为道教名词，本书正文无引用。

五，十年泄之甚，其存为遯。自三十有五，十年不知养焉，则存者为否。天地之中气也，又不知养焉。加乎五岁则观，又不知养焉。加乎五岁则剥，又不知养。八八六十四卦之终也，其应为坤。坤，纯阴也。惟安谷而生，名曰苟寿。然则凡有生者，可不谨哉？《黄庭经》虽有百二十年，犹可还之说，修之为复、为临、为泰，然非有道根，谈何容易？余老且病，三折肱自医，悔不早学《易》。居士以佛医人，余以《易》医人，可乎？居士曰：是或一道也。故序。

开庆己未[1]秋七月上瀚延平冯梦得书于星履堂

---

[1] 开庆己未：开庆为南宋理宗赵昀的第七个年号，仅使用一年，即1259年。

陈 序

达则愿为良相，穷则愿为良医[1]。前修有是言矣，且穷达异也，而医与相等耶。噫！盖亦自其用心者而观之。夫辅佐天子，燮理阴阳，三光平而五辰抚，四夷服而万民协，国无疵疠，时底平康，良相之心也，达者事也。极疗群生，消弭灾害，六气和而五运泰，四大安而百骸妥，民无短折，用享天年，良医之心也，穷者事也。均是心也，济世此心也，济人亦此心也。扶颠持危此心也，回生起死亦此心也。然则穷亦达身，医犹相也，何有上下之间哉？独悲夫世之为相者多，而良相寡；为医者多，而良医寡。大则误国，小则误人，尚忍言哉。盱江黎景仁儒而医者，殆医之所谓良者欤。盖其心静而念一，力苦而功到。前疏《玉函经》，今集《简易方》，钩玄索隐，俱有非侪辈所得肩者。若夫轻嗜欲，薄滋味。凡人有疾病苦恼，不问贵贱、贫富、美恶，孳孳拯救。常若不及，此又其卓乎可尚者也？予忝窃禄仕或二十年，既未能为达者事，又不能为穷者事。视吾景仁，殊有愧色，姑喜谈而乐道之。

景定元年中元日金华陈谦亭书于公忠堂

---

[1] 达则愿为良相，穷则愿为良医：此句中，"达"指仕途通畅，"穷"指仕途不通（非指物资贫乏）。

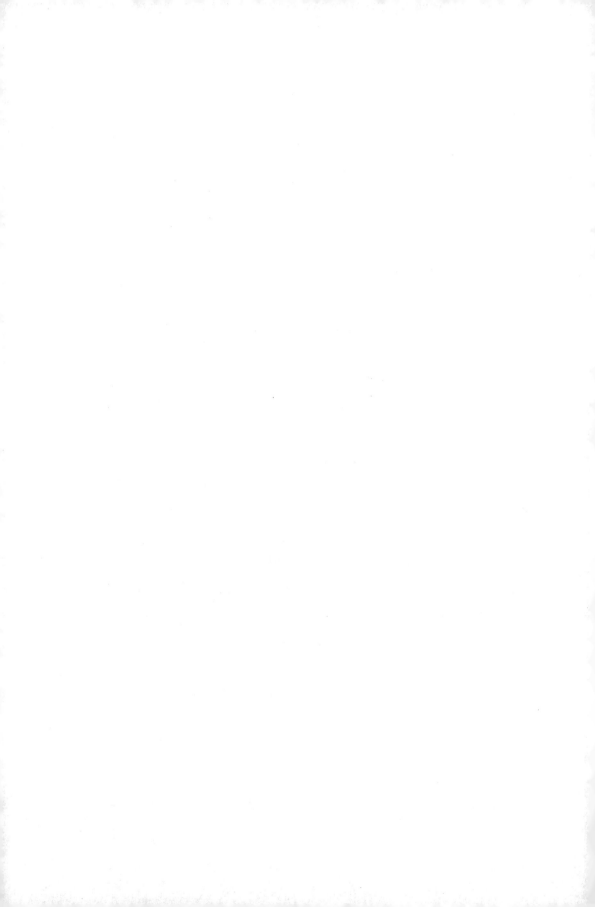

目　录

旴川　水月黎民寿景仁

卷 之 一

［1］辨：原作"辩"，据正文改。
［2］女：原作"妇"，据正文改。
［3］府：原作"腑"，据正文改。
［4］声音：原作"音声"，据正文改。

卷 之 二

[1] 五藏相涉：此后原有"病属五藏、气论、血论、中风论、伤风论、寒论、暑论、湿论"8个标题，据正文删。

[2] 妇人：原脱，据正文补。

[3] 保生圆：此前正文有《千金》书名，一般不作为方名，故不上目录，后同不注。

[4] 瘦胎：原脱，据正文补。

[5] 散：原作"饮"，据正文改。

---

[1] 又方：原脱，据正文补。

[2] 妊娠：原脱，据正文补。

[3] 法：原作"方"，据正文改。

[4] 大便：原作"大腑"，据正文该方主治改。

[1] 妊娠：原脱，据正文补。
[2] 催生：原脱，据正文补。
[3] 催生：原脱，据正文补。
[4] 论：原脱，据正文内容补。
[5] 妇人产难一切诸疾：原作"产难诸疾"，据正文改。

[1] 妇人风虚劳冷一切诸疾：原作"风虚劳冷"，据正文改。
[2] 论：此前正文有"李参政名加四神汤"，为使目录简洁明了，此类注释不上目录，后同不注。
[3] 消积圆：此后原衍"又方"二字。正文于此方后无附方，据删。
[4] 王：原作"二"，据正文改。

卷 之 四

---

[1] 梗：原作"桔"，据正文改。

[2] 丹：原脱，据正文补。

[3] 九丹：原脱，据正文补。

卷 之 五

[1]附二法：原脱，据正文补。
[2]论：原脱，据正文补。
[3]汤：原作"门"，据正文改。
[4]气汤：原脱，据正文补。
[5]紫苏饮：原脱，据正文补。
[6]木香分气汤：原脱，据正文补。
[7]降气汤附大降气汤：原脱，据正文补。
[8]加减降气汤：原作"降气"，据正文补改。
[9]消气汤：原脱，据正文补。
[10]复元通气散：原脱，据正文补。

卷 之 六

安荣门 ……………………………………… 85

[1] 实气散：原脱，据正文补。
[2] 乌沉汤：原脱，据正文补。
[3] 论：原脱，据正文内容补。
[4] 附小七香圆：原作"白圆"，据正文改。
[5] 四炒圆：原误在"四炒丹"之后，据正文乙正。

[1] 独行虎散、白金散：原作"五痔脱肛方"，据正文改。

卷 之 七

---

[1] 散：原作"汤"，据正文改。

卷 之 八

[1] 加减理中汤：原脱，据正文补。
[2] 补中汤：原脱，据正文补。
[3] 治中汤：原在"附子补中汤"之前，据正文乙转。
[4] 小：原脱，据正文补。
[5] 又二方：原脱，据正文补。

卷 之 九

---

[1]十：原误作"干"，据正文改。

[2]圆：原脱，据正文补。

卷 之 十

[1] 疼痛麻木：原作"疼麻"，据正文改。

[1] 附交加散：原脱，据正文补。

[1]伤寒：原脱，据正文补。

[2]入瘟家令不相染着方：原作"入瘟家令不相传染方"，据正文改。

[1] 圆：原作"汤"，据正文改。
[2] 湿：原脱，据正文补。

卷 之 十 一

[1] 大明圆：原在"秘传羊肝圆"之前，据正文乙转。
[2] 睛：原作"眼"，据《和剂局方》卷七改。
[3] 睛：原作"晴"，据正文改。
[4] 附：原脱，据正文补。
[5] 散：此后原有"附卫生方"4字，《卫生方》为书名，而非方名，据正文删。

[1]朱：原作"生"，据正文改。

[2]乌犀膏：此前原有"秘方"二字，据正文删。

[3]绿：原作"红"，据正文改。

[4]池：原作"他"，据正文改。

[1] 治小儿：原脱，据正文补。
[2] 附小镇心圆：原脱，据正文补。
[3] 神仙：原脱，据正文补。
[4] 治：原脱，据正文补。

[1] 方：原脱，据正文补。
[2] 秘方白梅散：原脱，据正文补。
[3] 得效：原脱，据正文补。
[4] 方：原脱，据正文补。
[5] 秘方：原脱，据正文补。
[6] 蒌连圆：原脱，据正文补。

卷 之 十 二 [1]

---

[1] 卷之十二：此卷内容原另刊附出，无目录，据正文补出。

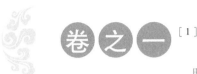

卷之一[1]

旴江　水月　黎民寿景仁　撰

方论二十三篇[2]

辨男女形生神毓论[3]

予尝读齐大夫《褚氏遗书》，首论受形。则曰：男女之合，二情交畅。阴血先至，阳精后冲，血开裹精，精入为骨，而男形成矣；阳精先入，阴血后参，精开裹血，血入居本，而女形成矣。阴阳均至，非男非女之身；精血散分，骈胎品胎之兆。三复其说，如《经》所谓男子为阳，得阴而生，先生右肾为命之门；女子为阴，得阳而长，先生左肾为命之门。命门者，元精之所舍，男子以藏精，女子以系胞。男女所以有别者，亦由阴阳先后所本，有以异也。欲知阴阳所本之异者，于肾取焉可也。

男子始生，具命门，具右肾，属乎阳而应日，主三魂，降精赤而镇丹元。丹元者，丹田也。上赤下黑，左青右白，中央黄运。其中三阳之正气，太一之真精，名曰弱水。内有元龟，所以呼吸元气，行百脉，为三焦之原，而应于卫也。卫为阳，行于膏，故男子命门取乎右肾。至于左肾，属乎阴而应月，主七魄，降精黑而镇金关。此盖阳以阴为本，必禀生于在右者也。

---

[1] 卷之一：此前原有"黎居士简易方论"7字。本书目录各卷无"黎居士简易方论"字样，正文卷首前书名据目录删除。后同不注。

[2] 方论二十三篇：原脱，据目录补。此方论仅15篇，另外8篇仅存目录标题。

[3] 男女形生神毓论：黎寿仁乃居士，吃素信佛，又受道教的影响。故此论中，融合了中医与佛学、道教三方面的理论，使用了较多的佛学名词。

乃若女子所生，则具命门于左肾，属乎阴而应月，主七魄，降精黑而镇元宫。元宫者，胞胎所系也。上黑下赤，左白右青，中央黄运。其中三阴之正气，大乙之真精，名曰原泉。内有腾蛇，所以呼吸元气，运行百脉，为三焦之原，而应于荣也。荣为阴，行于脉，故女子命门在乎左肾。至于右肾，则属乎阳而应日，主三魂，降精赤而镇玉关。此盖阴以阳为本，必禀生而在左者也。

按藏教父母及子，有相感业，神乃入胎，依地水火风众缘和合，渐得生长。一七日[1]如藕根；二七日如稠酪；三七日如鞋袜；四七日如温石；五七日有风触胎，名曰堪提，两臂两胫及头五种相现；六七日有风名旋转，两手两脚四相现；七七日及八七日，手足十指二十四相现；九七日眼耳鼻口，及下二穴，大小便处九种相现；十七日有风名普门，吹令坚实，及生五脏；十一七日上下气通；十二七日大小肠生；十三七日渐知饥渴，饮食滋味，皆从脐入；十四七日身前身后，左右二边，各生二百五十条脉；十五七日又生二十条脉，一身之中共有八百吸气之脉，至是皆具；十六七日有风名甘露，为安置两眼，通诸出入息气；十七七日有风名毛拂，能令眼、耳、鼻、口、咽喉、胸臆一切合入之处，皆得通滑；十八七日有风名无垢，能令六根清净；十九七日眼、耳、鼻、舌四根成就，得三种报，曰身、曰命、曰意；二十七日有风名坚固，二脚二手二十指节，乃至一身，二百大骨及诸小骨，一切皆生。二十一七日有风名生起，能令生肉；二十二七日有风名浮流，能令生血；二十三七日生皮；二十四七日皮肤光鲜；二十五七日血肉滋润；二十六七日发毛爪甲皆与脉通；二十七七日发毛爪甲悉皆生就，母所饮食，行往坐卧，儿皆辛苦；二十八七日生屋园池河等八想；二十九七日各随自业，或黧或白。三十七日黧白相现；三十一七日至三十四七日，渐得增长；三十五七日肢体具足；三十六七日不乐住腹；三十七七日主不净、臭秽、黑暗三想；三十八七日有风名蓝花，能令长舒两臂，转身向下。

---

[1] 一七：指受孕后的第一个 7 日。此后二七日，即 14 日。以此类推。

次有一风名趋下，能令头下足上，以向生门，如是处，胎始终。三十有八七日[1]，于胞胎中自然生十一种风，开通整合，使之筋脉、肌骨、机关、孔窍皆得流通，然后得成为人。然则父母生育，功侔造化，其为思也，岂曰小哉。

又以道书言之：玉清之气生人，上一是为泥圆；上清之气生人，中一是为降宫；大清之气生人，下一是为丹田。玄元始合，为九气生人，九户二十四气生人二十四体；三百六十神生人三百六十骨节；八十一分神生人八十一关节。东方七宿属阳明，生人三魂；西方七宿属阴精，主人七魄。南方七宿属丹元，生人天气；北方七宿属北极，生人玄津。无量妙一，结为紫户，天中王气，上为脑精。每一月即有一天之气，下浃如始。一月爵罩无量，天真胞命，黄演之气下浃，乃至第九月，无想、无结、无爱，天狱府命元自然之气下浃。夫九气既浃，又有六甲之神，相为保卫，而全成之。夫所谓六甲神者，甲子水神，为之调畅血脉，润泽三焦；甲戌土神，为之调理肌肉，使不偏枯；甲申金神，为之坚固爪齿，养育真牙；甲午火神；为之和悦五藏，混合百神；甲辰风神，为之保固胎息，呼吸阴阳；甲寅木神，为之濯练筋骨，通贯百骸。信知妇人妊娠，谓之六甲者，岂有他哉？五藏六府，筋骨髓脑，皮肤血脉，精藏水藏，二万八千形影，一万二千精光，三万六千出入，八万四千毛窍，莫不各有其神主之。然则人生天地中，岂可不凝神守真而保其天之所以与我者哉？予以释老之言，并前贤遗论，辑而书之，非臆说也。

男女动静说

予观常清静，《经》云：天清地浊，男动女静，降本流末而生万物。又读周子《太极图》则曰：阳动阴静，动极复静，又极复动，一动一静，互为其根。则知清浊者天地之位，动静者男女之机也。男子为阳，

---

[1] 三十有八七日：据文义，当为"三十八七日"（即第38周），计266日。

又主动，又中有静；女子为阴，又主静，又中有动。是以《上古天真论》：女子二七天癸至，任脉通，太冲脉盛，月事以时下。至七七则任脉虚，太冲脉衰少，地道不通，形坏而无子。丈夫二八肾气盛，精气溢泻，阴阳和，故有子。至八八，则齿发去。以此知男女阴阳之质不同，天癸精血之形亦异。阴静血满，月溢则行，静极复动也。阳动气合，时泄而止，动极复静也。倘或当行而不行，不当泄而泄，则吾恐静非其所当静，动非其所当动，无病者几希矣。其可不致察于斯。

四大奥论

予尝历览诸家方论，探求医之妙理，复读佛书，见经中多引医为喻。有云医善巧方，便普救一切人，则知医之心即佛之心也。诊疗之际，可不明其所以乎？盖人之有生，寓形于内，假合四大[1]以为身。四大者何？地、水、火、风也。其生也由此而成，其死也由此而灭，从本不实故也。人之死生既系乎此，则为医者，正当明死生之理，以究其疾痛之原可也。夫发、毛、爪、齿、皮肉、筋骨、髓脑、垢色皆属乎地。若地大不和，则发焦、毛拔、爪枯、齿槁、皮缓、肉脱、筋急、骨痿、髓竭、脑转、面垢色败，此病之原于地大[2]者也。唾涕脓血，津液涎沫，痰泪精气，大小便利，皆属乎水。若水大不和，则多唾鼻涕，脓溃血溢，津液不收，涎沫流出，痰壅泪盈，精走气泄，大小不净，盈流于外，此病之原于水大者也。至于暖气则归火，动转则归风。若火大不和，为烦为热，为焦渴，为痛痒，为狂走，为癃闭。若风大不和，为偏枯不随，为四肢瘫痪，为口眼㖞斜，为筋脉挛急，为痒为痛，为痹为癖。火大风大，病各不同，四者和合，则一身安荣，有一不和皆能

---

[1] 四大：指地、水、火、风，是构成世间万物的基本元素，抑或为导致疾病的基本因素。此乃佛学及印度医学的理论，与中国哲学及中医学中的风、火、土、金、水之五行学说，相似而有不同。
[2] 地大：指地之因素过强，使四大元素平衡失调。后文以此类推。

为病，况于离散者乎？矧乎四大之身，人所均有，而不自觉知，医之圣师亦秘而不示于人。唯佛书则言之详矣。盖佛为大医王，了达生死，故能洞明此理。予因得以《经》中所说，一贯乎医，后之来者，毋以予言为迂。若以予言为迂，是亦以佛氏为迂。

五常^[1]大论

太和氤氲，天地设位，化生万物，而人位乎其中，三才立矣。夫人之一身，与天地同流，上部法天，主胸已上至头之有疾；中部法人，主膈下至脐之上有疾；下部法地，主脐以下至足之有疾。昔黄帝兴问于前，而秦越人演义于后，理意宏深，卒难明晓。爰及贤哲间生，互相祖述，载之方册，班班可考。然措辞立说，各显其能，未免彼是而此非，甲可而乙否，后学宁无惑焉？予尝伏读圣经，探赜玄微，参以诸家之善，立为"五常大论"。法先圣之遗文，为后人之龟鉴。其文自顶至踵，四末五官，由中及外，五脏六腑，区分类析。至于经络之循环，气脉之交涉，粲然靡所不载。揆之于前，颇为详备，非曰能之，愿共学焉。

髓者，精之根，命之元也。精者，血之本，神之苗也。萃五味之英，集五气之和，融结而为之。夫五藏皆有精，而内舍于肾，以育百骸；诸骨皆有髓，而上属于脑，以镇诸阳。故肾为精之舍，脑为髓之海也。

头者，诸阳之会，上丹产于泥圆内，则百神之所辑，为一身之元首也。手之三阳从手至头，足之三阳从头走足，六阳之脉会于头间，是以头痛多属于阳也。阴病亦有头痛者乎，盖诸阴之脉，皆行至颈胸中而还，不上循头，独厥阴肝脉上入颃颡，连目系上出额，与督脉会于巅

---

[1] 五常：中医之"五常"指五行，但黎氏此处并非如此。本篇中讨论的是五脏精气在人体各部位的敷布与运行。

内。《经》曰：头痛巅疾，过在足少阳厥阴，甚则入肝。又有病头痛连齿，时发时止，数岁不已者，由寒气内至骨髓。骨髓者，以脑为主，脑逆故令头痛齿亦痛，此肾所生病也。诸阴经并无头痛，唯肝肾二经有者，由此故也。

面者，人神之牖也。上有江岳，分列五官，以属五藏。目者，肝之官，主鉴辨五色。鼻者，肺之官，主吸引五臭。口者，脾之官，主嗜食五谷。舌者，心之官，主品尝五味。耳者，肾之官，主分别五音。五官既具，则一身之精神皆备于面矣。《内经》云：女子六七面皆焦；丈夫六八面始焦，由阳明气衰于上也。以其手阳明支脉，直而上颈，贯颊入下齿缝中，还出侠口，交人中，左之右，右之左，上挟鼻孔。足阳明之脉，起于鼻交頞中，傍约太阳之脉，下循鼻外，入上齿缝中，还出侠口，环唇，下交承浆，却循颐后，下廉，出大迎，循颊车，上耳前，过客主人，循发际，至额颅。《难经》云：人面独能耐寒者，以其诸阳之脉皆上至头耳。黄帝于面焦发堕，独言阳明，而不言诸阳者，盖诸阳之脉虽上循头，而不若阳明之脉，维络于面也。合二经而考之，可识经脉之循环，验气血之消长也。苟情动于中，邪淫于外，形色有变，皆见于面，不可概举。

颈项者，诸阳辐凑之地。六阳之脉，皆自肩颈出入缺盆下，络五藏。所以古人取人迎动脉于颈间，以候五藏六府之气有余不足也。其为病则不一，或颈项强痛不可回转，或颈项痛而嗌干，或颈项痛连入缺盆，则各随其经脉所属而为病焉。至于九痛瘰疬瘿瘤，多生于颈项者，亦由经脉之所聚也。

肩者，六阳之脉与阳维之会，皆走于肩而相交会。循肩上下，因知肩为诸阳之道涂，筋骨之枢会，故能任重负戴。

背者[1]，胸中之府。诸阳受气于胸中而转行于背。《经》云：人身之阴阳者，背为阳，腹为阴，故五藏六府之腧，皆在于背也。

---

[1] 者：原作"中"，据《素问·脉要精微论》改。

臑者，臂筋也，穴名曰天府。肘者，手腕也，穴名曰尺泽。臂者，从肩至掌，统而言之也。夫手之三阴三阳，皆循臂前后廉，上下往来，或由中而行，故为病大同而小异，用药亦可以兼理。灸之刺之，则各随其经也。

腋者，掖也。手三阴之脉与足少阳之脉循腋上下，故为病则腋多肿痛。《灵枢经》曰：手太阴之脉从肺系横出腋下；手少阴之脉从心系却上肺，出腋下；手厥阴之脉循胃出胁上，出腋下；足少阳之脉则从缺盆下腋，循胃中，过季胁。凡此四经，或横出腋下，或循腋上下别行，各有其道也。人有患胡臭、漏腋者，古方共为一病，以理考之，其证不一。胡臭者，多因骨劳汗渍，以手摸而嗅，致清气道中受此宿秽，吸上泥圆，散入百脉，多相沾染，忌之为得。漏腋者，由食啖五辛太过，而有所发，致腠理不密，其汗则自腋下泄出涩，又而湿污衣数重，皆透臭不可近。夫胡臭、漏腋，皆腋中之疾，虽不伤人命，而害人身。奉亲事君，乃至交游，皆非所宜。修身之士，务为清洁者，偶得此患，不可不思有以去之。

胁者，左右腋下也。肋者，胁骨也。肝胆二经交会于此，是以胁痛多属肝胆也。《难经》云：藏会季胁，季胁在软肋之际，其端有穴，名曰章门，直脐旁二寸八分，是脾之募，足少阴、厥阴所会也。凡热病在内者，则取其穴之所会，以去其疾也。

膈者，蕈也。自心肺之下有膜，与脊胁腹周回相着如幕，以遮蔽浊气，不上熏于心肺。所谓"膻中者，臣使之官，喜乐出焉"。膻中在两乳间，为气之海，以分布阴阳，志和气达，则喜乐由生。又云：膈肓之下，中有父母。膜肓之上者，气海居焉。气者，生之原，命之主，故气海为人之父母。肓膜谓心肺之间也。

脐者，齐也。根源本始，生成之处，冲和凝结之气通，而禀受生焉，有生生不穷之义。及其形质已具，分诞有期，则如匏瓜桃杏，脐干而叶脱矣。是以号为神阙，前当肠胃，后通肾俞，为天地中分。《黄庭》云：两部水王对生门。又云：后有密户前生门。生门者，脐也。婴儿在母腹中，取气于脐管，母呼亦呼，母吸亦吸，正与密户相对，所谓脐者如此。况脐之上下左右，乃肠胃盘曲会聚之所，《经》所以言五藏之动气，发于脐之上下左右者也。足阳明、冲脉皆夹脐，而督脉贯脐中央。脐或凸出者，水气积于脾元；脐腹疗痛者，寒邪伤于下藏。不可不知。

腰挟脊而居前，与脐平，为前后分。足少阴之脉贯脊，足太阳之脉抵腰，故腰者，肾之外候。腰半以上同天之阳，腰半以下同地之阴，腰为阴阳之界也。腰当人身之中，任罄折俯仰之劳役，或气郁于内，邪干于外，皆致腰痛，当以脉之与证验之。至于房劳疲力，耗竭精气，坠堕恶血，留滞经络，与正气冲击，伛偻重肿，痛引季胁，谓之暨腰痛。或作劳汗出，衣里冷湿，久久得之，腰冷如冰，身重不渴，小便自利，食饮如故，腰以下如带五千钱，谓之肾着。腰痛治之，各有法。《内经》曰：腰者，肾之府，转摇不能，肾将惫矣。呜呼！腰痛属外候，犹有不可治者，深可叹已。

二阴者，前后便也。《难经》云：大肠、小肠会为阑门，言阑约水谷，从其泌别者也。其谷自小肠承受，于阑门以分别也。其水则渗灌，入于膀胱上口，而为溲便。若谷之滓秽，则自阑门而传道于大肠。故曰：下焦在膀胱上口，以分别清浊也。《内经》云：北方黑色，入通于肾，开窍于二阴。二阴者，肾之外窍也。前曰溲便，精血亦自此道出。故男子水令居下，火令居上，女子水令居上，火令居下。所以男子由此分，而为水火未济之卦；女子由此分，而为水火既济之卦也。后曰肛门。肛门，犹车之釭也。为肺下口，号为通事吏。《难经》云：下极为魄门。魄门者，肛门也。重十二两，大八寸，径二寸，大半长二尺八寸，受谷九升三合八分，合之一。热则肛门肿缩，闭塞不通；寒则肛门脱出，肠鸣洞泄。狐惑伤寒证云：虫蚀其肛，下唇有疮。诸证不同，学者宜审之。

髀肢者，足胫也；膝者，胫头也；腘者，足腕也；腨者，足肚也，一名腓肠；跗者，足面也，足之六经流注之地。足之三阳，从头走足；

足之三阴，从足至目。三阳之脉，行足外廉，皆循股也；三阴之脉，行足内廉，皆循髀也。唯腘中腨内，阴阳上下，行乎其间。至于膝，则太阴、阳明之脉，皆循股而入膝，少阳之脉则出膝外廉也。足跗者，足面系鞋之所，骨间动脉应指，名曰冲阳。足阳明胃脉，气之所发也，伤寒必诊此者，以察其胃之有无也。肝胆之脉，虽亦循跗上下，但所行各异其道。夫十二经脉，包罗一身，无所不至矣。昔纣妃妲己，冬月见二少年朝涉，谓纣曰：一老生之子，一少生之子。纣曰：何以知之？妲己曰：少生者耐寒，髓满胫也；老生者畏寒，髓不满胫也。纣斲[1]其胫而观之，信然。因知人之虚实，由禀受之各异也。《内经》曰：肾生髓，髓生肺，子母之义。孙真人以髓应肝胆，盖不失其本也。夫髓为精之根，精为血之本，命之元，身之主也。岂可不持满守神，而保其有我哉？

五藏像位

肝，名龙烟，字含明，号将军之官，于五行为木，故其体状有枝叶也。重四斤四两，有七叶，左三叶属甲为阳，右四叶属乙为阴。夫人夜卧则血归于肝，上朝于目。有童子、玉女身挂青衣，手执青棒，每夜三更绕身巡看一回，却朝青帝。肝神七人，老子名曰明堂宫兰台府，从官三千六百人。肝神名蓝蓝，位居于左，以应东方苍龙之木。旺于春七十二日，墓在未，其数三八，上应岁星，下合震卦，律中太蔟。

心，名丹元，字守灵，号帝王之尊，为一身之主，于五行为火，故其体状曰赤，如莲苞未开之质也。重十二两，盛精汁三合。刘子曰：心形于光，上智人心有七孔三毛，中智人心有五孔二毛，下智人心有三孔一毛，愚人心有一孔，而大愚混浊者有一孔而小矣。或痴憨之辈，虽有心而无孔，故神出入无门者，果矣。有二童子身挂绯衣，手执红拂，每夜三更而出，绕身巡看一回。却归离宫，百神安静。心神九人，太尉名

---

[1] 斲：同"斫"，zhuó。其意为砍，为削。

绛宫，太始南极老人元先之身，其位官三千六百人。心神名呴呴，其位处上焦，以应南方朱雀之火。旺于夏七十二日，墓在戌，其数二七，上应荧惑，下合离卦，律中中吕。

脾，名常在，字魂停，号谏议之官，于五行为土，故其形像马蹄，居胃之上，以消磨水谷也。重二斤二两，扁广二十，长五寸，有散膏半斤，主裹血，温五藏。有童子身挂中宫之衣，手执黄拂，每夜三更，绕身一回，却朝土主，故令百神安静。脾神五人，玄光玉女丹田，其从官三千六百人。其藏居中州，以应中央戊己之土。寄旺于辰、戌、丑、未之月，各一十八日，正旺于长夏，墓在辰，其数五十，上应镇星，下合坤卦，律中应钟。

肺，名皓华，字虚成，号相傅之官，于五行为金，故位处上焦，状如悬磬，而五藏之声音皆从肺出也。重三斤三两，六叶两耳，凡八叶。有童子十四人，身挂素衣，手持玉节守气，巡游于身，却面素官[1]，百神始得安静。其神八人，太和君名曰玉堂宫，尚书府，从官三千六百人。肺神名鸿鸿，其藏居高，为五藏华盖，其治在右，以应西方白虎之金，旺于秋七十二日，墓在丑，其数四九，上应太白，下合兑卦，律中夷则。

肾，名玄冥，字育婴，号作强之官，于五行为水，处于下，为五藏之根，一身之本也。肾有两枚，重一斤一两，其左者为肾属壬，右者为命门属癸。女子以右者为肾，左者为命门。男子命气为根，传丹田，属壬癸之位；女子命气为根，传血海通三焦，属坎离之位。有二童子身着皂裳，手执壬癸之幡，绕身巡看一回，却朝北帝，令元神安静。其神六人，司徒、司空、司命、司录、司隶、校尉、廷尉卿。肾神名濿濿，又肾两枚，形如豇[2]豆，相并而曲附于脊膂外，有脂裹，内白外黑，以应北方壬癸之水。旺于冬七十二日，墓在辰，其数一六，上应辰星，下合坎卦，律中黄钟。

---

[1] 面素官：原作"面素宫"，据《普济方》卷一"五脏像位"改。
[2] 豇：原作"江"，据文义，乃"豇"之音误，改之。

六府像位

胆者，谓青肠，肝之府也，号中正之官，在肝之短叶间。重三两三铢，盛精汁三合。其神五人，太乙道君居紫房宫中，其从官三千六百人。胆神名灌灌，或入夜间恐惧，大张眼时，努目视之，其妖自息，故得胆神相助，其威如此。旺、墓、应、合，与肝同也。

小肠，谓赤肠，心之府也，号受盛之官，居胃之下。重二斤十四两，长三丈二尺，广二寸半，径八分分之少半。左回叠积十六曲，盛谷二斗四升，水六升二合合之大半。其神二人，元梁使者。小肠神名挈挈[1]，旺、墓、应、合，与心同也。

胃者，谓黄肠，脾之府也，号曰大仓，主围受食物，为水谷之海，六府之大原也，与脾相连。重二斤十四两，纡曲屈伸，长二尺六寸，盛谷二斗，水一斗五升。其神十二人，五元之气谏议大夫，胃神名且且，旺、墓、应、合，与脾同也。

大肠，谓白肠，肺之府也，为传导之司，号监仓之官，居小肠之右。重二斤十二两，长二丈一尺，广四寸，径一寸半，当脐右回十六曲。盛谷一斗，水七升半，其神二人，元梁使者，大肠神名洞洞，旺、墓、应、合，与肺同也。

膀胱，谓黑肠，肾之府也，号州都之官，居大肠之侧，脐之下，应丹田，人之根也。重九两二铢，纵广九寸，名曰水漕，又名玉海。盛溺九升九合，一作胞。胞者，鞄[2]也。以虚受水，为津液府，故云膀胱者，胞之室也。旺、墓、应、合，与肾同也。

三焦者，元气之别使也。主持诸气，有位无形，其经属手少阳，此外府也，号决渎之官。上焦者，在心下，下鬲，在胃上口，主内而不

[1] 挈挈：《普济方》卷一引作"洁洁"。
[2] 鞄：同"鞄"（pāo），皮革制品。

出；中焦者，在胃中脘，不上不下，主腐熟水谷；下焦者，在脐下，当膀胱上口，主出而不内，以传导也。故《经》云：三焦者，水谷之道路，气之所终始也。

或《难》曰：扁鹊以心主与三焦为表里。心主者，心胞络也。叔和以命门与三焦为表里，命门者，右肾也。二人之论何相戾欤？予辨之曰：心为五藏之君，而居上部。肾乃一身之根，而处下元。真心不受邪，而下有包络。肾有二枚，而右为命门，上下相应，与三焦俱为相火。上焦其治在膻中，膻中者，三焦之所会。下焦其治在气冲，气冲者，元气之所[1]府，是以三焦始于气冲，而终于膻中也。扁鹊以心主与三焦相为表里者，心主非正藏，而三焦亦非正府。但以三焦之经属手少阳，心胞之经属手厥阴，二经俱属于手，阴阳相配合耳。叔和以命门与三焦相为表里者，肾为精之舍，三焦为精之府，命门虽系一脏，外别无经，与肾俱属足少阴之经，与足太阳膀胱相为表里。以此推之，三焦之气与命门通，而三焦之经不与命门合也，扁鹊之论为正。至于中焦，在胃中脘，主腐熟水谷，其精华则流而为荣卫，其糟粕则转而为滓秽。盖胃为水谷之海，三焦为水谷之道路，以此而知三焦之气，各随其所属部分而为之应，又何疑焉？

五藏平脉[2]

肝平脉来厌厌聂聂，如循榆荚[3]。

心平脉来累累如环，如循琅玕[4]。

---

[1] 所：《普济方》卷一"六腑像位"作"别"。

[2] 五藏平脉：此与以下之病脉、死脉之说大致来自《素问·平人气象论》，然或有不同，尤以肺平脉及肾平脉与《素问·平人气象论》之差距为大。

[3] 肝平脉来厌厌聂聂，如循榆荚：《素问·平人气象论》此脉乃为肺脉，此或为误。

[4] 累累如环，如循琅玕：环，《素问·平人气象论》作"珠"。琅玕者，乃古代传说中的仙树，其实似珠，故当以"珠"为是。

脾平脉来而和柔，去如鸡践地[1]。

肺平脉来蔼蔼如车盖，按之益大。

肾平脉来上大下充，濡滑如雀之喙。

五藏病脉

肝病脉来实而益滑，如循长竿。

心病脉来累累连属，其中微曲。

脾病脉来实满稍数，如鸡举足。

肺病脉来不上不下，如循鸡羽。

肾病脉来如引葛，按之而益坚。

五藏死脉

肝死脉来急而益劲，如新张弓弦。

心死脉来前曲而后居，如操带钩。

脾死脉来锐坚如鸟喙[2]，如屋之漏。

肺死脉来按之消索[3]，如风之吹毛。

肾死脉来之如解索，去之如弹石[4]。

五藏真脉

真肝脉至中外急，如循刀刃，责责然如按琴瑟弦，色青白不泽，毛折乃死。

---

[1]来而和柔，去如鸡践地：《素问·平人气象论》作"和柔相离，如鸡践地"。

[2]喙：原作"啄"，据《素问·平人气象论》改。

[3]按之消索：《素问·平人气象论》作"如物之浮"。

[4]来之如解索，去之如弹石：《素问·平人气象论》作"发如夺索，辟辟如弹石"。

真心脉至坚而搏，如循薏苡子累累然，色赤黑不泽，毛折乃死。

真脾脉至弱而乍数乍疏，色黄青不泽，毛折乃死。

真肺脉至大如虚，如以毛羽中人肤，色赤白不泽，毛折乃死。

真肾脉至搏而绝，如指弹石辟辟然，色黑黄不泽，毛折乃死。

五藏色候[1]

气所以养形而化神也，周流乎五藏六府之间，发越乎五岳四渎之表。神者，气之主；气者，色之源；色者，容之表。气充乎内，色形于外，故色有青黄赤白黑，以应肝心脾肺肾也。夫五色得其正，而形不相克者，为善黄色，尤为之正，然亦不可无神气。要之，得如秋云衬月，春蚕吐丝，温润明快为佳。设或枯燥暗恶，则病将至矣。予今采择《内经》所载五脏之有色，生死不同，谨列如左。

东方青色，入通于肝，肝象木而色青，青欲如苍璧之泽，不欲如蓝。故云：如翠羽者生，如草滋者死。

南方赤色，入通于心，心法火而色赤，赤欲如帛裹朱，不欲如赭。故曰：如鸡冠者生，如衃血者死。

中央黄色，入通于脾，脾属土而色黄，黄欲如罗裹雄黄，不欲如黄土。故云：如蟹腹者生，如枳实者死。

西方白色，入通于肺，肺效金而色白，白欲如鹅羽，不欲如盐。故云：如豕膏者生，如枯骨者死。

北方黑色，入通于肾，肾应水而色黑，黑欲如黑漆色，不欲如地苍。故曰：如乌羽者生，如炭煤[2]者死。

---

[1] 五藏色候：这一段理论主要来自《素问·脉要精微论》与《素问·五脏生成》。

[2] 炭煤：《素问·五脏生成》作"炲"。炲，tái，烟尘，颜色应该比炭煤更晦暗。

五藏声音[1]

《诗》云：情动于中，而形于言，故人之有言。将有所为，则意与气合，而声随至矣。声之所发，会于五藏，而备五音矣。

肝，其音角，其声呼，在志为怒，在变动为握。

心，其音徵，其声言，在志为笑[2]，在变动为忧。

脾，其音宫，其声歌，在志为思，在变动为哕。

肺，其音商，其声哭，在志为虑[3]，在变动为咳。

肾，其音羽，其声呻，在志为恐，在变动为栗。

五藏臭味[4]

臭，阳也，其气上达，故心主之；味，阴也，物成致养焉，故脾主之。五行互相连，故五脏各复自有臭味，亦各从五行之类也。故《内经》曰：形不足者，温之以气；精不足者，补之以味。五藏各有补益之法，详列如后。

肝，其臭臊，其味酸，谷以麦为养，果以李为助，菜以葵为充，肉以犬为益，药以空青为治，合而服之，补精益气。

心，其臭焦，其味苦，谷以小豆为养，果以梨为助，菜以薤为充，肉以羊为益，药以丹砂为治，合而服之，以补精益气。

脾，其臭香，其味甘，谷以大豆为养，果以枣为助，菜以韭为充，肉以牛为益，药以雄黄为治，合而服之，以补精血气。

肺，其臭腥，其味辛，谷以麻为养，果以桃为助，菜以葱为充，肉

---

[1] 五藏声音：这一段理论主要来自《素问·阴阳应象大论》。

[2] 笑：《素问·阴阳应象大论》作"喜"。

[3] 虑：《素问·阴阳应象大论》作"忧"。

[4] 五藏臭味：这一段理论主要来自《素问·金匮真言论》及《素问·五常政大论》，或略有不同，尤其"药治"理论不见于《素问》。

以鸡为益，药以云母为治，合而服之，以补精益气。

肾，其臭腐，其味咸，谷以黄黍为养，果以栗为助，菜以藿为充，肉以豕为益，药以磁石为治，合而服之，以补精益气。

五藏主配[1]

肝者，罢极之本，魂之居也，其华在爪。爪者，筋之余，其充在筋。筋者，肝之养，开窍于目。目者，肝之官，与胆为合。胆者，肝之府。肝主内血，配于仁，为阳中之少阳，通于春气。

心者，生之本，神之变也。其华在面，心火气腾，上使五色修明，而荣美于其面也。其充在血脉，血脉者，心之养。开窍于舌，舌用非窍。寄通于耳，耳为心之官。与小肠合，小肠者，心之府。心主行血，配于礼，为阳中之太阳，通于夏气。

脾者，仓廪之本，荣之居也，其华在唇四白肉[2]际。唇者，脾之外候也。其充在肌，肌者，脾之所主。开窍于口，口者，脾之官。与胃为合，胃者，脾之府。脾主裹血，配于信，上合至阴，通于土气。

肺者，气之本，魄之处也。其华在毛，其充在皮，皮毛者，肺之所养。开窍于鼻，鼻者，肺之官。与大肠为合，大肠者，肺之府。肺主持诸气，配于义，为阴中之太阴，通于秋气。

肾者，主蛰，封藏之本，精之处也。其华在发，发者，血之余。脑之所养，肾主于髓，而脑为髓海。其充在骨，骨者，肾之外应。开窍于二阴，二阴者，前后便也，前后便者，肾之外穴也。与膀胱为合，膀胱者，肾之府。肾主受五藏六府之精而藏之，配于智，为阴中之少阴，通于冬气。

---

[1] 五藏主配：这一段理论主要来自《素问·六节脏象论》。
[2] 肉：原作"内"，据文义改。

五藏相涉[1]

肝者，木也。肾为之母，心为之子，脾为之匹，肺为之主也。肝之为病，则有目胁、指爪、筋血之证，皆气合类从，病由是生焉。肝之窍在目，目为肝之官，而五藏之精萃皆上注于目。骨之精为瞳子，属肾；筋之精为黑眼，属肝；血之精为络裹[2]，属心；气之精为白眼，属肺；肉之精为约束，属脾。契，筋骨血肉契之精，与脉并为系，系上属于脑后，出于项中，至于目，决其面者为兑眦。足少阳经脉之所起，属于胆，近鼻。上为外眦，足太阳经脉之所起，属膀胱；下为内眦，足阳明经脉之所起，属于胃。以此知五脏精华，三阳经气互相交涉，灌注于目，所主不同也。肝之为病，必胁下痛引少腹。又云：胆胀者必两胁痛，口中苦善太息。盖肝之经抵少腹，布胁肋，胆之经，循胁里，出气街，是以胁痛之证，属肝与胆也。《内经》曰：肝之合筋也，其荣爪也，肝中寒，两肩不举，身无膏泽，喜转筋，爪甲枯黑，春差秋剧，筋受寒，则筋不能动，十指爪皆痛。肝外荣于筋，故筋痹不已，传之于肝。《灵枢》经云：胆之厚薄，以爪甲验之。爪甲色黄则胆厚，爪色红则胆薄，爪色青坚则胆急，爪色赤软大者胆缓，爪直色白无约者胆直，爪色多败者胆结也。故知肝应胆，胆应爪，互有所属焉。《中藏经》云：若手足爪甲青黑，呼骂口不息者，谓之筋绝。筋绝不治，九日死。《难经》云：足厥阴气绝，则筋急，筋急则引舌与卵。故舌卷卵缩，此筋先死，庚日笃，辛日死。庞老云：诸病及被毒，爪指青黑者死候也。

心者，火也。肝为之母，脾为之子，肺为之匹，肾为之主也。心之一气相属，如舌与血脉。胸发等证，皆中外相应，经络流注而生病焉。心气通于舌，舌为心之官，而心之本脉系于舌根，脾之脉络系于舌旁，

---

[1] 五藏相涉：这一段理论的来源较为广泛，涵盖了多种中医书，并加以化裁。

[2] 裹：原作"果"。《普济方》所引同。《圣济总录》（人民卫生出版社 1962 年版）卷一○二"眼目门"作"裹"，日本聚珍本作"脉"。"果"通"裹"，据文义，"裹"字义长。

肝脉循阴器而络于舌本。凡此三经，或为风寒湿所中，皆使人舌卷缩而不能言。至于心热，则舌被裂而生疮，肝壅则舌出血如涌，脾闭则白胎如雪。诸证各异，治之当随其脏之所属，不可不知。《内经》云：心之合脉，其荣色也。心中寒则令人劳倦，头面赤，盖心合脉荣于色也。《灵枢经》云：小肠厚薄则以皮之与脉急缓验之，皮厚则脉厚，脉厚则小肠厚；皮薄则脉薄，脉薄则小肠薄；皮缓则脉缓，脉缓则小肠大而长；皮急则脉急，脉急则小肠结也。故知小肠应心，心应皮，所以然也。《难经》云：手少阴气绝则脉不通，脉不通则血不流，血不流则色泽去，故面黑如黧。此血先死，壬日笃，癸日死。《内经》云：诸藏受病，脉悬绝者死候也。

　　脾者，土也，心为之母，肺为之子，肾为之匹，肝为之主也。脾之气候相属，如唇口、颐颔、咽门、肌肉，中外相应也。脾气通于口，口为脾之官。五味入口，藏于胃，脾主行精华，分布津液于五脏，五脏之气偏胜，味必偏应于口。脾热口甘，胆热口苦，劳郁则口臭，凝滞则生疮，烦躁则涩，宿食作酸，寒则咸，虚则淡。夫口乃一身之都门，出入荣养之要道，节宣微爽，病必生焉，岂得但于脾之一经言也？《内经》云：脾之合内也，其荣唇也，胃应脾，脾应肉，肉与脾胃合。肉坚则胃厚，肉瘦则胃薄，肉之紧缓疏密，皆与胃相应也，胃病肉色变。藏府有病皆从肉生，肉热应脏，肉寒应腑。肉虚则坐席不安，身色变动；实则坐席不动，喘气迫切。脾之有病，皆验于唇，唇者脾之外候。燥则干，热则裂，风则瞤动，寒则揭，气郁则生疮，血枯则㿠而无色。若以经脉交涉言之，手阳明支脉夹口环唇，足阳明之脉亦夹口环唇，足厥阴之脉[1]循唇内，凡此三经，或自下而上，或自上而下，环绕于唇也。庞老云：经逆则荣卫不通，阴阳反作，内外伤击致虚。消瘦，口噤唇黑者不治。又言：声忧惧，舌卷短缩，此木克土，阳击于阴，阴伏阳起，起则实，实则热，热则闷乱。体重，唇黄声咤者不治。《难经》云：足太

---

[1] 脉：原作"病"，据文义改。

阴气绝，则脉不营其口唇。口唇者，肌肉之本也，脉不营，则肌肉不滑泽，肌肉不滑泽，则肉满，肉满则唇反，唇反则肉先死，甲日笃，乙日死。《中藏经》云：凡病见唇乍干乍[1]黑者死。

肺者，金也，脾为之母，肾为之子，肝为之匹，心为之主也。肺为五藏上盖，主持诸气，通息于鼻。鼻居面部之中岳，位正而尊，上透泥圆，下应于肺。夫人一日一夜，呼吸出入，通计一万三千五百息。从鼻往来，未尝间断，故鼻为肺窍，主吸引五臭，卫养五藏。《内经》云：五气入鼻，藏于心肺，上使五色修明，音声能彰。《难经》云：心主臭，肺主声，鼻者肺之窍，而反知香臭，其意何也？肺者，西方金也，金生在巳，巳者南方之火。火者心，心主臭，故令鼻知香臭，此五行相因而成也。又肺之偏正，以鼻验之。鼻正肺正，鼻偏肺偏，丰怯厚薄，皆相应也。《内经》云：肺之合皮也，其荣毛也。皮者一身之包裹，为肺之外候。《难经》云：形寒饮冷则伤肺，肺病则皮肤痛洒洒然，寒热上喘，气迫自汗出也。《灵枢》云：大肠厚薄验之于皮，皮厚大肠厚，皮薄大肠薄。皮热应肺，皮寒应大肠。盖肺主皮，而大肠应皮也。《难经》云：手太阴气绝则皮毛焦，皮毛焦则津液去，津液去则皮筋伤，皮筋伤则皮枯毛折，皮枯毛折则毛先死，丙日笃，丁日死。凡五藏真脉见，色不泽毛折乃死。

肾者，水也，肺为之母，肝为之子，心为之匹，脾为之主也。肾之所主，乃精髓、骨脑、齿、腰脊、前后二阴、髀股、腘腨、足跟、足心所生病也。肾开窍于二阴，而气通于耳。《难经》云：肾主液，肺主声，耳者肾之候，而反闻声，其意何也？肾者北方水也，水生于申，申者西方金也，金者肺，肺主声，故令耳闻声，此五行相因而成也。《内经》云：肾之合骨也，其荣发也，肾应骨，骨与肾合，妊娠七月，始受木精以成骨。故曰：无使身劳动，居处必暖，饮食避寒，当食粳稻以密腠理，是谓养骨以坚齿。今人立身以来，嗜欲才过，则骨立羸瘠，肩耸脊露，齿则焦黑，摇动而痛，莫不由禀受之际，有所感动而然夫。

---

[1] 乍：原脱，据《普济方》卷一"五脏相涉"补。

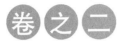

旴川　水月　黎民寿景仁　撰

济阴门^[1]序论^[2]

太极未判，一气浑沦，至于清浊肇分，天地奠位，而人立乎其中矣。立天之道，曰阴与阳，而人则受阴阳之气以生者也。天有阴阳，人有男女，二者可以相有，而不可相无也。是知天有阴阳以化化，人有男女以生生，则由主而长，莫先于养育之道也。予今集方，以济阴为首者，正取其养育者天地之大德，人伦之本初也。人能致谨于此，而审病之因，明方之妙，则它如妇室老童之所禀，风湿寒暑之所感，或有以致疾者，可以类推矣。

妇人经候

● 紫石英圆^[3]

许学士云：治妇人病，多是月经乍多乍少，或后或前，时发疼痛。医者一例呼为经病，不曾说得是阴胜阳、阳胜阴，服药所以少效。盖阴气乘阳，则胞寒气冷，血不运行，《经》所谓天寒地冻，水凝成冰，故令乍少而在月后。若阳乘阴，则血流散溢，《经》所谓天暑地热，经水沸溢，故令乍多而在月前。当知其阴阳，调其血气，使不相乘，以平为福。

---

［1］济阴门：原在“序论”文字之后，据文义前移。
［2］序论：原脱，据目录补。
［3］圆：原作“丸”，本书目录各卷药名均无“丸”字，据目录改。后同此改者，不另注。

紫石英_{细研，水飞}　人参　龙骨　川乌头_炮　桂心　禹余粮_{煅，醋淬}　杜仲_{炒，去丝}　远志_{去心}　泽泻　当归　桑寄生　苁蓉_{酒浸}　干姜_炮　五味子　石斛_{各一两}　牡蛎_煅　甘草_炙　川椒_{去白、合口，微炒出汗，各半两}

右为末，炼蜜元^[1]梧桐子大，空心饮下三十元五十元。

温经汤

治冲任虚损，月候不调，或来多不断，或过期不来，或崩中去血过多不止；治小腹有寒，久不受胎；治曾经损娠^[2]，瘀血停留，小腹急痛，发热下利，手足烦热，唇口干燥。

吴茱萸_{三两，汤洗七次，炒}　半夏_{二两半，汤洗七次}　当归_{去芦}　人参_{去芦}　白芍药　牡丹皮　桂心_{去粗皮}　阿胶_{捣破，蚌粉炒}　川芎　甘草_{炒，各二两}　麦门冬_{去心，一两半}

右㕮咀^[3]，每四钱，水盏半，姜五片，煎至八分，去滓，空心热服。

小温经汤

治经血不调，血脏冷痛，此方甚平易，而用药轻。

当归　附子_{等分，炮}

右㕮咀，每三钱，盏半水煎至八分，去滓服。

金华散

治妇人经血，得热崩漏不止，口苦咽干。经候不通，并宜服之。_{养生席判官方。}

延胡索　瞿麦穗　川当归　牡丹皮　干葛_{各一两}　石膏_{二两}　蒲黄_{半两}　桂心　威灵仙_{各三分}

右为细末，每二钱，水一盏，姜三片，煎六分，食前温服，日二三服。

---

[1] 元：即丸。南宋医药书避钦宗赵桓讳改作"元"。亦有改作"圆"者。
[2] 损娠：指堕胎、小产等胎儿受损的情况。
[3] 㕮咀：即切碎。

● 黄芩汤

治崩中下血。治崩中药，多是用止血补血之剂。此是阳乘阴，前所谓天暑地热，经水沸溢是也。

黄芩[1]

右为末，烧秤锤酒调下。

● 黄柏汤

治同前。

黄芩　黄柏各一钱　黄连三钱，去毛

右用水四盏，煎取一半，去滓，入炒阿胶末五钱匕，滓再煎，温分三服，空心。腹痛加栀子三钱。

● 通经圆论[2]

治妇人、室女月候不通，疼痛，或成血瘕。

桂心　青皮去白　大黄炮　干姜炮　川椒炒出汗　蓬术炮　干漆炒出烟　川乌炮　当归去芦　桃仁各等分，炒

右为细末，将四钱用米醋熬成膏，和余六钱末成剂，白中冶之，元如桐子大，晒干，每二十元至三十元，用淡醋汤、温酒，空心下。

徽州医巫张扩，顷年缘事在推勘院[3]，有王医者以医职，通宿日夜，与之稔熟，口传此方，渠甚秘之。予后得此方，以治妇人疾，不可胜数，且欲广行，不敢自秘。寻常血气凝滞疼痛，数服立效。

● 当归散

治妇人天癸已过期，经脉不匀，或三四月不行，或一月再至，腰腹疼痛。《素问》云：七损七[4]益。谓女子七七数尽，而经脉不依时者，血有余也，不可止之，但令得依时，不腰痛为善。

白术半两　黄芩一两　山茱萸一两　当归　川芎　白芍药六味一同剉

---

[1] 黄芩：原书未出剂量。
[2] 论：此为方后之论述。本书正文该类方名后均无"论"字，均据目录补。后同不注。
[3] 推勘院：宋代临时审讯机构之一。宋神宗元丰年始，由中书省派定官员组成临时审判机构来审问判案，此种机构称为推勘院。结案后即行撤销。
[4] 七：疑为"八"之误。《素问·阴阳应象大论》作"七损八益"。

碎，炒，各一两，病证若是冷，去黄芩加桂

右细末，每二钱，酒调下，空心，日三服。

养胎益血，安和子藏[1]

●《千金[2]》**保生圆**

治妊娠将理失宜。或劳役胎动不安，腰腹痛重，胞阻漏胎，恶露时下。或子脏挟疾，久不成胎。或受妊不能固养，痿燥不长，过年不瘥，日月虽满，转动无力，或致损坠。临产即适乖宜，惊动太早，产时未至，恶露先下，胞胎枯燥，致令难产。或横或逆，痛极闷乱，连日不产，子死腹中，腹上冰冷，口唇青黑，吐出冷沫。或新产恶血上冲，运闷不省，喘促汗出。及瘀血未尽，脐腹疼痛，寒热往来。或因产劳损，虚羸未复，面黄体瘦，心忪[3]盗汗，饮食不进，渐成蓐劳。胎前[4]常服，壮气养胎，正顺产理，产胎易产。产后常服，滋养血气，和调阴阳，密腠理，实腑脏，治风虚，除阴冷。

麻仁去壳，两半　当归半两，微炒　干姜炮　秦椒去目、合口者，炒出汗　肉桂去皮　石斛去根　石膏细研如粉　黄芩　糯米　贝母　甘草炙赤　大豆黄卷各一分

右为末，炼蜜元弹子大，每服一元，温酒或枣汤化下，空心嚼亦可。

●《和剂方》**安胎饮**

治胎动不安，非时转动，无时下血，腰腹疼痛，四肢沉重懈怠，不欲执作。妊娠一切疾病，并皆治之。

---

[1] 养胎益血安和子藏：8字原以省行符续接于上方末尾，今据目录处理为标题。其中"子"字脱，据目录补。

[2] 千金：原字与正文等大。因目录中均未载方剂出处，故不作方名处理，改为小字。后同不注。

[3] 忪：zhōng，即惊惧、惊恐。

[4] 前：原脱，据文义补。

　　川当归　川芎　白芍药　干地黄　人参_{去芦}　茯苓　白术　甘草_炙
黄芪_{蜜炙}　阿胶_炒　桑寄生_{各一两}

　　右㕮咀，每服四钱，乌梅一个，水二盏，煎至一盏，去滓，空心，日进二服。如胎气不固，及憋死在腹中，有此证者服之半月，自然通去，百病皆除。

●《本事方[1]》**紫苏饮子**论

　　治胎气不和，怀胎近上，胀满疼痛，谓之子悬。治临产惊恐气结，连日不下。

　　紫苏_{连茎，一两}　川当归_{三分}　人参　川芎　白芍药　陈皮_{各半两}
甘草_{炙，一分}　大腹皮_{各半两}

　　右㕮咀，每服三钱，水盏半，姜四片，葱白七寸，同煎七分，去滓，空心服。

　　曾有一妇累日产不下，诸药无验。予曰：此必坐草太早，心下怀忧惧，气结而然，非顺不顺也。《素问》云：恐则气下。盖恐则精却，却则上焦闭，闭则气还，还则下焦胀，气乃不行矣。得此药一服便产。及妇人六七月子悬者，予用此累有应验，不十服胎便下。

● **二珍散**

　　治胎不稳，坐卧不安。_{出《养生方》，旧本无名。}

　　木贼_{去节}　川芎_{等分}

　　右为末，每三钱，用水一盏，入金、银各少许，同煎七分，去滓，空心服。

● **知母圆**

　　治产难，及日月未足而痛如欲产者。

　　知母

　　右为末，炼蜜为元如鸡头子，每服一元，温酒嚼下，再三服。

---

[1] 本事方：即许叔微《普济本事方》。"紫苏饮"见其书卷十。

◉ 瘦胎枳壳散[1] 又方[2]、论

常服养胎益气，安和子脏，治胎中一切恶疾。

甘草一两半，炙　商州枳壳五两，去穰，麸炒赤

右细末，六钱，空心白汤点服。妊妇得五月后，日进一服，临月日三，令儿易生，无危恶诸证。胎初微小，百日后肉渐变白。

《元和纪用经》：枳壳五两　甘草　阿胶各二两半，炙，同为细末，每二钱，空心汤点。

许学士《本事方》云：此虽孙真人方，以尤得其宜，加香附子末一两，尤妙。

◉ 榆白皮散

滑胎易产，治妊娠曾因漏胎去血，临产惊动太早，产时末至，秽露先下，致使胞胎干燥，临产艰难，并宜服之。

榆白皮　葵根　瞿麦各一两　大麻仁去壳　木通半两　牛膝三分，去苗，酒浸，切，焙

右为末，每三钱水盏半，同煎至八分，去滓，温服。

◉ 单桂散

下死胎。《指迷方》《十全[3]》《本事方》无名。

肉桂

右为末，每一钱，用麝香当门子一个同研，温酒调下，须臾如手推下，胜于水银损气血也。

◉ 川芎散

治妊娠妇从高坠下，胎不能转，膝重腹疼。及举动伤胎，而死于腹中。

---

[1] 散：原作"元"。据目录及本方服药法改。

[2] 又方：指主方后面附有另外的一个无名方。本书正文该类方名后均无"又方"二字，均据目录补。后同不注。

[3] 十全：疑为《十全方》之误。十全方：此书或有两种可能，一是北宋刘甫《十全博救方》之简称，二是南宋夏子益《卫生十全方》之简称。前者佚。后者据《宋以前医籍考》记载未能找到。然晚近或称《四库全书》中有《永乐大典》之辑本，经查，《四库全书》亦无此书。无法落实。

川芎

右为末，每二钱，酒调下。

● 探胎散

治胎毙者，服此即下。未毙而动者，服之自安。

川芎　当归各等分

右㕮咀，每四钱，水、酒各一盏，煎至一半，去滓，连数服。

● 贝母散又方

治难产，胎在腹中，如已见儿，并胎不出，或胎毙。

贝母　蒺藜子炒去刺，等分

右为末，每三钱，米汤调下，良久再服。

一方：贝母七粒，为末，温酒调下。

● 地髓汤

治妊娠漏胎，下血不止，胞干子死。若因房卧[1]，名曰伤胞。

生干地黄

右为末，酒调方寸匕。或只用生地黄汁一升，酒五合，和煎三五沸，分五服，日三夜二。

恶　　阻

● 翟氏半夏茯苓汤

妊娠阻病，心中愦闷，吐逆恶心，憎闻食气，头目眩晕，肢体疼烦，多卧少起，恶寒汗出，疲极黄瘦。

半夏汤洗七次　生姜各五两　干地黄酒浸　茯苓各三两　桔梗炒　陈皮
细辛　川芎　人参　甘草炙　芍药各二两　旋覆花一两

右㕮咀，每三钱，水一盏，煎七分，去滓服。忌猪羊肉、饧、菘菜、海藻、芜荑等物。

---

[1] 房卧：指房事损伤。

● 《易简》**四七汤**论

治妊娠三月，恶阻为病，气郁生疮。

茯苓四两，去皮　厚朴三两，姜制　紫苏二两　大半夏五两，汤泡

右㕮咀，每服四钱，水盏半，姜七片，枣一枚，煎取六分，去滓服，不计时。

妊娠之初，经隧内闭，毓养胎息。当是之时，肠胃沮洳，散入焦膈。若素有痰饮，则饮与血搏，食饮辄吐，头目旋晕，憎闻食气，喜啖酸咸，四肢倦怠，不自胜持，多卧少起，怅怅困懒，名曰恶阻。已产之后，胞外余血败瘀流利，名曰恶露。盖恶者，不善不净之义；阻者，阻节之阻。血搏痰饮，伏于胞络，难可除也，当渐消之。露者，露水之露，裹于胞藏，随胎而至，不可迟也，当急逐之。由是而知胎前曰恶阻，产后曰恶露，古人命名之意，深有以也。

妊娠伤食

● 《本事》**木香圆**

治妊娠饮食伤食。

木香不见[1]火　三棱炮　人参　白茯苓等分，去皮

右为末，面糊元绿豆大，每三十元，熟水下。

● **白术散**论

治妊娠气不和，饮食不美。

白术炒　紫苏各一两　白芷微炒　人参各三两　诃子皮　青皮去白　川芎各二分　甘草炙，一分

右细末，每二钱，水一盏，姜二片，煎至七分，不拘时。

《经》云：饮食自[2]倍，肠胃乃伤。又云：阴之所生，本在五味。

---

[1] 见：原脱，据卷四"养气丹"改。下同径改不注。
[2] 自：原作"日"，据《内经》原文改。

阴之五宫，伤在五味。若妊子饮食不节，生冷恣性，致脾胃之疾，故妊娠伤食难得药，唯木香元、白术散最为稳捷。

子　烦

● **竹沥汤**

治妊娠若烦闷者，以四月[1]受少阴君火气以养精，六月受少阳相火气以养气，若母心惊胆烦，多好烦闷，曰子烦。

白茯苓四两　防风　麦门冬去心　黄芩各三两

右㕮咀，每四钱，水盏半，竹叶十片，煎七分，去滓，温服。

● **知母饮**又方

治妊娠心脾壅热，口干渴苦，烦闷。

赤茯苓　黄芩　黄芪各三两　知母　麦门冬去心　甘草各二两

右分粗末，桑白皮煎，汤成，入竹沥一合服，不拘时。胎脏受热，最宜服之。

一方：去黄芪、知母，加地骨皮、犀角屑、嫩葛各三分。

㕮咀，煎如前法，治疗一同。

伤　寒

● **时气方**[2]

《十全方》治妊娠患时气。

黄芩　郁金各一两　白术一分

右为末，每一大钱，板蓝根少许，水一中盏，煎至七分服。

---

[1]四月：指妊胎4个月。后之"六月"同此义。
[2]时气方：原脱，据目录补。

● **护胎法**[1] 又二法

《本事方》治妊娠伤寒热病护胎。

干浮萍　朴消别研　大黄微炒　蛤粉炒　蓝根各一分

右为末，水调三钱，贴脐上，安胎、解烦热，极妙。

一法：伏龙肝末，水调涂脐下，干则换。

一法：井中泥涂心[2]下，干则换新。

● 《极一[3]》**罩胎散**

治妊娠伤寒大热，闷乱燥渴，恐伤胎脏。

蚌粉半两　嫩卷荷叶焙干，二两

右为末，每服二钱，入蜜少许，新汲水调下，食前服。

● **治疟方**[4]

《千金方》治妊娠患疟。

石膏八两，碎研　常山　竹叶各三两　糯米一百粒

右㕮咀，每服三钱，水三盏，煎至二盏，去滓，分三服。第一服于未发前，一食久服；第二服临欲发时服；尚余一服，用涂头额及胸前五心，药滓置于头边，俟发过后，方进粥食。

咳　嗽[5]

● **治咳嗽方**[6] 又方

治妊娠咳嗽。

麦门冬去心　紫菀[7]去土，各一两　桑白皮炙　杏仁麸炒，去皮尖　甘

[１]护胎法：原脱，据目录补。
[２]涂心：二字原脱，据《普济本事方》卷十"护胎方"补。
[３]极一：指南宋陈言之《三因极一病证方论》。
[４]治疟方：原脱，据目录补。
[５]咳嗽：原脱，据目录补。
[６]治咳嗽方：原脱，据目录补。
[７]紫菀："菀"原作"苑"，作为药名，首出《神农本草经》，作"紫菀"，今改。

草炙，各一分　桔梗泔浸一夕，略炒，三分

右捣[1]末，每三钱，水二盏，竹茹一块，鸡子大，煎至一盏，入蜜半匙，去滓，频服。

又方[2]：《本事方》治如前。

贝母去心，剉，麸炒令黄

右末，砂糖研烂，拌和令匀，圆如鸡头大，每一元含化，神效。

二腑癃闭

● 《全生[3]》**茯苓散**附：葵子散

治妊娠小便不通，特避寒药。

赤茯苓　葵子等分

右粗末，每服五钱，水二盏，煎取一盏，去滓服。

《三因[4]》用赤茯苓三两、葵子五两，细末，每服二钱，米饮调下。治妊娠小便不利，身重恶寒，起则眩晕，及水肿者服之，小便利则愈。名**葵子散**。一方入榆白皮一两。

● 《三因方》**苦参圆**论

治妊娠小便难，饮食如故。

当归　贝母炒　苦参各三两　滑石半两

右为末，蜜圆小豆大，米饮下二十元，不拘时。

凡妊娠胎满逼胞，多致小便不利。或心肾气不足，不能便，胞因清浊相干，为诸淋病。或包系了戾，小便不通，名曰转胞。又胎满尿出不知，名曰遗尿，治各有方。

---

[1] 捣：把药加工成粉末，较少看到用"捣"字，不知是否是当时的加工方法。

[2] 又方：原脱，据目录补。

[3] 全生：即宋代王贶《全生指迷方》之简称。

[4] 三因：本书或称《三因方》《极一方》，均指宋代陈言《三因极一病证方论》。

● 《和剂》 **八味圆**

治妇人饮食如故，烦热不得卧，而反倚息，以胞系了戾，不得尿，故致斯疾，名曰转胞。但利小便则愈，盖此方有茯苓故也。方见羡补门。

● **治大便闭方**[1]

《养生方》治妊娠大便闭涩。

防风二两，炙　甘草一两，炙　枳壳三两，去穰，麸炒

右细末，每服一钱，沸汤点，食前，日二三服。

二腑遗利

● 《三因》 **白薇散**

治妊娠遗尿，不知出时。

白薇　芍药

右为末，每服二钱，温酒调下，日二服。

● **当归芍药散**附：一方

治妊娠腹中绞痛，心下急满。产后血晕，内虚气乏，崩中久痢。常服通畅血脉，不生痈疡，消痰养胃，明目益精。

白芍药八两　泽泻　川芎各四两　当归　茯苓　白术各二两

右细末，每服二钱，温酒调下，食前服。

《元和纪用经》云：本六气经纬，最能祛风补劳，养真阳，退邪热，缓中，安和神志，润泽容色，散寒邪、瘟瘴、时疫。

一方[2]：安期先生赐李少君久行之药，后张长沙增减，为妊妇腹痛药，用芍药四两，当归、白术各二两，泽泻、茯苓、川芎各一两，亦可炼蜜为丹服。

---

[1] 治大便闭方：原脱，据目录补。

[2] 一方：原脱，据目录补。此方来自《三因方》之"当归芍药散"方后。其中"张长沙"原作"仲景"。当归芍药散方，的确来自张仲景（今本《金匮要略方》），但并未提到安期与李少君。

● **洞泄寒中方**[1]

治妊娠洞泄寒中。

厚朴　干姜二味杵，令同炒至干

右为末，糊圆梧桐子大，米饮下二元，食前服。

胎　水

●《全生》**白术散**

治妊娠面目如水肿状。

白术一两　大腹皮　生姜皮　陈皮　茯苓皮各半两

右细末，每服三钱，米饮调下。

●《三因》**商陆赤小豆汤**

治妊娠手足肿痛挛急。

商陆　赤小豆等分

右剉散，每服三钱，水一盏，煎至七分，澄清服。

● **加减八正散**论

治妊娠心气壅，胎气八个月散坠，手足浮肿，急痛不安，难产。

《和剂》八正散。方见安荣门。

右每服三钱，水一中盏，茴香一撮，同煎至七分，热服。

大凡妇女宿有风热冷湿，妊娠喜脚肿，俗呼为雏脚。亦有通身肿满，心腹急胀者；有流入经络、足胫生疮者。当随证斟酌，选药治之。

失　瘖[2]

● **妊娠失瘖不能言**论

《奇病论》曰：人有重身，九月而瘖，何也？岐伯对曰：胞之络脉

---

[1] 洞泄寒中方：原脱，据目录补。
[2] 失瘖：标题原脱，据目录补。

绝也。何以言之？胞络者系于肾少阴之脉，贯肾络舌本，不能言。治之奈何？曰：无治也，当十月复。

产　前^[1]

● 产前软胯方^[2]

甘草　生姜　乌梅_{等分，剉碎}

右用水一大盏，同煎至八分，去滓服，便令胯骨软，产宫受气，痛不攻作。

催　生^[3]

● 催生丹

治产妇生理不顺，产育艰难。

十二月兔脑髓_{去皮膜，研}　乳香_{研如粉，一分}　母丁香_{末，一钱}　麝香_{细研，一字}

右三味研匀，用兔髓和圆鸡头大，阴干，用油纸密封贴。

每一圆，破水后温水下。即时产下，随男左女右握药出，是验。

●《十全》催生如圣散

治难产。

黄蜀葵花_{焙干为末}

右每抄二钱，熟汤放温调下，神效。漏血胎藏干涩，难产痛极者，并进三服，良久气宽，胎滑易产。如无花，只用葵子小半合烂研，酒调，滤去滓，温服尤好。

---

［1］产前：标题原脱，据目录补。
［2］方：原脱，据目录补。
［3］催生：标题原脱，据目录补。

●《集效》**催生神应黑散**论

兼治横生逆产。

百草霜研　白芷末，等分

每二钱，童便、好醋合一茶脚调，更以沸汤浸四五分服之。只与一服，甚者再服，即分娩。此药顷刻活两人命。

妇人疾病最危甚者，莫危于临产，其性命在呼吸间，古以阵[1]面健儿为喻，可谓危矣。若非博学强识之士，于仓卒间宁有定见乎？凡欲生产，切不可喧闹，仍择年高性善老娘，及纯谨家人扶持，不可挥霍，致令产妇忧恐，以贻后患。如腹中痛甚，且令扶行，俟痛阵密，眼中出火，方是儿转，至行不得，方好上蓐，时至自产，莫妄费力。若痛不甚者，名曰弄痛，须要熟忍。坐蓐太早，定是难产。故有横产、逆产、偏产、碍产、坐产，皆是生时未至，用力太早所致也。

● **催生汤**论

治妊妇欲产，痛阵尚疏，难产，经三两日不生，胎死腹中，或产母气乏，委顿，产道干涩，才觉痛密破水，便可服。

即《和剂》五积散。方具在"六气门"。

右为末，每一大钱，温酒下。若觉热闷，以新水调白蜜服。或咬咀，入醋一合煎，能饮者加酒半盏。

近代名医以五积散易名催生汤，用之多验。予后思之，若寒月用之，甚为得当。隆暑之时，恐难轻服，不若以五苓散，用葵子、灯心煎汤调下，却暑清魂，滑胎易产，所施辄验，不敢自秘，并录于兹。胞浆先破，则胎干难产，用白蜜、生麻油等浸，以热酒令得所，顿服，胎气既润，即分娩矣。

---

[1] 阵：原作"陈"。《世医得效方》卷十四作"阵"，义长，义为战阵。此二字通假，本可不改，虑今人不知其义，故改。

妇人产难一切诸疾

● 琥珀黑散

治妇人产前胎死腹中，难产、横生、逆生。产后胎衣不下，衣带先断，遍身疼痛，口干心闷，非时不语。以血晕眼花误为暗风；乍寒乍热误为疟疾；四肢浮肿误为水气；言语颠狂，乍见鬼神，误为邪祟；腹胁胀满，呕逆不定，误为翻胃；大腑秘涩，小便出血，误为五淋。及恶露未尽，经候未还，起居饮食便不戒忌，血气之疾，聚积成块，散即上冲，气急心疼，咳嗽多睡，四肢虚热，睡惊盗汗，崩中败积，绕脐刺痛，或即面赤，因变骨蒸，皆宜多服。如产后血衄，口鼻黑色，气起喉中喘急，中风口噤，皆为难治。凡产前即宜进一二服，能安神顺治。产后若无疾，七日内亦宜进一二服，能散诸病。或因惊扰，变生他证，当连进取效。

琥珀别研　朱砂别研　松烟墨　百草霜　血猫灰鲤鱼鳞是　黑衣灶屋尘新罗白附子炮，各半两　当归去芦　白僵蚕炒去丝　麝香别研，各一分

右为末，每服二钱，炒姜，温酒和童子小便各半盏服。

● 交感地黄圆

治妇人产前产后，眼见黑花，或即发狂，如见鬼状。胞衣不下，失音不语，心腹胀满，水谷不化，口干烦渴，寒热往来，口内生疮，咽中肿痛，心中忪悸，夜不得安眠。产后中风，角弓反张，面赤，牙关紧急，崩中下血如猪肝状。脐腹疞痛，血多血少，结为癥瘕，恍惚昏迷，四肢肿满。产前胎不安，产后血刺痛，并皆治之。《和剂》方。

生地黄净洗，研，布滤自然汁，留滓，又研，先姜汁留滓，先以姜汁炒地黄滓，次以地黄汁炒生姜滓，至燥可末却止，二斤　生姜净洗如前用，一斤　蒲黄炒香，四两　琥珀别研　当归去苗　延胡索糯米拌，炒赤，去米，各一两

右为末，蜜圆弹子大，食前，当归汤化下一元。

大黑神散 附：黑神散[1]

妇人产后众疾，并皆治之。《十全》。

生熟地黄 熟者燥，秤一两，生者干，秤半两，熟者蒸二十遍，如黑角色，不可沾水　甘草 炙，一两　当归 酒浸半日，燥秤　肉桂 去皮不见火，各一两　干姜 炮，一两一分　白芍药　真蒲黄 纸衬铫内，慢火炒，各一两　极小黑豆 炒去皮，一两半　附子 炮，六钱重，去皮脐用，二钱

右为末，每服二钱，产后一旬内，并以童子小便温调下。胎毙腹中温酒下。月内不语加独活末，酒下。衣带断，胞衣不下，血晕，口干，心闷，乍寒乍热，四肢虚肿，凡有此证，并宜服之。恶露不尽，血气刺痛，入炒三棱，加延胡索各半钱，酒调下。小便不通，或出血，加琥珀末半钱，木通汤下。大便秘，加大麻[2]仁末半钱，煎枳壳汤下。水泻，加干姜末，陈米饮下。恶痢，浓煎罂粟汤下。中风，手足牵搐，加荆艾末，煎荆艾汤下。遍身疼痛，加黄芪末，酒下。血崩，浓煎艾汤下。咳嗽微汗，加人参、白术末，姜汤下。血竭，加蒲黄，干葛汤下，米饮亦可。呕逆恶心，煎人参陈皮汤下。鼻衄，煎茅根汤下。鼻衄非常，口鼻黑色，汗如雨，气急喘嗽，并不治。

《局方》黑神散

于本方去附子、生地黄，七味各一两，黑豆炒去皮，二两，为末，温酒半盏，童小便半盏，同煎至五分，调二大钱，连进二服，无时服。《产宝》云：胎死不下，产母舌青者，去蒲黄，加熟附子半两。

大圣散 论

治妇人血海虚冷，久无子息。产后败血冲心，中风口噤。子死腹中，擘口灌之，须臾生下。堕胎攻刺腹痛，横生逆生，胎衣不下，血运，血癖，血滞，血崩。血入四肢，应血脏有患。及诸风气，伤寒吐

---

[1] 附黑神散：指主方后附一个有方名的方子。正文该类方名后均无附方名，均根据目录补出，后同不注。

[2] 麻：原作"广"。据《医方类聚》卷二三五引《简易方》改。

逆，咳嗽，寒热往来，遍身生疮，头痛恶心。经脉不调，赤白[1]二带下，乳生恶气。胎宫虚冷，数曾堕胎，崩中不足，因此成疾。及室女月水不通，并宜服之。常服暖子宫，和血气，悦颜色，退风冷，治百病。兼治男子五劳七伤，虚损等病。

泽兰叶　石膏研，各二两　桔梗去芦　厚朴姜制　吴茱萸汤洗七次，焙[2]，炒　白茯苓去皮　卷柏去根　北细辛去叶　柏子仁　防风各一两　人参　川乌炒去皮脐　藁本　干姜炮　黄芪去芦　五味子去枝　白芷　丹参　川椒去子及合口者，炒出汗　白术各三分　当归　芍药　甘草炙　芜荑仁　川芎各两三分　阿胶炒燥　生地黄加一两　白薇各半两　肉桂去皮，不见火，一两一分

右为末，每二钱，空心，临卧热酒调下。急卒有患，不拘时，日三。大率产后，不问下血多少，须日进黑神散二服。下血少者，以大圣散间之[3]，至二服腹中略无痛处，方服四物、建中汤之类。若早服，则补住败血，为后患不浅。

黑神、大圣非逐血药，但能推陈致新，多饮不妨。今人往往疑其逐血性寒，却不然，察其用药可见矣。若恶血去多，徐徐补之，不晚也。岂宜姑息，以贻后患。

◉ 黑龙丹

治一切产后，一切血疾，垂死恶证，妙不可言。

当归去芦　川芎大者　地黄生，干者　五灵脂去石　良姜各一两，净剉，入合内，用赤石脂泥固缝，又用纸筋盐泥固济，炭火十斤，煅通红，候冷，开取，如黑槽色，研

次入后药：

硫黄红色者　乳香各一钱半　花蕊石　琥珀真的，各一钱半　百草霜五两，别研

---

[1] 赤白：此后原衍"赤白"二字，据文义删。
[2] 汤洗七次焙：原作"七汤洗"，据《和剂局方》卷之九"大圣散"改补。
[3] 下血少者以大圣散间之：意为以黑神散与大圣散交替使用。

右两项末，煮醋糊为元弹子大，每服一元，烧通赤，以生姜自然汁与无灰酒各一合，童小便半盏，搅和，投药于中，研化，顿服。应有危证，灌此入口，无不作效。

李宾王云：得此方于卢陆隐士，治一切产难、临产、产后恶患血气诸疾，死胎，胞衣不下。以生姜汁、童尿、无灰酒合一盏，暖调服，即效。治产后一切血疾，淋露不快，儿枕不散，积瘕坚聚，按之攫手，疼痛攻心垂死，但灌药下咽立效。《和剂方》名琥珀黑龙丹。

●《和剂》**内灸散**

治妇人产前、产后一切血疾，血崩，虚惫，腹胁疼痛，气逆呕吐，冷血冷气，凝积块硬刺痛，泄下青白或五色，腹中虚鸣，气满坚服。沥血腰疼，口吐清水。频产血衰，容色青黄。劳伤力弱。月经不调，下血堕胎。血迷血运，血瘕时发，疼痛，头目眩晕。恶血上心，闷绝昏迷，恶露不干，体多虚汗，手足逆冷，并宜服之。

白芍药十两　陈皮去白，四两　山药　白术　白芷　当归去芦　甘草炙，各八两　藁本去芦　干姜炮　黄芪去芦　川芎各二两　藿香叶　丁香皮　肉桂去粗皮　茴香各一两半　木香一两　熟干地黄洗焙，一两半

右为末，每三钱，水大盏，姜五片，艾一团，煎七分，空心热服，温酒调亦得。产后下血过多，加蒲黄。呕吐加生姜、藿香。上热下冷，加荆芥。但是腹中虚冷，血气不和，并宜服。产后每日一服，百病不生。丈夫虚冷气刺，心腹疼痛，尤宜服。恶露不快，加当归、红花。水泻，加肉豆蔻末。

● **调经散**论

治产后败血乘虚停积五脏，循经流入四肢，留滞日深，腐坏成水，渐致身体面目浮肿。产后血上于心，心不受触，至心烦躁，卧起不安，如见鬼神，言语颠倒，并皆治之。

当归去芦　肉桂去粗皮　赤芍药　琥珀别研　没药别研，各一两　麝香别研　细辛去苗，各半两

右为末，入研药，每服一钱，生姜汁少许，入温酒调下。

大抵产后虚浮，医家不识，便作水气治之。凡治水气，必以导水药，极是虚人。夫产后已虚，又以药虚之，是曰重虚，往往致毙。进此血行肿消，病即愈矣。

● 调中汤

治产后肠胃虚怯，寒邪所侵犯。及未满月，饮食当风，乘虚袭留盲膜，散于腹胁，疼痛作阵，或如锥刀所刺；流入大肠，水谷不化，泄泻肠鸣；或下赤白，肋胁膜胀，或走痛不定，急宜服之。

当归去芦　川芎　白芍药　肉桂去粗皮　附子炮　良姜各一两　甘草炙，半两

右为散，每三钱，水三盏，煎至一盏，去滓，热服。

● 苏麻粥论

治妇人产后有三种疾，郁冒则多汗，汗则大便秘，故难于用药，唯此粥最佳且稳。

紫苏子　大麻子二味，各半合，净洗，研极细，用水再研，滤汁一盏，分二次煮粥，啜

右此粥，不独产后可服，大抵老人、诸虚人，风秘皆得力。尝有一贵人母，年八十四，忽腹满头疼，恶心不能食，医家供补脾进食，治风清头目药数日，疾益甚，恳予辨之，予曰：误矣！此老人风秘，脏腑壅滞，聚膈中则腹胀，恶心不喜食，至头痛神昏，如得脏腑流畅，诸疾悉去。予进此而气泄，下结粪如胡椒十余，少间通利，诸证悉去。

●《和剂》当归黄芪汤

大治产后腰脚疼痛，不可转侧，壮热自汗，体强气短。

当归三两，去苗　黄芪　芍药各二两

右㕮咀，每服四钱，水盏半，姜五片，煎七分，食前，滤服。

● 定斋趁痛散论

治产后身体疼痛，不能转侧，手足不能动摇。

当归　黄芪　牛膝　肉桂　白术各半两　甘草一分　独活二分

右㕮咀，每半两，水五盏，煎至二盏，滤作二服进。《三因方》有

薤白、生姜二味。

《产论》云：产后百节开张，血脉流走，遇气弱则经络、分肉之间血多留滞，累月不散，则骨节不利，筋脉急引，故腰背不能转侧，手足不能动摇，身弱头痛也。若医以为伤寒治之，则汗出而筋脉动摇，手足厥冷，变生他疾，服此可除之。

● 《三因》**夺魂散**附：大调经散、论

治妇人产后虚肿喘促，利小便则愈。

生姜三两，取汁　白面三两　半夏七个，汤洗七次用

右用姜汁搜面，裹半夏为七饼子，炙焦熟，为末，熟水调一钱服，小便利为效。治产后肿满喘急，烦渴，小便不利。

用大豆炒去皮，一两半　茯神一两　琥珀一钱

为末，浓煎乌豆紫苏汤，调下，**名大调经散**。

产后浮肿多端，有自怀妊至产后不退者，又有产后失于将理，外感寒暑，风湿内得，喜怒忧惊，血与气搏，留滞经络，气分、血分宜明辨，随脉证治之。

● 定斋**清魂散**

主产后气血暴虚，未得安静，血随气上，迷乱心神，故眼前生花。甚者令人闷绝，不知人事，口噤，神昏气冷，医者不识，呼为暗风，治之难愈，但进此自瘥。

荆芥穗一两　川芎半两　人参一分　泽兰叶一分

右为末，每一钱，温酒、热汤各半盏调，急灌之。下咽即开眼，气定，省人事。

● **七珍散**

治妇人产后虚弱，多致停积，败血闭于心窍，神志不能明了。又心气通舌，心气闭则舌亦强矣，皆令不语，宜进此治之。《三因方》

人参　石蒲[1]　川芎　生地黄各一两　细辛一钱　防风　朱砂各半

---

[1] 石蒲：《三因方》卷一七"七珍散"作"石菖蒲"。

两，别研

右为末，每一钱，薄苛汤调下，不拘时。

● **愈风散**附：荆芥汤、论

治产后中风口噤，牙门紧急，手足瘛疭。《本事方》

举卿 古拜即荆芥也

右轻焙过，为细末，每二大钱，酒调下，有神圣之功。《指迷方》治证如前，用荆芥穗浓煎汁，顿服。甚则煎一盆浓汤，坐病者其中，先熏后淋沃，**名荆芥汤**。

大凡产室，无风为上，不可帐被衣褥太暖，暖甚则出汗，腠理开，易于中风，而作昏闷。昔有一产妇，遮护太密，且生火睡久，觉来如醉，不省人事，其家惊惶，进此，佐以交加散。委之曰：服了必睡，睡中必用左手搔头，寤则苏矣。后如其言。

● **独活汤**

治病证同前。

鬼眼独活为粗末 黑豆炒焦，欲起烟，以盏酒沃之，更入水一盏，煮热便了，次入药

下独活散五钱，煎至一盏，去滓，温服。

● **交加散**附：如圣散

治产后中风。

生地黄五两，研取汁 生姜五两，研取汁

右交互，以汁浸溽一夕，次日各炒黄，渍尽汁为度，干为末，酒调服。平日腹痛，酒下三钱，产后尤不可缺。女人荣卫不通，经脉不调，腹痛如撮，气多血少，结聚为瘕，并皆疗之。

经验愈风散易名**如圣散**，治产后风，角弓反张，以豆淋酒下尤快。血风口噤，项强头痛，壮热运闷，皆治之，以少酒尤速。《海上》以此治产后血衄，血闷筑心，眼倒欲亡者，服如右汤，使噤甚者灌之，立效。

● **旋覆汤**

治产后伤风感寒，暑湿，咳嗽喘满，痰涎壅塞，坐卧不宁。

旋覆花　前胡　麻黄去节　半夏曲　杏仁去皮尖，麦麸炒　茯苓去皮

赤芍药　荆芥去梗　甘草炙　五味子净捡，各等分

右㕮咀，每服四钱，水盏半，姜五片，枣一个，煎七分，食前服。

癥瘕积聚

● 神仙聚宝丹

治妇人血海虚寒，外乘风冷，抟结不散，聚积成块，或成坚瘕，及血气攻疰，腹胁疼痛，小腹急胀，或时虚鸣，面色萎黄，肢体浮肿，月水欲行，先若重病，或多或少，带下赤白，崩漏不止，惊悸健忘，小便频数，或下白水，时发虚热，盗汗羸瘦，此药不问胎前、产后、室女，并宜服之。常服安心神，去邪气，逐败血，养新血，令人有子。

琥珀别研　没药别研　当归洗净，别末　木香煨，别取末，各一两　滴乳别研，一分　麝香别研　辰砂别研，各一钱

右件研令细，和停，滴冷熟水捣为元，每一两作十五元，每服一元，温酒化下。胎息不顺，腹痛，一切难产，温酒、童小便化下。产后血运，败血奔心，口噤舌强，或恶露未及尽，发渴面浮，煎乌梅汤，并童小便化下。室女经水不调，每半元温酒化下，不拘时候。

●《千金》桃仁煎论

治妇人血积血瘕，月水不行。

桃仁去皮尖，麸炒　朴消研　大黄各二两　虻虫炒令黑色，半两

右为末，和匀，以酸醋二升半，于银石器中，慢火煎取一升五合，却以桃仁、大黄、虻虫末入内，不住手搅，欲可圆，却下朴消，更不住手搅，良久出之，元如梧桐子大。隔日不用吃晚食，五更初温酒下五元，至日午取下，如赤豆汁鸡肝虾蟆衣样，未下再作，血鲜即止，续以血气药补之。

《本事方》云：曾在毗陵，有一贵人妻患小便不通，脐腹胀不可忍，众医皆作淋治之，如八正散之类数种，治皆不退，愈甚。予诊之曰：此血瘕，非瞑眩药不可去。予用此药，更初服，至日午，痛大作，遂卧，

少时下血块如拳者数枚，小便如墨汁者一二升，痛止得愈。此药治病的切，然猛烈太峻，气虚血弱者，更斟酌与之。

● 《养生方[1]》**万病圆**

治室女月候不通，脐下坚结，大如杯升，发热往来，下利羸瘦，此为血瘕。若生肉瘕，不可为也。

干漆杵碎，炒出烟，烟头青白一时久　　牛膝酒浸一夕，各一两一钱　　生地黄四两八钱，取汁

右以地黄汁入上二味药末，慢火熬，俟可圆即圆如梧桐子大，空心米饮、温酒任下二元，日再。勿服[2]，病去止药。妇人气血虚，经不行，若服破血行经药，是杀之也，宜谨之。

● 《三因方》**三棱煎**

治血瘕血瘕，食积痰滞。

三棱　蓬术各四两　青皮　半夏汤洗七次　麦芽各三两

右以好醋六升煮干，焙为末，醋糊元梧桐子大，醋汤下三四十圆。痰积，姜汤下。

● 《黄氏录》**硇砂圆**

治血蛊、块癖等疾。

硇砂半两　虻虫四十九个　水蛭炒焦　木香　干漆炒令烟出　白丁香　甘遂炮　牡蛎煅　大麦炒　槟榔各五钱　粉霜三钱　胆矾三钱　阿魏一钱，研　大枣五十个，去皮核

右末，用枣肉圆，每十元，任汤使下。

崩漏堕胎[3]

妇女崩中漏下，五色带下，三十六疾，子宫冷而无孕，及数堕胎。

---

[1] 养生方：《妇人大全良方》卷之一此方无名，引自《养生必用》。故此书当为宋代初虞世《养生必用方》。

[2] 勿服：《大全良方》作"勿妄加"，义长，可参。

[3] 崩漏堕胎：标题原脱，据目录补。

● 钟乳泽兰圆

治冲任虚损，月水不调，脐腹疼痛，腰腿沉重，四肢倦怠，百节酸疼，心忪恍惚，忧恚不乐，面少光泽，饮食无味。治带下三十六疾，崩中漏下五色，子宫久冷无子，及屡堕胎。或因产劳，损冲任血气，虚羸肌瘦，嗜卧。久服补虚羸，暖元脏，益血气，润肌体，长发去黦，除头风，下脏风冷，令人有子。

钟乳粉三两　泽兰去大梗，一两二钱半　柏子仁微炒，别捣　门冬子去心　防风去芦，各一两七钱半　人参去芦　石斛去根，酒浸　熟干地黄酒浸　石膏细研，水飞，各一两半　川芎　甘草炙小赤　白芷　牛膝去芦，酒浸一宿，剉　山茱萸去枝　干山药　当归去芦，剉炒　藁本去芦，上各一两二钱半　桂心去粗皮　细辛去苗，各一两　艾叶七钱半　芜荑炒，半两

右为末，炼蜜圆如梧桐子大，每五十元至七十元，温酒或米饮下，食前，日二服。

● 伏龙肝散

治气血劳伤，冲任脉虚，经脉非时忽然崩下，或如豆汁，或如血片，或五色相杂，或赤白相兼，脐腹冷痛，经久不止，黄瘦口干，饮食减少，四肢无力，虚烦惊悸。

川芎三两　熟地黄　艾叶微炒，各二两　门冬子[1]去心，焙，一两半　伏龙肝　赤石脂各一两　当归酒浸，剉，略炒　干姜炮，各三两　肉桂去粗皮　甘草

右㕮咀，每四钱，水盏半，枣三个，煎七分，去滓，食前温服。

● 卷柏圆

治冲任本虚，血海不足，不能流通经络，致月水不调，妇人带下，三十六疾，并皆治之。常服调和脉经，补暖元脏，润泽肌肤，长发去黦，除头风，令人有子。

卷柏去根　当归洗焙，各二两　熟干地黄洗焙　川芎各一两半　香白芷

---

[1] 门冬子：据《和剂局方》卷九"伏龙肝散"，作"麦门冬"。

苁蓉_{酒浸一宿，焙干}　牡丹皮_{各一两}　艾叶_{炒，三钱}　川椒_{去目合口者，微炒出}
_{汗，三分}　柏子仁_{微炒，别研，一两半}

右为末，炼蜜元如梧桐子大，每服五十元，温酒、米饮空心下。

● 育真丹

治妇人三十六种疾，下脏久虚，沉寒痼冷，滞下五色，变易不定，渐见瘦弱。

代赭石　紫石英　赤石脂　左顾牡蛎_{去二头，取中用}

右为末^[1]，米醋和成剂，分为六锭，入甘埚内烧通红，半时辰倾出，放冷，捣为末，次入：

乳香_{别研}　茴香_{微炒}　干姜_炮　五灵脂_{去砂石，各二两}

右为末，却入前末和匀，醋煮糯米糊为元梧桐子大，每二十元，煎茴香酒下，空心服。

● 磨积圆

治女人三十六疾，积气内攻，经候不调，腹胁多胀，脐内时作刺痛，不进饮食。

三棱_{煨香，切}　莪术_{煨香，切，各二两}　茴香_{微炒}　附子_{炮去皮脐}　白芍药　干姜_{炮，各一两半}　当归_{洗焙，一两三分}　巴戟_{去心，微炒，一两}　艾叶_{醋炒，一两三分}　川楝子肉_{炒，一两}

右为末，酒糊圆梧桐子大，每五十元，食前，温酒下。

● 胶艾汤

治女人劳伤气血，冲任虚损，月水过多，淋沥漏下，连日不断，脐腹疼痛；及妊娠将理失宜，胎动不安，腹痛下坠；劳伤经络，胞损漏血，腰痛闷乱；因损动胎，上抢心，奔冲气短；因产乳，冲任气虚，不能约制经血，淋沥不断，延引日久，渐成羸瘦。

熟地黄　白芍药_{各四两}　当归_{去芦}　艾叶_{微炒，各三两}　阿胶_{捣碎，炒}
_{黄燥}　川芎　甘草_{炙，各二两}

---

[1] 右为末：上四味药，原书未给出剂量。

右吹咀，每四钱，水一盏，酒六分，煎八分，去滓，空心热服，甚者连并煎服。

● 滋荣圆

治妇人劳伤过度，致伤脏腑，冲任气虚，不能约制，或暴下崩中，或下鲜血，或瘀血连日不止，淋沥不断，形羸气劳，倦怠困乏，并皆治之。外舅葵医传秘方。

赤石脂　海螵蛸_{去壳}　侧柏_{去梗，各五两}

右为末，醋糊为元梧桐子大，每三十元，饭饮送下，日进三服，空心服，功效如神。

● 禹余粮圆

治妇人带下久虚，胞络伤败，月水不调，渐成崩漏，致气血虚竭，面黄体瘦，脐腹里急，腰膝疼痛，肢体烦痛，心忪头眩，手足寒热，不思饮食。

白石脂_{别研}　禹余粮_{烧，淬醋七次，飞研，各用二两}　附子_{炮制，去皮脐}鳖甲_{醋炙微黄，去裙}　白术　桑寄生　当归_{去芦，酒浸，剉，微炒}　柏叶_{微炒}厚朴_{去粗皮，姜汁制}　干姜_{炮制，各一两}　狗脊_{去毛}　白芍药_{各三分}　吴茱萸_{汤洗七次，焙，微炒，半两}

右末，炼蜜圆梧桐子大，每五十圆，空心温酒或米饮下。

妇人风虚劳冷一切诸疾

● 熟干地黄圆

治妇人风虚劳冷，一切诸疾。风寒邪气留滞经络，则气血冷涩，不能温润肌肤。风寒邪气入于腹内，则脾胃冷弱，不能消化水谷。肠虚受冷，大便时泄。子脏挟寒，久不成胎。月水不调，乍多乍少，月前月后，淋滴不止。断闭不通，结聚积瘕，面体少色，饮食进退，肌肉消瘦，百节酸疼，时作寒热，渐至羸瘦。带漏五色，阴中冷痛，时发肿痒。月水将行，脐腹先痛，皮肤皱涩，瘾疹瘙痒，癣癖筋挛，面生黓黵，发黄脱落，目泪自流，心忪眼眩。产后劳损未复，肌瘦寒热，颜色枯黑，饮食无味，渐成蓐劳。

石膏三两，细研，水飞　熟地黄酒浸一夕　柏子仁微炒，别研　川芎各一两半　泽兰去皮梗　肉桂去粗皮　石斛去根　白术各一两一分　五味子去梗　藁本去芦　当归去芦，酒浸一夕，剉炒　甘草炙，各一两一分　白芷　防风去芦并钗股者　肉苁蓉酒浸，焙干　厚朴去粗皮，姜汁制，炙　山药　白茯苓去皮　干姜炮　细辛去苗　卷柏去根，各一两　蜀椒去目、合口者，微炒出汗　人参去芦　杜仲去粗皮，炙黄　牛膝去苗，酒浸一宿，焙干，剉　蛇床子　续断　艾叶炒　芜荑炒，各三分　紫石英细研，水飞，三两　赤石脂烧过　禹余粮烧赤，醋淬七次，细研，各一两

右为细末，炼蜜和捣五七百杵，元如梧桐子大，每一有"服"字。五十元，温酒或米饮吞下，空心，食前服。常服养血补气，顺荣卫，充实肌肤，调和月水，长发驻颜，除风去冷，令人有子，温平不热无毒。妊娠不宜服。

● 小白薇圆

治妇人冲任虚损，子脏受寒，久无子息，及断续[1]不产，此因月水将行，失于调理，伤动胞络，阴阳不和，上焦虚阳壅并，下脏邪冷结伏，致令胎孕不成，或月水不调，饮食减少，夜多盗汗，面生黚黵，齿摇发落，脚膝疼痛，牵动少腹。月水崩下，带漏五色，腰腹疼痛，面黄肌瘦。因产乳不能将护，登厕太早[2]，久坐湿地，并令风从下入，血脏既虚，风邪内乘，冷极伤败，上热下冷，百病滋生。常服壮筋骨，益血气，暖下脏，除风冷，令人有子。

白薇去苗　熟干地黄　白龙骨别研　川椒去目及闭口者，炒，各二两　藁本去苗　人参去芦　卷柏去根　桃仁汤泡，去皮、尖[3]，麸炒黄，研　覆盆子去枝梗　桂心去皮　菖蒲微炒　川白芷　白茯苓去皮　远志去心，各用三

[1] 断续：指没有子嗣。

[2] 登厕太早：古时茅厕往往建在户外。此句意指产后过早地到户外如厕，易受风寒。

[3] 尖：此后原衍"夫"，据《和剂局方》卷九"小白薇圆"删。

分　车前子　当归去芦，剉，炒　川芎　蛇床子炒　北细辛　干姜炮，各用半两　麦门冬子去心，焙，一两半

右为末，炼蜜为圆，如梧桐子大，每五十元，温酒或米饮吞下，空心服。

● 内补当归圆

治妇人劳伤冲任，内积风冷。月水将行，腰腿疼重，脐腹急痛。崩中带下，淋沥不断。产后虚羸。伤血过多，虚竭少气，脐腹拘急，痛引腰背，面白脱色，嗜卧或不眠，唇口干燥，心忪烦倦，手足寒热，头重目眩，不思饮食。治男女人从高坠下，内有瘀血、吐血、下血等病。

川芎　川续断　干姜炮　川当归去芦，酒浸，略炒　甘草炙　阿胶捣碎，蚌粉炒成珠子，以上各用二两　熟干地黄酒浸，五两　附子炮裂，去皮、脐　白术　川白芷　吴茱萸汤泡七次，微炒，各用一两半　肉桂去粗皮　白芍药各一两　真蒲黄微炒，一两三分

右末，炼蜜和元如梧桐子大，每三十元，渐加至五十元，食前，温酒送下。

● 大通真圆

治气血劳伤，荣卫不足，寒客经络，侵伤腑脏，月水不调，脐腹疼痛，容颜萎悴，肌体瘦弱，胁肋虚胀，头目眩重，心忪气短，食减嗜卧。因产劳伤虚羸不复，风冷邪气乘虚客搏，腹胁时痛，肢体疼倦，乍起乍卧，渐成劳损，并宜服之。产后百日内，每日常服，能除宿血，养新血，益气补虚，调和冲任，百疾不生。

蚕纸灰二两半　防风去芦及钗股者　桔梗去芦　石膏细研　当归去芦，剉，炒　附子仁炮裂，去皮、脐　泽兰叶　白芷　人参去芦　柏子仁微炒，研　川椒去目及合口者，炒出汗，各用二两　厚朴去皮，姜汁制　食茱萸醋拌炒　白芍药各三分　干姜炮　川芎　藁本[1]去芦　白芜荑炒　白薇　白术　苍术泔浸一夕，微炒　蝉壳去嘴、足，微炒　甘草炙微赤，各半两

---

[1] 本：原作一字阙，据《和剂局方》卷九"大通真圆"补。

右细末，炼蜜为圆，每一两二钱，分作十圆，每服一圆，食前，当归酒研化服。

● 人参荆芥散

治妇人血风劳气，身体疼痛，头昏目涩，心忪烦倦，寒热盗汗，颊赤口干，疼嗽胸满，精神不爽。月水不调，脐腹疞痛，痃癖块硬疼痛，发渴无时。呕逆饮食不进。因产将理失节，淹延瘦悴，乍起乍卧，甚即着床。常服除一切风虚、劳冷、宿病。有孕不宜服之。

人参去芦　荆芥穗　白术　肉桂去粗皮　生地黄　柴胡去苗　鳖甲醋浸，炙，去裙栏　羚羊角镑　枳壳去穰，麸炒　酸枣仁去皮，微炒，每味七两半　川当归　川芎　防风去苗及钗股者　牡丹皮　赤芍药　甘草炙，各五两

右咬咀，每服四钱，水一盏半，生姜三片，煎八分，去滓，热服，每日二服。

● 滋血汤

治妇人血风、血热、血虚，经候涩滞，经脉不通，四肢麻木，肌体浑身疼痛，倦怠，将成劳瘵。

马鞭草　荆芥一本，各四两　当归　桂心　枳壳汤浸，去穰，麸炒　赤芍药　川芎各二两　牡丹皮一两

右粗末，四大钱，水盏半，乌梅一个，煎七分，去滓，空心服。

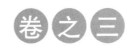

盱江　水月　黎民寿景仁　撰[1]

全婴门序论[2]

小儿初生，急证有三：脐风，撮口，及生下不能啼而气欲绝者，不可不知也。盖脐者，根源本始生成之处，断脐之后，沐浴溲尿，皆须致谨。或水湿伤脐，或尿湿褯袍，皆能令儿脐肿，多啼，四肢不利，不能吮乳。口者，一身之都门出入，荣养之要道。儿在母胎内挟风热，既生之后，口撮而啼，面赤喘急。声音不出气者，一身之帅，儿因产时艰阻，或冒风寒，致令生下气欲绝而不能啼。一七之内有此三证，若不急治，必致危殆，良可悯也。复有鹅口、重舌、重腭、重龈、悬痈、口疮等证，疗之可愈。至于夜啼，则有冷热客忤腹痛之异，而客忤有法可禳。其余病证，可以意推。略叙病原，以资广览。

● **加减四君子汤**李参政名加四神汤。论

理小儿诸疾，和胃调心，怡神养气。

人参去芦　白茯苓去皮　白术各一两　甘草炙，半两

右为细末，每服一钱，盐汤点服。或咬咀，姜、枣煎尤妙，常服。调气，加山药。和气，加生姜。心神不定，加辰砂、枣子。心忪、心烦、心神不宁，加茯神。惊啼、手足瘛疭、睡卧不安，加全蝎、钓藤、白附子。脾虚胃弱，生风多困，加半夏曲、没食子、冬瓜仁。发渴，加干葛、木瓜、枇杷叶去毛。烦渴，加黄芪。胃冷呕吐涎沫，加丁香。呕

---

[1] 盱江水月黎民寿景仁撰：原脱，据卷一、卷二之格式补入。

[2] 序论：原脱，据目录补。

逆，加藿香叶。脾胃不和，加白术、姜、枣。脾困，加人参、木香、缩砂仁。脾弱腹胀，不思饮食，加扁豆、粟米。伤食，加炒神曲。胸满喘急，加白豆蔻。涎嗽，加杏仁、桑白皮、半夏曲。风壅邪热，加生姜、荆芥。经络蕴热，头面生疮，加瓜根[1]、桔梗。有寒及遇天寒发热，去瓜根、桔梗。疮疹已出未出，大便闭涩，发渴，加瓜根。劳热往来，加川芎。盗汗，加陈浮麦。虚汗多，夜喘，加犀角、麦门冬。小便赤涩，加麦门冬。大便闭，去白术，加陈皮。温中和气止泻，加陈皮、枣子。吐泻腹痛烦渴，加黄芪、白扁豆、藿香、干葛。吐逆，四肢厥逆，脑门低陷，加藿香、丁香。吐利过多，脾胃虚乏，欲生风候，加白附子。泄泻，加陈皮、制朴、姜、枣。作痢，加炒罂粟。赤痢，加赤芍药、当归、粟米。白痢，加炮姜、粟米。脏腑滑泄，加煨诃子肉。

人以胃气为上，六脉无胃气则不能生。和缓而平者，胃气也，婴孩尤为至要。用药必取至和而平，有君子之性者，是以四君子汤为全婴门诸方之冠。

● **银白散**又二方

理小儿诸疾。

人参　白茯苓各一两半　白术剉[2]，以绿豆一合同炒令香，去绿豆　白扁豆微炒　黄芪微炒　山药各一两　糯米炒，一方用糯粟　天麻炒　藿香去土，各半两　甘草炒　木香湿纸裹，煨　僵蚕微炒，去嘴　川升麻各一分　白附子炮，半钱

右为细末，随证加减。常服，沸汤或米饮调下。慢惊搐搦，麝香饭饮。急惊定后，及惊，吐不止，陈米饮。夹惊，伤寒发搐，薄苛葱白汤。壮热面赤，干葛金银薄苛汤。天柱倒[3]，行步脚软，浓米饮。疳气，腹急多渴，百合汤。吃食不知饥饱，不生肌肉，煎炒麦芽生姜汤。

---

[1] 瓜根：本卷"四顺清凉饮"方解提到"惺惺散"中"瓜根清肌"，考"惺惺散"方组只有"瓜蒌根"，则"瓜根"即"瓜蒌根"。

[2] 剉：古代药物炮制用字，指切碎，而不是用锉刀锉粉末。

[3] 天柱倒：天柱，即项后颈骨。天柱倒，是指小儿颈项软弱无力，头向下垂，不能抬起。

神气脱，语言不正及吐泻，藿香汤。暴泻，紫苏木瓜汤。赤白痢，不思饮食，罂粟壳陈米饮。禀受怯弱，每日一服。诸病差后，无精神少气力，不思食，姜枣汤下。

《和剂方》：去木香、黄芪、白附、僵蚕、糯米、藿香，加知母，只八味，各等分，治证同前，亦名**银白散**。

《治未病方[1]》：用人参、白术、茯苓、甘草、白扁豆、山药、藿香，共七味，各等分，亦名**银白散**。

● 钱氏**抱龙圆**

理一切惊风潮搐。伤风温疫，身热昏睡气粗，风[2]热痰实壅嗽，中暑沐浴后，并宜进。此日壮实小儿，宜时服。

南星四两，腊月酸米醋浸，阴干百日，如无，只以生者去皮、脐，判，炒熟用　辰砂别研　麝香别研，各半两　雄黄水飞，一分　天竺黄一两

右末，煮甘草水和圆指头大，每服一圆，温水化下，百晬内者作三四服。或用腊雪水煮甘草和药尤佳。

● 叶氏**至圣保命丹**

理一切急慢惊风恶候，痰涎壅盛，目睛上视，手足抽掣，角弓反张，忽然倒地，不省人事。胎惊内吊[3]，腹肚坚硬，夜啼发热，一切急候悉能主之。常服，药性不冷，镇心安神，压惊化涎。

全蝎炒，十四枚，青色者佳　朱砂光明者，别研　天麻　白附子炮　蝉蜕去土，各二钱　南星炮　僵蚕炒　防风去芦，各一钱　麝香研，半钱　金箔十片，研

右细末，用粳米饭圆，每两作四十圆，朱砂为衣。初生儿每服半圆，乳汁化下。周岁儿一圆，治疗如神。家有婴孩者，能自合服，庶不为银粉所误，先冰冷脾胃，别致生病也。

---

[1] 治未病方：或云"未病方"。见《宋史·艺文志》，即宋代《治未病方》。本书卷六引"类证治未病方"，卷八有"定斋治未病方"。又定斋即南宋霍喆夫，故此书当为霍喆夫（定斋）《类证治百病方》。

[2] 风：原作"爪"，据钱乙《小儿药证直诀》卷下"抱龙圆"改。

[3] 内吊：指腹中急痛，连及小腹，甚至睾圆上缩的病证。

● **夺命金丹**论

治急慢惊风，无药可理者，一服见效。黄医传秘方，黄方平传授。

天南星为末，用腊月黄牛胆汁拌和，入于胆内，挂当风处阴干，百日可用 天竺黄 天麻 防风去芦 白附子炮 白僵蚕炒去丝、嘴 朱砂别研，各一两 蝉蜕去土，半两 麝香二钱，别研 天浆子炒，一个 赤足蜈蚣一条，脊上开路，入麝香一钱于内，却用纸裹，煨干用 牛黄半心 蝎梢四十九枚，炒 干蟾一枚，炙黄，去足

右十四味，同为细末，用东流水煮白面糊为圆，如鸡头子大，金箔为衣，每服先下白末子，即《和剂方》青州白圆子[1]，研为末。每服半钱，薄苛汤下。后用生姜自然汁磨化下一粒，立见功效，量儿大小增减，不拘时。

惊者，七情中之一也。古人于小儿论中，不言喜怒悲忧思恐，而独言惊者，小儿初生，气脉未定，精神未全，天之所禀者，混然一真，七情虽具，而未有爱着，但念乳食，余无所知。喜怒悲忧思恐皆动于中，惟惊从外来，神气无杂，一有所触，悸动不安，啼叫搐搦。尝原喜怒悲忧思恐字，皆从心，"驚（惊）"之为字，从马，古人因字命名，亦寓意深。盖气者，善恶之马也，适于善则为善，适于恶则为恶，其机甚可畏也。惊之为病，有急有慢，留于阳则为急，伏于阴则为慢，亦犹马之有善恶也。马以喻气，非御辔则不能制；惊之为病，非药石则不能调。信知马之不可不善，犹惊之不可或有也。是以惊风有急慢二证，而古方止曰阴阳二痫。所谓阴阳者，急慢之异名耳。况婴孩十岁以下曰痫，十岁以上曰癫。阳痫属腑，为阳证，俗曰急惊，其证身热面赤，惊发则搐搦，两目上视，牙关紧硬，宜用凉药。阴痫属脏，俗曰慢惊，其证因吐与泻，或吐不泻，积日渐困，面白脾虚不甚，搐搦，目微上视，手足振动，宜用温药，不可一概施治也。尝见后人不明乎此，但知急惊用凉药，不知太过则反成慢惊。至于慢惊，但知用温剂，不知太过则反

---

[1] 青州白圆子：据《和剂局方》卷一载，此方由"半夏、川乌头、南星、白附子"组成。

成急惊。迄无定见，用药舛逆，纵能取效于目前，而不知酿成癫痫，为终身之痼疾。欲全婴者，幸加意焉。

● 《卫生方》**肥儿圆**

小儿疳疾，皆由阙乳吃食不早。或久患脏腑，胃虚虫动，面黄发直，羸瘦发热，腹大不能行。

黄连去须　神曲炒，各一两　麦蘖[1]炒　使君子肉炒　肉豆蔻煨，各半两　木香二钱，不见火　槟榔二枚

右末，面糊圆如萝卜子大，每三十圆，量儿岁数加减，熟水下，食前服。

● **消疳麝香圆**附：一方

理疳劳肌热，面黄发穗，骨立[2]羸弱，减食嗜卧，虫积惊痫，并宜服之。

麝香研　芦荟研　胡黄连为末，各等分

右同研细，滴水圆如黄米大，一岁儿三圆，三岁儿五圆至七圆，人参汤下，日进三服，奇效无比。

一方[3]

予后于本方中加宣黄连、青皮、陈皮、使君子肉、木香、槟榔，以糕糊圆黍米大，每服十圆，米饮下。食后临卧，各一服，消疳化虫，长肌肉，止疳痢，疗温疟，尤佳。凡癫痫惊风，五疳三虫，服之立效。蛔虫动作，形神枯瘁，久利不止，调护最难，用此如神。疳药虽多，功效皆不及此。

● 《卫生方》**治疳热方**[4]

治疳热肌瘦盗汗。

地骨皮洗，四两　生干地黄三两　白芍药一两　甘草炙，半两

---

[1] 蘖：原作"蘗"。麦蘖，即麦芽。此形近而误，据《证类本草》"麦蘖"药名改。此后同误，径改不注。

[2] 骨立：指严重消瘦，皮包骨头，好像只有一付骨架子立着似的。

[3] 一方：原无，据目录补。

[4] 治疳热方：原脱，据目录补。

右㕮咀，每服二钱，水一盏，小麦三十粒，煎至七分，去滓，不拘时，温服。

● 钱氏**消积圆**

理小儿食积，面黄白色，多睡，口中气温，大便黄赤而臭。

缩砂仁十二枚　丁香九枚　乌梅三枚　巴豆一枚，去皮、膜、心、油

右末，面糊圆黍米大，三岁以下三二圆，三岁以上五六圆，温水下，无时服。

● **消食圆**论

温中快膈。

香附炒，二两　缩砂仁一两　陈皮去白　甘草炙　神曲炒　麦蘖炒，各半两

右末，泡雪糕[1]圆黍米大，七岁以上绿豆大三十圆，食后姜汤下。或作末子用，百沸汤入盐点，尤佳。

积者，疳之苗。疳者，积之重。皆由乳哺不调，脾胃虚弱，不能消化，积于脏腑。初而为积，积久不消，传而为疳，疳甚成劳。盖积乃食之所停，止在脾胃，为病尚轻。久而不消，变成疳气，重蒸五脏，为病则重。故积不易治，而疳尤难治。疳之为病有五：其气上熏于肺，则为肺疳；乘于心，则为心疳；传于肝，则为肝疳；溃于脾，则为脾疳；流于肾，则为肾疳。五疳之证，虽各不同，其为治则一也。大概宜温中壮气，磨积消疳，气壮而积除，积除而疳气自散矣。

● 钱氏**白术散**附：参香汤

理脾胃久虚，呕吐泄泻，频并不止，津液枯竭，烦渴多燥，但欲饮水，乳食不进，羸困少力。因而失治变成风痫，不问阴阳虚实，并宜服之。

干葛二两　人参　白术　茯苓去皮　甘草炙　藿香去土　木香各一两

右㕮咀，每二钱，水一盏，煎取半盏，去滓，温服，不拘时。渴甚

---

[1] 雪糕：一种白米做的点心。

甚者，并煎，任意饮之，愈多愈妙，更以意斟酌。

张氏方理呕吐，消寒痰，用藿香-两、人参、茯苓、木香、丁香、丁皮、青皮各半两、甘草炙，一分。㕮咀，每一钱，水一小盏，姜二片，煎取五分，温服，**名参香汤**。

● 胡氏**双金圆**附：王神丹

治小儿泄泻不止，胸膈痰喘吐逆，欲生风证。

金液丹　青州白圆子等分

右同研细，面糊和圆黍米大，每服五十圆，米饮下。

临安府推官章谧云，渠家[1]小儿，自五月患脏腑[2]，至七月不止，遂作慢惊候，以此药投一服，徐用白粥压下即愈，再六七服遂安。《定斋》用蒸饼圆绿豆大，温熟水下，未能咽者，清米饮调服。风痰盛者，加白圆子末。泻多者，加金液丹末，**名王神丹**。

● 程氏**和痢圆**

理小儿疳气下痢。

黄连去须　白芍药各半两　吴茱萸炒，一分

右三味，同炒紫色，为末，陈仓米饭圆如黍米大，每服三十圆，空心米饮下，小儿就乳与服。

● **香连圆**

治小儿痢下纯赤。

白茯苓去皮　阿胶炒，各两半　黄连一方：生姜一两切，伴炒焦燥如金色，去姜净用，两半

右末，陈仓米饭圆黍米大，每服三十圆，米饮下。

●《和剂方》**惺惺散**附：辛梗汤

理小儿风热伤寒，疮疹时气，头痛壮热，目涩多睡，痰壅咳嗽，喘急气粗，鼻流清涕。若伤食者，证亦相似。

人参　白术　茯苓　甘草炙　桔梗炒　瓜蒌根　细辛去苗土，各一两

---

[1] 渠家：即他家。
[2] 患脏腑：即患脏腑功能不调，指泄泻。

右末，每一钱，水一小盏，薄苛三叶，煎至四分，温服，不拘时。伤风发热加防风。咳嗽气不和加川芎。

理感风伤寒，风热头痛，壮热鼻涕，咳嗽有痰，用人参、干葛各三两，白术、茯苓去皮、甘草炙、细辛去土、桔梗各一两，炒、柴胡、升麻各三分。㕮咀，每二钱，水一盏，生姜两片，薄苛三叶，煎至五分，去滓服。不问伤风、伤寒、发热，宜先用此药以调之，**名辛梗汤**。

● **四顺清凉饮**[1]论

理小儿血脉壅实，脏腑生热，头昏颊赤，多渴，五心烦躁，睡卧不宁，四肢惊掣，小便少，大便赤[2]，乳哺不时，寒温失度，令儿血气不顺，肠胃不调。温壮连滞，欲成伏热；壮热不歇，欲发惊痫；风热结核，头目疮疖，目赤咽痛；疮疹余毒；一切壅毒悉能主之。

方具"一清门"。

右㕮咀，三岁以上，每服一大钱，水一大盏，煎至七分，作两服。欲利小便，芍药用赤者。虚热，加甘草。下痢，加大黄。冒风邪，加麻黄去节。中风体强，眼睛上视，加独活。

小儿发热，要明表里。若汗若下，尤宜审详。盖婴孩脏腑娇脆，难于攻下，气血未充，岂宜妄扰？是以外热不可强汗，若审见表证分明，当汗之时，亦先保卫，恐其亡阳。惺惺散为解表第一药，以参苓白术散为主，瓜根清肌，细辛发散而已。内热未须剧下，上审见里证分晓，当下之时，亦先安荣，恐其脱阳。四顺饮为攻里第一药，以当归、芍药为主，甘草缓中，大黄荡涤而已。古人卫生处方，妙理如此，并叙于二方之次，以备选用。

● **凝神散**论

收敛胃气，清凉肌表。系黄医传秘方，表兄黄方平传。

---

[1] 四顺清凉饮：此方无组成，只云"方具《一清门》"。然而本书《一清门》并无"四顺清凉饮"一方，惟有"清凉饮子"。经核实，二方的主治基本相同，并同于《和剂局方》卷十"清凉饮子"。方由四个药组成，可能因此而又被称作"四顺清凉饮"。

[2] 小便少大便赤：疑为"大便少，小便赤"之误。本卷后面及《和剂局方》之"清凉饮子"主治症中，正好没有此六字，无法核对。

人参 白术 茯苓 山药各一两 白扁豆 粳米 知母 生地黄 甘草各半两 淡竹叶 地骨皮 麦门冬各一分

右细末，每服二钱，水一中盏，生姜二片，枣子一枚，煎至七分，去滓，不拘时服。

凡经汗下，热已去而复作者，由表里俱虚，气不复，元阳浮于外，热自发也，非实热证。当和其胃，使六阳真气复归于内，身体即凉。凝神散一方神异，所旋辄效，不可不知也。

●《活人书》**鼠粘子汤**《和剂方》名为犀角消毒饮。附：消毒散

治小儿疮疹欲出，未能快透，皮肤热气，上攻咽喉，眼赤心烦。

鼠粘子炒，二两 荆芥穗一两 甘草炙，半两 防风一分

右细末，每服二钱，沸汤点服，食后临卧，日三服。大利咽膈，止嗽化痰。若春冬间常服，能免疮疹之患，老幼皆宜服。一方治疮疹未出，毒气壅遏已出，未能遍透，壮热狂[1]躁，咽膈不利，睡卧不安，大便闭涩，去鼠粘子，用牛蒡子粗末，水煎，名**消毒散**。

● 许学士**捻金散**《活人书》名化毒汤。

治小儿麻痘疮疹欲出，浑身壮热，情绪不乐，饮食不思。服此可以内消，仍令疮无瘢痕。

紫草茸 川升麻 糯米各半两 甘草一分，炙

右粗末，每服二钱，水一大盏，煎取七分，去滓，温服，并滓再煎。此疗疮疹奇方。

●《必用方[2]》**四圣散**附：紫草散、论

治疮疹出不快透，及倒靥，一切恶候。

紫草茸 木通去节 甘草 枳壳去穰，麸炒

右等分，㕮咀，每服一二钱，水一中盏，煎取八分，去滓，温服，不拘时候。

---

[1] 狂：原作"强"，据《和剂局方》卷十"消毒散"改。
[2] 必用方：本书中又或称《养生方》，应该是指初虞世的《养生必用方》。一般认为此书已佚。

桃溪治伏热胃经，暴发痘疱疮疹等，俗作黑陷，一切危证，或出不快，小便赤涩，心腹胀满，于四圣散方中加黄芪半两，用水煎服，名**紫草散**。

伤寒者，表实而里虚；疮疹者，表虚而里实。伤寒之邪，始干于皮肤，渐次传于脏腑；疮疹之毒，始蓄于脏腑，而渐次泄于皮肤。理伤寒之法，宜先解表，然后攻里；疗疮疹之理，当先消毒，然后解肌。切不宜转泻，使毒气转深，变为癥疹，或为倒靥，其候危矣。此疾亦多因伤寒失于汗下，邪毒内蓄，或天行疫疠，长幼相似，当随证以施治焉。

● **紫圆**论

治小儿变蒸发热不解，并挟伤寒，温壮后热不歇。腹中有痰，哺乳不进，乳则吐呃，食痫，先寒后热。此方无所不治，虽下不虚人。

代赭石 赤石脂各一两 巴豆三十粒，去壳、油 杏仁五十枚，去皮尖

右以上二味，为末，别研杏仁、巴豆为膏相和，更捣一二千杵，当自相得。若硬，入少蜜同杵，收密器中。满月小儿服如麻子大一粒，与少乳汁吞下，食顷，再与少乳，勿令多。至日中，当少下热除。若未全除，明日更与一粒。百日儿圆如小豆一粒，以此量儿大小，增减与服。

小儿初生，骨骼未成，筋脉未就，脏腑未充，精神未全，气血虚浮，肌肤软脆。资乳以养，积渐增长，故有变蒸之候。三十二日一变，变者，变其形养；再变而为一蒸，蒸者，蒸其肌肉。十变而五小蒸，又三大蒸，积五百七十六日，大小蒸俱毕，乃得成人。故常变蒸之时，轻者体热而微惊，耳冷尻冷，上唇头有白泡起，如鱼目珠子，微汗时出。其重者，体壮热而脉乱，或汗或不汗，不欲乳食，食辄吐呃，目白微赤，黑睛微白，变蒸毕则目明矣。此乃气血周流，肌肤充溢所致，谨无他治，但少与紫圆微下其热即已。若身有热而耳热尻热，乃为他病，宜别治焉。

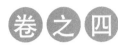

旴江　水月　黎民寿景仁　撰[1]

辅阳门

●《和剂》**秘传降气汤**

饮食过度，致伤脾胃，酒色无节，耗散肾元，水土交攻，阴阳关隔，遂使气不升降，上热下虚。上热则头目昏眩，咽喉干燥，痰实呕逆，胸膈不快，饮食无味；下虚则脐腹冷痛，大便闭涩，里急后重，腰脚无力。若治以凉，则脾气怯弱，肠鸣下利；治以温，则上焦壅热，口舌生疮。脚气上攻，久利不差，并宜先进此药，然后却以所主药治之，其效尤速。

桑白皮二两，剉，炒　枳壳汤浸，去穰，麸炒　柴胡去芦　甘草炒　陈皮炒，各一两　五加皮酒浸半日，炒黄。黄花根皮是也　骨碎补火燎去毛，砂剉　地骨皮炒黄　桔梗炒黄　诃子炮，取肉炒　草果仁炒黄　半夏为末，姜汁作饼，再碎，炒，各半两

右㕮咀，以碗盛饭，甑上蒸一伏时，倾出，摊令冷，服之。每服三钱，紫苏三叶，姜钱[2]三片，水一盏，煎至七分，食后，通口服。痰嗽，加半夏曲。心肺虚，加人参、茯苓。上膈热，加黄芩。下部虚剧，加炮附少许，多用生姜煎。

●《未病方[3]》**神效[4]莲心散**

治虚劳或大病后，心虚脾弱，盗汗痰壅，饮食不进，体倦梦遗，白

---

[1] 旴江水月黎民寿景仁撰：原脱，据卷一、卷二之格式补入。

[2] 姜钱：即切成铜钱大小的姜片。

[3] 未病方：即宋代《治未病方》，见《宋史·艺文志》。本书卷六引"类证治未病方"，卷八有"定斋治未病方"，又定斋即南宋霍喆夫，故此书为霍喆夫（定斋）《类证治百病方》。

[4] 神效：原脱，据目录补。

浊滑泄。

人参 白茯苓 莲肉各一两 白术 甘草炙 白扁豆炒 薏苡仁微炒 北桔梗炒 干葛炒 黄芪炒 当归各半两 桑白皮 半夏曲 百合 干姜炮 山药炒 五味子 木香 丁香 杏仁去皮、尖，麸炒 白芷 神曲炒，各八分

右末，每服二钱，水一大盏，姜三片，枣一枚，煎七分，食前服。

●《家藏方[1]》**还少圆**附：还少丹

大补虚损，气血凝滞，目暗[2]耳聋，心忪恍惚，精神昏愦，脾胃怯弱，饮食无味，肌瘦体倦。

山药 牛膝酒浸一宿，各一两半 白茯苓去皮 山茱萸 楮实 杜仲去粗皮，姜汁和酒炙香熟 五味子 巴戟去心 远志去心 肉苁蓉酒浸一夕，切，焙 茴香炒，各一分 石菖蒲去毛 熟地黄洗，焙 枸杞子各半两

右为末，炼蜜，入蒸熟枣肉和圆梧桐子大，每服五十圆，空心，食前，温酒盐汤下，日三服。若只一服，倍加圆数。五日有力，十日眼明，半月筋骨盛，二十日精神爽，一月夜思饮食。此药无毒，平补性温，百无所忌。久服牢牙轻身，明目壮髓，百病俱除，永无疟痢，进饮食，行步轻健。

《卫生方》用药同，但五味子止用半两，杜仲剉，酒淹一宿，炒断丝，远志、甘草水浸，去心，名还少丹。

●《和剂方》**无比山药圆**

治诸虚百损，五劳七伤，头痛目眩，饮食虽多，不生肌肉，或少食胀满，体无光泽，手足逆冷；或烦热体酸，或冷痹骨疼，腰髋不随，足膝软弱，阳气衰绝，阴气不行。此药能补经脉，起阴阳，安魂魄，开三焦，破积聚，厚肠胃，强筋练骨，明目轻身，除风去冷。

菟丝子酒浸 杜仲去皮，剉，各三两 五味子六两 肉苁蓉剉，酒浸，四两 干山药二两 川牛膝剉，酒 泽泻 熟地黄 山茱萸 茯神去皮并心木 巴戟去心 赤石脂各一两

---

[1] 家藏方：此当指杨倓《杨氏家藏方》。"还少圆"见其书卷九。
[2] 暗：原作"睛"，据《杨氏家藏方》卷九改。

右末，炼蜜为圆如梧子大，每五十圆至七十圆，空心，温酒、米饮任下。服七日令人身轻健，四肢润泽，唇口赤，手足暖，面有光悦，饮食进美，音声清亮，十日后长肌肉。此药通中入脑，鼻酸是验。

◉ 《诜诜书[1]》苁蓉圆

治丈夫禀受气血有偏胜者，气胜血则阳盛阴微，精气易流。《经》云：阳强而不能密，阴乃消亡。宜服此药，和阳助阴。

熟地黄净洗，酒浸，蒸二次，焙干，二两　菟丝子淘去沙土，蒸二次，研烂，焙　川当归洗，焙，各一两半　穿心紫巴戟　肉苁蓉洗，切，焙　北五味　人参去芦　嫩鹿茸酥炙　坚白茯苓　龙齿　嫩黄芪蜜炙　石莲肉各一两

右为细末，炼蜜为圆如梧子大，每五十圆，温酒、米饮任下。

◉ 三丹序[2]

王启玄传玄珠先生耘苗丹三方，序曰：张长沙戒人妄服燥烈之药，谓药性偏，有所助胜克，流变则真病生，为犹悯其苗之不长而揠之者也。若禀气受血不强，合服此而不服，反忽略之，是不耘苗者也。

上丹

养五脏，补不足，秘固真元，调二气，和荣卫，保神守中。久服轻身耐老，健力能食，明目，降心火，交肾水，益精气，男子绝阳，庶事不堪，女子绝阴，不能妊娠，腰膝重痛，筋骨衰败，面色黧黑，心劳志昏，癔寐恍惚，烦愦多倦，余沥梦遗，膀胱邪热，五劳七伤，肌肉羸瘁，上热不[3]冷，难任补药。服之半月，使阴阳自和，颜色肌肉光润悦泽，开心意，安魂魄，消饮食，养胃气。

五味子半斤　百部酒浸一夕，焙　菟丝子酒浸，别研　肉苁蓉酒浸　杜仲剉，炒断丝　巴戟去心　远志去心　枸杞子　防风去叉　白茯苓去皮　蛇床子炒　山药　柏子仁别研，各二两

---

[1] 诜诜书：明杨士奇《文渊阁书目》著录"孟氏诜诜方"。作者佚名。《本草纲目·引据古今医家书目》亦载此书名。本书引"诜诜书"2次，"诜诜方"1次。当为同书。

[2] 序：原脱，据目录补。

[3] 不：疑为"下"之误。

右末，蜜圆梧子大，食前温酒、盐汤任下三十圆。春煎干枣汤，夏加五味子四两，季月加苁蓉六两，秋加枸杞子六两，冬加远志六两。

中丹

补百损。体劣少气，善惊昏愦，上焦客热，中脘冷疼，不能多食，心腹弦满，脾胃气衰，精血妄行，容色枯悴。

黄芪　白芍药　当归　白茯苓　人参　桂心各二两　川椒炒出汗　熟附子　黄芩各一两，为末，姜汁和作饼

右末，粟米饮搜和得所，捣千杵，圆如梧子大，酒饮任下三五十圆，食前服。

小丹

补劳益血，去风冷，百病诸虚不足，老人精枯神耗，女子绝伤断绪。久服益寿延年，安宁神志，魂魄流滋，气血脉络，开益智慧，释散风湿，耳目聪明，筋力强壮，肌肤悦泽，气宇泰定。

肉苁蓉酒浸　熟地黄各六两　五味子　菟丝子酒浸，各五两　柏子仁别研　天门冬去心　蛇床子炒　覆盆子　巴戟去心　石斛各三两　续断　泽泻　人参　山药　远志去心，炒　山茱萸　菖蒲去毛　桂心　杜仲剉，炒断丝　白茯苓各二两　天雄炮去皮脐，一两　炼成钟乳粉扶衰用三两，续老用一两，常调用一两，气实则除去

右末，蜜圆梧桐子大，食前，酒服三十圆至五十圆，忌五辛[1]、芜荑、饧、鲤。虚人多起，去钟乳，倍地黄。多忘，倍远志、茯苓。少气神虚，倍覆盆子。欲容色光泽，倍柏子仁。风虚寒，倍桂心。小便赤浊，三倍茯苓，一倍泽泻。吐逆，倍加人参。风虚，倍天雄。

●《诜诜书》凝真丹

治丈夫三丹[2]不凝结，致真气不固，精清精滑，饮食不美，四肢

---

[1] 五辛：据《证类本草》引《食医心镜》，五辛为蒜、葱、韭、薤、姜。医方书中也用此泛指辛香蔬菜，不一定限"五"之数。

[2] 三丹：此说来自道家，上丹指上丹田（约印堂部位）之气，中丹指中丹田（约膻中部位）之气，下丹指下丹田（约关元部位）之气。

怠惰，昏困嗜卧。

上丹

不凝结，则常多感冒，鼻流清涕，头目昏疼。

益智仁二两，用饼酵药，搜面裹煨，令面焦，去面不用

右细末，每少许搐鼻内，久用清涕自止。

中丹

不凝结，则发热自汗，心常惊悸，恍惚健忘，不能饮食。

益智仁三两，用酸醋浸三宿，焙干

右细末，醋煮面糊为圆如梧子大，每服三十圆至五十圆，盐汤吞下。

下丹

不凝结，则真气不固，梦遗白浊，胸中短气，面黄体虚，形容瘦悴，忧思不乐，饮食减少。

益智仁四两，用盐水浸三宿，焙干

右细末，盐煮面糊为圆梧桐子大，每服三十圆至五十圆，空心盐汤吞下。不可用酒服，恐散了真气。

● 九丹[1]

金液丹论

固真气，暖丹田，坚筋骨，壮阳道，除久寒痼冷，补虚损劳伤。治男子腰肾久冷，心腹积聚，胁下冷癖，腹中诸虫，失精遗尿，形羸力劣，脚膝疼弱，冷风顽痹，上气、衄血、咳逆、寒热、霍乱转筋，虚滑下利。伤寒阴证，身冷脉微，手足厥逆，或吐或利，或自汗不止。小便不禁，不拘圆数并服，身热脉出为度，痔漏湿䘌生疮，下血不止。妇人血结寒热，阴蚀、疽、痔。

硫黄一十两，先飞，捡去砂石，研为细末，用磁合盛，以水和赤石脂封口，盐泥

---

[1] 九丹：此并非方名，而是指此后有九种（不包括附方）以"丹"命名的方子。这些方剂（包括附方）均以矿物药为主，具有毒性，恐并非补益之良药。为保持原书面貌特此保留，读者自鉴。

固济，曝干。地内先埋一小罐子，盛水令满，却安盒子在上，再用泥固济。干，以慢火养七日七夜，候足，加顶火一通煅，候火尽灰冷却，取出，研为末。

右药末一两，对蒸饼一两，汤浸，握去水脉，搜和，圆如梧子大，每三十圆至一百圆，米饮空心服。

诸丹之祖，众阳之宗，独体硫黄，养炼以火，纯一无杂，至刚象乾，壮阳铄阴，秘真固本，用冠其首，无与等伦，耦以水银，他皆居次。

法炼灵砂丹附：一法、青金丹、的奇丹、二气散、交泰丹、桂香散[1]

灵砂者，非常丹也。禀阴阳气，聚日月精，水火既济，脱壳炼成。上益津液，中通荣卫，下却强阴，固精补髓，保寿身轻。男子、妇人、童男、室女真元虚惫，脏腑亏损，寒热往来，骨蒸盗汗，心神不宁，恍惚时惊，咳嗽喘满，呕吐寒涎，食减少味，小便滑数，时有白浊，形容羸瘦。中风疼厥。久病脾泄。诸虚百损，服之奇效。

好硫黄三两　　水银九两

择天医黄道火日午时，先研硫黄为末，用人家常铁铫盛，以麸炭火慢慢熔[2]成汁，却离火，渐渐以水银入铫内，使铁匙炒二品[3]，同一处，凡三次，慢慢炼成青黑沙，候冷干燥，取出，研为细末，然后入好甘埚内。次用中建盏一双，曾经火煅者妙，安顿甘埚上，使铁线十字两路缚令牢固。却用醋调赤石脂末，密固济盏缝，又单用醋调赤石脂膏涂甘埚口缝，日中晒干，候盏缝干，再以赤石脂膏、竹篦子挑涂数次。又择天医黄道火日午时，先用麸炭一斤端正，顿在炉内却安甘埚定了，于建盏内盛水九分，若干，旋旋添水。煅至未时用炭一斤，顿甘埚侧约一寸；申时添炭火二斤，在甘埚侧约二寸；至亥时添炭一斤，在甘埚侧约三寸；至子时炉下退火，盏内去汤，添井水九分；至寅时取出灵砂，研为末。

---

[1] 青金丹的奇丹二气散交泰丹桂香散：原脱，据目录补。
[2] 慢慢熔：原书三字阙。据《普济方》卷二一九"法制灵砂丹"补。
[3] 品：原书一字阙。据补同上。

右用糯米末为饼，圆如小麻子，大小者若粟米。圆毕，顿在纸灰盘内，二日取出，用布袋打或碗盏盖合打，令光色。每服五圆至十圆，加至二十三十圆，人参枣汤送下。常服温酒盐汤任下。

服饵法　诸虚不足，气不升降，膀胱疝气，淋沥遗精白浊，炒茴香、青盐入酒煎，候温下。元气伤惫，羸弱无力，不思饮食，温酒盐汤下。虚劳喘嗽不安，罂粟乌梅姜汤下，以物压。热劳口干，无时发热，瘦弱不食，贝母柴胡汤下。冷劳虚颤，手足弱，姜附麝香酒下。盗汗阴汗，小便频数白浊，牡蛎煅，多、生硫黄少、盐，共三味细研令停，酒下。童室一切劳气泄漏，精血日见枯羸，色黄厌食，怯弱危困，人参柴胡炙半夏少汤下。妇室、老童一切虚证皆可服，但随证轻重，年齿大小加减。男女中邪，麝香酒或井华水[1]化下，外以七粒，桃枝七寸入绛袋，悬于患人心前辟之。男女邪气所侵，痎疟不已，桃柳汤下。寒热疟疾，草果姜汤下。中满腹胀，体痛腰疼，莪术汤下。脾胃大虚，气不升降，呕逆翻胃，腹痛甚者，丁香二粒、胡椒五粒、甘草半寸同嚼，以热汤下十圆。脾胃大虚，津液耗竭，不思饮食，人参汤、米饮任下。心腹冷胀绞刺，上下腹痛，茴香汤下。冷气攻疰引痛，肚疼，木香汤下。心痛，干姜良姜汤下。男女心烦不宁，心绪不正，妄见如祟状，沉香灯心汤下。梦泄，白茯苓末汤下。冷泻，干姜汤米饮任下。赤痢，甘草汤下；白痢，干姜汤下；赤白痢，甘草干姜汤下。腰虚肠滑泄利，缩砂、粟壳、陈皮、生姜、陈米、北枣汤下。如病重不食者，亦用前药煎服送下，可全愈复食，能起死回生。肠风泻血，槐花柏叶汤下。男女一切风疾，身体酸疼，松节酒下。瘫痪手足不举，人参附子汤下。中风不语，木香附子汤下。遍身疼痛，走注风，嚼生葱酒下。中风痰厥，霍乱转筋，翻胃呕逆，丁香汤下。男女腰腿痛，木瓜盐酒盐汤任下。腰脚痛，木瓜胡桃汤下。干湿脚气，疼痛不能行，木瓜酒下。木肾偏坠，吊气疼肿，炒茴香及三棱、枣子煎汤下。气滞腰疼，生姜陈皮汤下。妇人血气

---

[1] 水：此下原衍"花"字，据《普济方》卷二一九"法制灵砂丹"删。

疔刺，延胡索、五灵脂、酒醋各半盏，煎汤下。血盅、血崩、血刺，一切血疾，当归芍药汤下。产后中风，角弓反张，不省人事，荆芥煎酒服，候省再以此酒下丹。产后热入血室，神昏语乱若祟，生地黄酒下。小儿惊风，金银薄荷汤下。小儿慢惊，人参附子汤下。小儿脾胃虚弱，神昏欲脱，危困者，沉香丁香附子汤下。小儿冷热虫疼，肚大青筋，厌乳瘦弱，使君子枣汤下。小儿虚热时潮，手足抽掣，临睡惊惕，金银薄苛汤下。

一法　用硫黄二两，结砂、水银八两，法及甘埚盏制度，并依前法，只用汤炉炭火二斤，自午未时煅至申时出火，候来日早开，为末，煮半夏饼圆。此炼法乃二八灵砂也，服饵可依常法。非比前灵砂者水火之候，子午法也，奇效。两端神验各异。

《本事方》理霍乱吐泻不止及转筋，诸药不效者一粒。治一人用生硫黄一两，研，水银八钱，二味铫子内炒，柳木篦子不住搅，停，更以柳枝蘸冷醋，频频洒，候如铁色，结成青金块方成，刮下，再研如粉，留小半为散，以粽子尖三枚，醋约半盏研，稀稠得所，成膏和圆如鸡头子大，朱砂为衣，每服一圆，丁香汤磨化下。如服散子，丁香汤调下一钱。伤寒阴阳乘伏，用龙脑冷水磨下，日二三服，**名青金丹**。

一方用药与青金丹同，理一切吐逆，不问虚实冷热，霍乱翻胃，名**的奇丹**。

钱氏理小儿虚寒冷热，霍乱吐逆，用硫黄不夹石者，半两，细研、水银一分，同研，如黑煤色，不见星为度，每一字至半钱，生姜水调下，不以时，量[1]大小加减。此末浮泛难调，仍先滴少水，以指缓缓研之，稍稍增汤，调开服。兼治大人、小儿一切吐逆，诸药不效者，名二**气散**。

《卫生方》理小儿因惊、饮食失节致阴阳不和，脏腑生病，中满气急，噎塞不通，饮食下咽，即成呕吐。用生硫黄、水银等分，同研，不

---

[1] 量：此后疑脱"儿"字。钱乙《小儿药证直诀》卷下"二气散"方后无此句。

见水银为度，蒸枣肉为圆如粟米大，每一岁儿服七圆，温米饮下，名**交泰丹**。

《明理论》理膈气反胃，诸药难差，朝食暮吐，食已辄出，其效神速。用硫黄半两、水银、黑锡各三钱，同于铫内，用柳木槌研，微上火，细研为灰，取后入丁香末二钱、桂末一钱、生姜末三钱，同研停，每三钱，黄米粥饮调下一服，效甚，则再服。名**桂香散**。

神应参丹附：二法

丈夫、妇人、童男、室女心肾亏盈，神气欲脱，咳嗽疼喘，咯血气急，寒热往来，形容瘦弱，风痰潮厥，肠滑泄利，一切虚证皆能主之。

炼朱砂末八两　　灵砂末　　代赭石末各二两

右三味，一处研极细，无声为度，用糯米末一两、人参末半两拌停，用热白汤和作饼二个，于汤内煮，令浮熟取出，斟酌搜和，令稀稠得所，圆如小麻子大，顿在桑柴炭灰盘内，候三日，去灰，用新麻布袋打，令光色，每服五粒，人参北枣汤下。病势重者，可服二十粒。

炼朱砂法　辰、广二州朱砂块颗如黑豆大者八两，分为三处。人参三十两，亦分为三处。却用银锅，或年深古铁锅，注溪水或湖水令满，安顿蒸笼于上，笼内用细密竹筛为磹[1]。先将人参在内，次入朱砂，三重间之，然后用炭一百五十斤，分为三处，每一昼夜，用炭五十斤，水五桶，水干渐添。至天明取人参、朱砂出，捡其朱砂，每粒用水槌击为二三片。再用人参十两，仍旧如前安顿，蒸，自午至天明。如是三日，满足取出，用水澄洗朱砂令净。却用硫黄一两、草茶一两，各为细末。先用硫黄末，顿在熟铁铫内，麸炭火慢慢熔成汁，次以蒸了朱砂撺在汁内炒停，候硫黄为烟，却用草茶末，分三次掺在朱砂上，炒令停，存硫黄性为度。去茶焦末，净捡朱砂作末。其所择烂人参，日中晒干，雨则火焙，别为细末，枣汤调下，大治一切渴疾，及伤寒过经无汗。

炼代赭石法　丁头代赭石末三两，先用硫黄二钱为末，米醋调涂赭

---

[1] 磹：diàn，原义为石楔，于此不通，当为"簟"之音误。

石上，次用盐泥固济，炭火三斤，煅硫黄化为烟，却去泥，取出赭石，再用米醋浸一时久，用火煅醋淬，凡三次，别研为末。

养正丹出宝林真人谷伯阳，《伤寒论》中一名交泰丹。论

却邪辅正，助阳接真，理元气虚亏，阴邪交荡，正气乖常，上盛下虚，气不升降，呼吸不足，头旋气促，心神怯弱，梦寐惊悸，遍身盗汗，腰痛腿疼，或虚烦狂言，口干上喘，翻胃吐食，霍乱转筋，咳逆不定。中风涎潮，不省人事，阳气欲脱，四肢厥冷。伤寒阴盛自汗，唇青脉沉，最宜服之。妇人产后血虚身热，月候不调，带下腹痛，悉能治疗。常服济心火，强肾水，进饮食。

硫黄细研　黑锡去滓，净秤，水银结砂子　水银　朱砂细研，各一两

右用黑盏一双，火上熔黑锡成汁，次下水银，以柳枝子搅停，次下朱砂搅，令不见星子放下。少时，放硫黄末，急搅成汁和，如有焰，以醋洒之。候冷，取出研如粉，极细，用糯米粉煮糊为圆如绿豆大，每三十圆至五十圆，盐汤、枣汤空心下。

《易简方》：此丹本有有利性，或例作丹药，用以补虚治泄泻，大非所宜。尊年老人寒秘却宜服之。

来复丹铁瓮城八角杜先生方，一名正一丹。论

配类二气，均调阴阳，夺天地冲和之气，乃水火既济之方，可冷可热，可缓可急，补损扶虚，救阴助阳，善理荣卫不交，养心肾不升降，上实下虚，气闭痰厥，心腹冷痛，脏腑虚滑，不问男女老幼，危急之证，但有胃气，无不获安，切效殊胜。

舶上硫黄透明不夹石者　硝石同硫黄为细末，入定碟内以微火炒，用柳篦不住手搅，令阴阳气相入，不可火太过，恐伤药力，再研极细，名二气圆　太阴玄精石研细，水飞，各一两　五灵脂五台山者，水飞，去砂石，日干　青皮去白　陈皮去白，各二两

右以五灵脂、二橘皮为末，次入玄精石末，及二气末拌停，以好醋打糊为圆，如豌豆大，常服五十粒，空心，粥饮吞下。甚者一百粒，小儿三五粒，新生婴儿一粒。慢惊风或吐利不止，变成虚风搐搦者，非风

也，胃气欲绝故也，用五粒，研碎，米饮下。老人伏暑迷闷，紫苏汤下。妇人产后，血逆上抢，闷绝，并恶露不止，赤白带下，并用醋汤服。常服和阴阳，益精神，散腰肾阴湿，止腹胁冷疼，应诸疾不辨阴阳证者，立见功效，灵验难纪。

《易简方》云：当与养正、黑锡二丹相类，但体轻不能镇坠耳，然消石既寒，佐以橘皮，其性疏快，硫黄且能利人，若作暖药，用以正泻，误矣。但霍乱一证，吐利交作，盖由饮啖生冷，或冒暑热之气，中脘节闲，挥霍变乱，此丹通理三焦，分顺阴阳，服之其效最验。中冒昏乱，及胃吐逆，肾厥头疼，老人风秘，小儿惊风，服之皆宜。

黑锡丹 丹县慈济大师受神仙桑君方。附：黑锡圆

生阳逐阴，安神养精，进美饮食，消磨冷滞，除湿破癖，不动真元，调和脏腑。理上盛下虚，阴阳不升降，头目彻痛，目睛昏眩。脚气上攻，牙龈肿痛，满口生疮，齿疼欲落。脾元虚冷，面黄羸瘦，胸中痰饮，不思饮食，肢体浮肿，五种水气。奔豚气上冲胸腹，连两胁膨胀，刺痛不可忍，气欲绝者。脾寒心痛，冷汗不止。触犯寒邪，唇口青黑，手足厥冷，霍乱吐利。卒暴中风，喉中涎响，痰潮上膈，语言謇涩，神昏气乱，状如瘫痪，风药吊吐不出，以此药一粒煎，姜枣汤灌之。男子阳事痿怯，脚膝酸软，行步乏力，脐腹虚鸣，大便久滑。妇人血气攻注头面四肢，血海久冷，白带自下，岁久无子，并宜服之。

硫黄 透明者，结砂　黑锡 洗，熔了滓，各二两　金铃子 蒸熟，去皮核　沉香镑　木香　附子 炮去皮，脐　胡芦巴 酒浸，炒　肉桂 只须半两　舶上茴香　破胡纸 酒浸，炒　阳起石 研成粉，水飞　肉豆蔻 面裹煨，各一两

右用黑盏或新铁铫内，如常法，结黑锡硫黄砂子，地上出火毒，研极细，并杵罗为末，一处和停入研，自朝至暮，以黑光为度，酒糊圆如梧子大，阴干，入布袋内，擦令光莹，每服五七十圆，空心姜盐汤、枣汤任下。妇人艾醋汤下。

《本事》：黑锡、硫黄 结砂子，各三两、川楝肉、附子、舶上茴香 炒、胡芦巴、破故纸 炒、肉豆蔻 各一两、巴戟、木香、沉香 各半两。

将砂子研细，余药末研匀入碾，自朝至暮，以黑光色为度，酒糊为圆梧桐子大，阴干，布袋内擦令光莹。丈夫元脏虚冷，真阳不固，三焦不和，上热下冷，夜梦鬼交，觉来盗汗，面无精光，肌体燥涩，耳内虚鸣，腰腹疼痛，心气虚乏，精神不宁，饮食无味，日渐瘦瘁，膀胱久冷，夜多小便，一切冷疾，盐酒、盐汤空心任下。妇人月事衍期，血海久冷，恶露不止，赤白带下，艾醋汤下。阴毒伤寒，面青，舌卷难言，四肢厥冷，阴缩，不省人事，急用枣汤吞一二百圆，即使回阳，命无不活。大能调治荣卫，升降阴阳，安和五脏，洒陈六腑，补损益虚，回阳反阴，名**黑锡圆**。

《和剂》**玉华白丹**唐中[1]虚先生三品制炼方，曾经进[2]宣政间，系是上品丹。

清上实下，助养根元，扶衰救危，补益脏腑，理五劳七伤，肺痿久嗽上喘，霍乱转筋，六脉沉伏，唇口青黑，腹胁刺痛，大肠不固，小便滑数，盗汗梦遗，肌体瘦瘁，目暗耳鸣，胃虚食减，久疟久痢，积寒痼冷，诸药不愈者，服之如神。常服温平不燥，润肌肤，除宿患。

白石脂净瓦阁起火[3]，煅红，研细，水飞　炼成钟乳粉研细　阳起石甘埚盛，大火煅红，取出，酒淬，置在阴地上令干，不可晒　左顾牡蛎七钱，先用韭叶捣，盐泥固济，火煅，放冷，取白者，各半两

右各研极细如粉，方拌和令停，研一二日，以糯米粉煮糊圆如鸡头子大，入地坑，出火毒一宿。每服五粒，空心，浓煎人参汤，放冷下，熟水亦得。妇人久无妊者，当归、熟地黄浸酒下，便有符合造化之妙。久冷崩带虚损，脐腹撮痛，艾醋汤下，服毕，以白粥压下。忌猪羊血、绿豆粉，恐减药力。尤治久患肠风秘毒。

震灵丹紫府元君南岳魏夫人方，出《道藏》，一名紫金丹。

固秘真元，不僭不燥，夺造化冲和之功，无金石飞走之药，大理真元衰惫，五劳七伤，脐腹冷疼，肢体酸痛，上盛下虚，头目晕眩，心神

---

[1]中：《和剂局方》卷五"玉华白丹"作"冲"。
[2]进：此后原有一字阙，据删同上。
[3]阁起火：原误作"同起水"，据《和剂局方》卷五"玉华白丹"改。

恍惚，血气衰微。中风瘫痪，手足不遂，筋脉拘挛，腰膝沉重，容枯肌瘦，目暗耳聋，口苦舌干，饮食无味，心肾不足，精滑梦遗，膀胱疝坠，淋沥盗汗，久泻久痢，呕吐不食，八风五痹，一切沉寒痼冷[1]，令服之如神。妇人血气不足，崩漏带下，胎脏久冷无子，服之立效。

禹余粮石_{火煅，醋淬，不计遍数，以手捻得碎为度} 丁头代赭石_{如上煅淬} 北赤石脂　紫石英_{四味，各用四两}

右四味，并作小块，入甘埚内，盐泥固济，候干，用炭十斤，煅红，火尽为度，入地坑埋，出火毒，二宿。

朱砂_{一两，研，水飞的}　乳香_{别研}　没药_{去砂石，研}　五灵脂_{去石，研，各二两}

右八味，并研停，糯米糊圆鸡头大，晒干出光，每五粒，空心，温酒、冷水任下。常服镇心驻颜，温脾肾，理腰膝，除尸痓蛊毒，辟鬼魅邪疠。久服轻身，渐入仙道，忌食猪羊血，恐减药力。遗精白浊，米饮调茯苓末下。自汗盗汗，黄汤下。沉寒痼冷，酒下。应有走失或泄泻后，枣汤下。大便溏泄，浓米饮下。老人血利，白梅茶下。休息痢疾，乌梅汤下。肠风便血，清米饮调百草霜末下。妇人崩中下血，米饮调香附末下。带下赤白，炒艾醋汤下。妇人应是虚损或失血后，常服，醋汤下，孕妇勿服。小儿吐泻后，成慢惊慢脾最难疗理，只用此丹三两粒为末，米饮调下，量大小加减，最妙。此丹但肥伟人不宜常服，恐涩滞气血，为痈疖之患。若用以治病极有功效，则不拘此说。

《和剂》**养气丹**_{附：黄寺丞方}

理诸虚不足，气血虚弱，头昏目晕，肢体倦怠，神志昏愦，梦遗盗汗，小便滑数，脐腹撮痛，手足时冷，耳作蝉鸣。口苦咽干，气促喘乏。脾胃气虚，全不思食。诸风瘫痪，半身不遂，语言蹇涩，肢体重痛，寒湿气痹。久寒宿冷，结气泄泻，温疟寒热，下痢赤白，及肠风痔瘘，下血不止。妇人子脏久冷，胞结伤惫，崩漏亡血，带下五色，月候

---

[1] 冷：原脱，据《和剂局方》卷五"震灵丹"补。

不调，来多不断，过期不来，腋胁刺痛，血瘕血闭，羸瘦乏力，致成虚损。

代赭石火炼，醋淬七次　禹余粮石同上煅淬　北赤石脂别研　紫石英煅一次，各半斤　磁石四两，火煅醋淬十次

已上五味，各研极细，又各以水研，挹其清者，置之纸上，纸用筲箕盛，使细末在纸上，而水滴下，挹尽而止。既干，各用藏瓶盛贮，以盐水纸筋和泥固济，阴干，用好硬炭五十斤，分作五处，每一处用炭十斤烧红，作一炉子煅，此五叶以纸灰盖之，两日后火尽灰冷，则再煅，如此三次，候冷取出，埋地坑内两日，出火毒，再研细，入后药末。

天雄炮裂，去皮脐　附子同上制　破故纸酒炒香　鹿茸酥炙，各一两　当归酒浸一宿，焙　苁蓉同上制，各两半　肉豆蔻面裹煨　沉香　丁香　胡椒　木香不见火，各一两　阳起石略煅，酒煮亦得　朱砂或烂或蒸　钟乳粉各一两，并别研　乳香别研　没药去沙，别研　五灵脂各一两，入众药同研

右末，用无灰法酒搜糯米粉作饼子，入汤煮熟，以浮为度，却搜和诸药成剂。如尚燥，则入少许酒，每湿剂一两，作九十圆，阴干。每服一二十圆，空心米饮、温酒任下。**黄寺丞方**去磁石、灵脂、朱砂、鹿茸、阳起石、苁蓉。

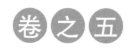

盱江　水月　黎民寿景仁　撰[1]

保卫门

● **七气汤**附：通气汤、大七气汤

治寒气、热气、怒气、恚气、喜气、忧气、愁气。内结积聚，坚牢如杯，心腹绞痛，不能饮食，时发时止，发即欲死。兼治虚冷上气。

人参去芦　肉桂去粗皮　甘草炙，剉，各一两　半夏汤洗七次，切片，焙干，五两

右吹咀，入半夏令停，每服五钱，水二大盏，生姜五片，煎七分，去滓，稍热，食前服。

一方　治胸痹心痛彻背，背痛彻心，呕吐厥逆，冷汗自出，用半夏汤泡七次、桂心不火，粗末，每服三钱，水两盏，姜七片，枣五个，煎取一盏，带热服，名**通气汤**。

一方　治喜怒不节，忧思兼并，多生悲恐，或时振惊，致脏气不平，憎寒发热，心腹两胁冲胀，上塞咽喉，状如梅核，或似破絮，咯不出，咽不下，皆七气所为也。用半夏汤洗七次，五两、白茯苓四两、厚朴姜制，三两、紫苏二两，剉散，每四钱，水盏半，姜七片，煎七分，去滓，食前服，名**大七气汤**，亦名四七汤。

大抵气结则生痰，痰盛则气愈结，故治气必先治痰，如七气汤初无治气药，只以半夏为主，行以官桂，润以人参，和以甘草，痰去而肺经清，焦膈宽快，气自平矣。

---

[1] 盱江水月黎民寿景仁撰：原脱，据卷一、卷二之格式补入。

● **分心气饮**论　附：分气紫苏饮、木香分气汤

治男子、妇人一切气不和，或因忧愁思虑，或因酒食过伤，或临食忧烦，或事不遂意，以此不足，留滞不散，停于胸膈，不能流畅，致使心胸痞闷，胁肋胀满，噎塞不通，噫气吞酸，呕哕恶心，头目昏眩，四肢倦怠，面色萎黄，口苦舌干，饮食减少，日渐羸瘦。或大肠虚秘，并皆疗之。常服升降阴阳，调顺三焦，消化滞气，进美饮食。

紫苏茎叶，共用四两　羌活　半夏汤泡七次　肉桂去皮　青皮去白　陈皮去白　大腹皮　桑白皮炒　木通去节　芍药　甘草炙　土茯苓各一两

右㕮咀，每服三钱，水一盏，生姜三片，枣两枚，灯心十茎，煎取七分，去滓，温服。

治气之药率多温热，此方独清而疏快，常合以济人，随旋辄验，观其用药，自可见矣。

《和剂方》治男子、妇人脾胃不和，胸膈噎塞，腹胁疼痛，气促喘满，心下膨胀，饮食不[1]思，呕逆不止。用五味子去梗、桔梗炒、茯苓去皮、甘草炙、陈皮洗净、桑白皮炒、草果仁煨、大腹皮各三两、紫苏拣嫩枝叶，一斤二两，为粗末，拌和，每服四钱，水一大盏，姜三片，盐少许，煎至七分，去滓，空心，名**分气紫苏饮**。

《叶氏经验方》治气留滞，四肢肿满，腹急中满，胸胁膨急，虚气上冲，小便臭浊，神思不爽。用木香一两[2]、赤茯苓一两、木猪苓去皮，三分、泽泻半两[3]、半夏汤洗七次，半两[4]，姜汁浸三宿，炒、枳壳去穰，麸炒，半两[5]、紫苏子炒，半两[6]、槟榔子炒为半两，为粗末，每服三钱，水一盏半，灯四五寸长，二十茎，煎取八分，去滓，入麝香少许，和药食前服，名**木香分气汤**。

---

[1]不：原作"可"，据《和剂局方》卷三"分气紫苏饮"改。
[2]一两：原脱，据《叶氏录验方》卷上"气·木香分气汤"补。
[3]半两：原脱，据补同上。
[4]半两：原脱，据补同上。
[5]半两：原脱，据补同上。
[6]半两：原脱，据补同上。

● 《和剂方》**调**[1]**气散**

治气滞不调，胸膈虚痞，宿冷不消，心腹刺痛，除胀满噎塞，止呕吐恶心。常服调顺脾胃，进美饮食。

丁香　木香　檀香　白豆蔻仁各二两　缩砂仁四两　藿香叶　甘草烂，各八两

右细末，每服一钱，入盐一字，滞汤点服，不拘时候。

● 《和剂方》**降气汤**附：大降气汤

治虚阳上攻，气滞不快，上盛下虚，膈壅痰实，咽干不利，咳嗽中满，喘急气粗，脐腹膨胀，满闷虚烦，微渴引饮，头目昏眩，腰疼脚弱，四肢倦怠。专治脚气上攻，中满气急。更有下元虚冷，及尊年气虚之人，素有上壅之患，服补药不得者，服之弥效。

真紫苏子微炒，碾破　半夏汤泡七次，各五两　前胡　粉草炙　厚朴姜制，炒　当归各二两　肉桂去粗皮　陈皮去白，各三两

右㕮咀，每服四钱，水一盏半，生姜五片，枣一枚，煎至六分，去滓，不拘时候服。

加川芎、细辛、桔梗、茯苓共十二味，治法亦同，名**大降气汤**[2]。

定斋云：虚冷之人，宜于本方内添肉桂一两，通前成四两、绵黄芪二两。

● 《和剂方》**俞山人降气汤**附：加减降气汤

治虚阳上攻，气不升降，上盛下虚，膈壅痰实喘满，咽干不利，烦渴引饮，头目昏眩，腰脚无力，四肢倦怠，咳嗽。兼治风湿脚气。

真紫苏子水淘去浮者　前胡泔浸，焙　厚朴去粗皮，姜汁浸，炙　齐州半夏汤洗七遍，姜汁浸，焙　甘草炙　橘皮去白　川当归去芦，并土洗　桂心去粗皮　五加皮姜汁涂，炙　黄芪各一两　人参去芦　附子炮去皮、脐　桔梗去芦　羌活　干姜炮，各半两

---

[1] 调：《和剂局方》卷三作"匀"。主治症"治气滞不调"之"调"亦作"匀"。
[2] 大降气汤：此方所加四药均无剂量。

右㕮咀，每服四钱，水一盏半，紫苏三叶，姜三片，枣一枚，煎七分，去滓，食后服。

叶氏治肺满气浮，不能升降，时时喘促，兼治风冷痰嗽。用紫苏子纸裹微炒、前胡去芦头、厚朴姜汁浸，炒、甘草炙黄、陈皮去白、当归洗、半夏曲、桂心不火、黄芪生制，焙、五加皮姜汁浸，炙，各半两、人参去芦、北桔梗去芦、羌活各一分、沉香一分半，不见火、阿胶半两，黄秫末炒。剉散，每二钱，水一盏，入紫苏三叶，生姜三片，枣一枚，煎至六分，去滓，食后服，名加减降气汤。

●《叶氏方[1]》消气汤

治血气凝滞，心脾不和，虚气上盛，腹急中满，四肢浮肿，气不升降，小便臭浊，胸胁满闷。

沉香　木香　人参　桔梗炒　半夏汤洗七遍，各半两　陈皮去白，炒，一两　青皮去穰，炒，半两　木通　白茯苓去皮　草果仁炒　大腹皮洗，焙　紫苏连梗用，各三两

右粗末，每服三大钱，水一大盏，姜四片，枣二枚，煎七分，去滓，空心，食前服。

●《和剂方》木香流气饮

调顺[2]荣卫，通流血脉，快利三焦，安和五脏。治诸气痞滞不通，口苦咽干，呕吐少食，胸膈膨胀，肩背腹胁走注刺痛。喘急痰嗽，面目虚浮，四肢肿痛，大便秘结，小便赤少。忧思太过，怔忪郁积，脚气风湿，聚结肿痛。

陈皮去白，八两　青皮去穰　紫苏叶　厚朴去粗皮，姜汁炙　香附子炒，去毛　甘草炙，各四两　木通二两　大腹皮　丁香皮　槟榔　肉桂去粗皮　木香　草果仁　蓬莪术煨，切　藿香叶各两半　麦门冬　人参去芦　白术　干木瓜　赤茯苓去皮　石菖蒲去毛　白芷各一两　半夏半两，汤洗七遍，切

---

[1] 叶氏方：即南宋叶大廉《叶氏录验方》。本书或用全称，或简称之为"叶氏"。
[2] 顺：原作"烦"，据《和剂局方》卷三"木香流气饮"改。

右㕮咀，每服四钱，水一盏半，生姜三片，枣四枚，煎至七分，去滓，热服。伤寒头疼，才觉得疾，入连根葱白三寸煎服，升降阴阳，汗出立愈。如脏腑自刺，入粳米煎。妇人血气积瘕，入艾醋煎。并不拘时候。

● 复元通气散

治疮疖痈疽方。作㽋赤，初发疼痛及脓已溃未溃。小肠气，肾痛便毒，腰疼气刺，腿膝生疮。妇人吹奶。

舶上茴香炒　川山甲剉，蛤粉炒，去粉，各二两　陈皮去白　白牵牛末炒　延胡索擦去皮　甘草炒，各一两　南木香不见火，两半

右细末，每服一大钱，热酒调，看病上下，食前食后服，不饮酒，煎南木香汤调下。

●《叶氏》附子养气汤

大治久病方愈，上气急满，痰唾稠黏。服此壮脾养气，疗湿止呕，克化水谷，进美饮食。

附子三两，炮裂，水浸，削去皮脐，切作片子　人参切片　白术纸裹煨，切片　白茯苓去皮，各一两，切　木香半两，纸裹，炮，切碎

右和，每服四钱，水一盏八分，姜七片，枣两枚，煎七分，去滓，空心，食前服。

●《叶氏》实气散

能补五脏气虚，胁肋膨胀，中满刺痛。

白术二两半　当归微炒　厚朴姜汁制　白茯苓去皮　黄芪蜜炙　川乌炮，去皮脐　桑白皮　熟干地黄　续断炒，各一两　枳壳炒　香白芷炒　牡丹皮炒　茴香炒　威灵仙洗　白芍药　白蒺藜炒，去刺　川芎　五味子　山茱萸　山药　干姜炒　蓬术炒　甘草炙，各三分　五加子一两

右细末，用桃仁三分，麸炒，去皮研细，和前药，每服二钱，水一盏，生姜三片，枣一枚，煎至七分，食前盐汤点亦可。

●《叶氏》归气散

治真气不降，胸膈痞满，心腹脐胁疼痛，不进饮食。归元正气，补

脾胃。

沉香　木香　丁香　川楝肉炒　白姜炮　肉桂去皮，不火　附子二个，六钱者，炮，去皮脐　陈皮去白　当归　甘草炙　缩砂仁　肉豆蔻面裹煨，去面用　益智仁炒　胡芦巴　舶上茴香炒，各一两　白术一两

右细末，每服二钱，水一盏，紫苏三叶，木瓜三四片，盐少许，煎至八分，食前温服。

◉《和剂局方》**乌沉汤**

和一切气，除一切冷，调中焦，补五脏，益精壮阳，暖腰膝，去邪气。治吐泻转筋，积癖疼痛，风水毒肿，冷风麻痹，中恶，心腹痛，蛊毒，痊忤鬼气，宿食不消，天行瘴疫，膀胱肾间冷，气攻冲背膂，俯仰不利。妇人血气攻击，心腹撮痛。

沉香二两半　天台乌药五两　甘草二钱一字，烂　人参一钱半

右细末，每服二钱，入姜汁少许，盐汤点，空心服。

◉《和剂方》**苏合香圆**论

疗传尸[1]骨蒸，殗殜肺萎，痊忤鬼气[2]，卒心痛，霍乱吐利，时气鬼魅，瘴疟，赤白暴痢，瘀血月闭，痃癖疔肿，惊痫，鬼忤中人，小儿吐乳，大人狐狸等病。

苏合香油一两，入安息香膏内　安息香二两，别碎，用无灰酒一升，熬成膏　麝香研　白檀香　香附子去毛　诃黎勒煨，取皮　沉香　青木香　丁香不见火　朱砂研，水飞　乌犀镑　白术　荜拨各二两　龙脑别研　熏陆香别研，各一两

右除研药外，余并为细末拌停，用安息香膏，并炼蜜和成剂，每一圆，鸡头子大，沸汤化服。

卒中，昏不知人。霍乱不透，心腹撮痛，鬼痊客忤，癫痫惊怖。颠

---

[1] 传尸：古代指能互相传染的消耗性疾患，大多有消瘦乏力、骨蒸发热等表现。后文之"殗殜"也是指同类疾病。

[2] 鬼气：古代指能导致突然发病，表现多变，大多具有精神症状的病因，以户外野地多见。后文之"鬼魅""鬼忤""狐狸"也均属于此类病因。

扑伤损。气晕欲绝，凡是仓卒之患，悉皆主治。如口噤不能开者，抉开口灌之，如灌不下，搐鼻即苏。此药随身，不可暂缺，避诸恶气，并御山岚瘴气，无以逾此。若予丧问病[1]，尤不可无。市肆所赎，多用脑子[2]，当于火上辟去。能饮酒，以酒调服。若用心过度，夜睡不稳，参汤化服，其功不在妙香散、宁志膏之下。仓卒求人参不得，只白汤亦佳。此药安血气，却外邪，凡病自内作，不晓其名者，服此往往得效。惟治气痖、气厥、气逆、气不和吐利，荣卫阻隔，尤有神效应。诸证暴亡之疾，用之最捷。伤寒日久，形证危恶，但心头尚暖，药下即渐苏省。大泻气欲脱，目[3]视天地皆转，神思已不理，诸药不效，服此两弹圆许，神气即轻爽，泻亦自止，妙不可言。有人呕血甚久，遂奄奄而绝，羸败之甚，手足尽冷，鼻息欲绝，计无从出，唯研苏合香圆灌之，凡尽半两，遂苏。

● 《和剂方》**大七香圆**附：小七香圆

治男子妇人脾元气冷、胃气虚之不思饮食，心膈噎塞，渐成肠气。脾泄泻痢，气刺气痖，中酒吐酒，冷疫翻胃，胃乱吐泻，并宜服之。

丁香三两二钱　缩砂仁　甘草炙　陈皮去白　肉桂不见火　藿香叶各二两半　香附子炒，二两　甘松去土　乌药　麦蘖炒，各一两

右细末，炼蜜为圆如弹子大，服一圆，盐酒、盐汤嚼下。妇人脾血气，如经水不调，并用炒姜、酒嚼下，醋汤亦得。

用丁香皮、香附子炒，去毛、甘草炒，各六两、蓬莪术煨、缩砂仁各一两、甘松四两、益智仁三两，炒为末，水浸，蒸饼为圆，如绿豆大，每服三十圆，姜汤熟水任下。能温中快膈，化积和气，名**小七香圆**。

● 《和剂方》**神保圆**附：塌气圆、胡椒圆

治诸气刺痛，流入背膂及胁下，诸药不能治。

木香　胡椒各一分　全蝎七枚　巴豆十枚，去皮心，研

---

[1] 予丧问病：指奔临丧事或探望病人。这句话的意思是说苏合香圆能预防疾病。

[2] 脑子：指药物冰片。这句话的意思是说，市面卖的苏合香圆，可能会被药商因谋利之需，加入很多冰片，应当放火上略烧，以去除冰片。

[3] 目：原作"日"，《和剂局方》卷三"苏合香圆"无此段文字，据文义改。

右末，汤释蒸饼圆麻子大，朱砂为衣，每服五粒。心膈痛，柿蒂灯心汤下。腹痛，柿蒂煨姜汤下。血痛，炒姜醋汤下。肺气甚者，白矾、蛤粉各三分，黄丹一分，同研为末，煎桑白皮糯米饮，调三钱下。小喘，桑白皮糯米饮下。肾气肋下痛，茴香酒下。大便不通，蜜汤调槟榔末一钱下。气噎，木香汤下。宿食不消，茶酒浆饮任下。诸风，惟膀胱气、肋下痛最难治，独此药能去之。有人病项筋痛，诸医皆以为风，治之数月不瘥，乃流入背膂，久之又注右胁肋，挛痛甚苦，乃合治之，一服而瘥，后尝再发，又服病除。

《是斋方[1]》用胡椒一两、蝎尾半两，去毒，细末面糊圆粟米大，每五七圆至一二拾圆，陈米饮下，名**塌气圆**[2]。

《集验方》于塌气圆中加木香一味，和顺脏气，消腹胁坚胀，小便不利，并治息积，名**胡椒圆**。

●《和剂方》**青木香圆**

宽中利膈，行滞气，消饮食。治胸膈噎塞，腹胁胀痛，心下坚痞，肠中水声，呕哕疼逆，不思饮食。

木香二两　荜澄茄　补骨脂炒香　槟榔酸粟米饭裹，湿纸包，灰火中煨，令纸焦，去饭，各四两　黑牵牛炒，捣，二十四两，取末，一半

右细末，入牵牛末令停，渐入清水令得，所圆如绿豆大，每服五十圆，茶汤、熟水任下，食后服。每酒食后，可服五圆或七圆，小儿一岁服一圆，孕妇不得服。

● **顺气圆**

治七十二般气。

方具"通治门"。

●《是斋方》**推气圆**

治三焦痞塞，气不升降，胸膈胀满，大便秘涩，小便赤黄。

---

［1］是斋方：即南宋王璆《是斋百一选方》。
［2］塌气圆：《是斋百一选方》卷四"塌气圆"方组三药，有木香一钱。

大黄　陈皮　槟榔　枳实_{小者，去穰}　黄芩　黑牵牛_{等分，生用}

右细末，炼蜜为圆梧桐子大，临[1]以温熟水下一百圆，更量虚实加减。

●《和剂方》**木香分气圆**

治一切气逆，心胸满闷，腹胁胀，饮食不消，干呕吐逆，胸膈痞满，上气咳嗽冷痰，气不升降。

香附子_{炒去毛，一斤}　蓬术_{八两，煨}　甘草_{炙，六两}　木香_{不见火}　甘松_{各一两}

右细末，面糊圆，绿豆大，每服二十粒，生姜橘皮汤下，不拘时候。脾胃虚弱，最宜服之。常服宽中顺气，进食。

●《和剂方》**丁香脾积圆**

治诸般食伤积聚，胸膈满闷，心腹膨胀，噫气吞酸，宿食不化，脾疼翻胃。

蓬莪术_{三两}　三棱_{二两}　巴豆_{半两，去壳}　良姜[2]_{半两，以上同用米醋一升，于瓮缶内煮干，莪术、三棱、良姜乘热切碎，同焙干}　青皮_{洗，一两}　丁香　木香_{各半两}　皂荚_{三大梃，火烧留性}

右入百草霜三匙，同碾为细末，面糊为圆如麻子大，每服五圆、七圆，至十五圆、二十圆止。食伤，随物下。脾积气，陈皮汤下。口吐酸水，淡姜汤下。翻吐，藿香甘草汤下。小肠气，炒茴香酒下。妇人血气刺痛，淡醋汤下。呕逆，菖蒲汤下。小儿疳气，使君子汤下。更量虚实加减，宜转可加圆数，五更初冷茶下，利三五行，复补以白粥。孕妇勿服。

●《和剂方》**五膈圆**

治因忧愁思虑，饮食不节，动气伤神，致阴阳不和，腑脏生病，结于胸膈，遂成忧膈、气膈、食膈、饮膈、劳膈之病。吞食生冷，其病即发，心胸痞满，气不得通，疼痛如刺及引背膂，食饮不下，心下坚痛，

---

[1] 临：此下脱字。《是斋百一选方》无"推气圆"。据本书服药法"临"字下用字频率，似脱"卧"字。

[2] 良姜：即高良姜。

痛即欲吐，得吐即已。甚者手足逆冷，上气咳逆，喘息短气。

麦门冬_{去心，焙} 甘草_{炙，各五两} 人参_{去芦头，四两} 干姜_{炮，二两} 蜀椒_{去目及闭口者，微炒出汗} 远志_{去心} 桂_{去粗皮} 细辛_{去苗土，各三两} 附子_{炮，去皮脐，一两半}

右为细末，炼蜜和圆如弹子大，每服一圆，含化咽之，胸膈喉中当热，药力稍尽，更服一圆，日三服，夜二服，服药七日即愈。或圆如梧桐子大，温酒服之亦可，食后服。

叶氏 **养气圆**

治一切气疾，调脾胃，进饮食，理虚滑泻痢。

木香 丁香_{各半两} 厚朴_{刮去皮，用生姜同研，杵碎，焙干，各等分} 大麦蘖_{微火炒，筛净} 白豆蔻肉_{去皮，秤肉} 神曲_炒 茴香_{微炒，各一两} 川干姜_{炮，如无，面姜[1]亦可} 好甘草_炒 诃子_{炮去核，各半两} 陈皮_{去白，一两}

右件研，罗为末，用白面作糊为圆如绿豆大，每服三五十圆，食前，人参汤下。

桃溪方 **气宝圆**

治腰胁俱病，如抱一瓮，肌肤坚硬，按之如鼓，两脚肿满，曲膝仰卧，不能屈伸，自头至膻中瘦瘠露骨，胸膈塞溢，四肢无力，饮食无味，气积食积。

黑牵牛末_{二两} 大黄_{一两半} 槟榔 青皮_{去白，各一两} 羌活 川芎 陈皮 茴香_炒 南木香 当归_{各半两}

右细末，熬皂角膏圆如梧桐子，每服五七十圆至百圆，生姜灯心煎汤下。一切气血凝滞，风毒炽盛；脚气走注，作肿痛，或大便秘；脚气入腹，心胸满闷，寒热往来，状类伤寒，并宜服之。

四炒圆

治蛊胀。《是斋》无名。

---

[1] 面姜：南宋医方书偶见此名。明《普济方》亦引"川面姜"数次，且或须"炮"过用。观其可代干姜，疑为一种栽培姜类植物。

枳壳四两，去穰，切作两指面大块，分四处。一两用苍术一两，同炒黄，去苍术；一两用萝卜子一两，同炒黄，去萝卜子；一两用干漆一两，同炒黄，去干漆；一两用茴香一两，同炒黄，去茴香，碾为细末

右末，却用原炒药苍术等四味，同水二碗，煎取一碗，去滓，煮面糊圆，如梧子大，每服三五十圆，食后米饮下。

● **四妙丹**《是斋》名固真丹。

治元脏久虚，及小肠、肾余、膀胱疝气，五淋白浊，精滑清漏。妇人血海虚冷，赤白带下，漏下血崩。

苍术四两，水洗晾干，逐日换米泔浸，春五日，夏三日，秋七日，冬十日，切片焙干，分四处。一两用茴香一分，盐一分，同炒术黄为度；一两用川乌一分，炮裂，去皮尖，切片，并川楝子一分，和皮核劈开，同炒令术黄为度；一两用红椒一分，去目并合口者，破故纸一两，同炒术黄为度；一两用好醋、好酒各半升，一处同煮二三十沸，取术焙

右一处细末，用煮药酒、醋打糊圆如梧子大，每二十圆，温酒或盐汤下，妇人醋汤下。

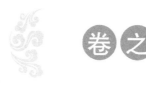

卷之六

旴江　水月　黎民寿景仁　撰

安荣门

● 《是斋方》**白术散**

凡吐血、咯血，其得之多因积热之甚，或饮食过度，驰骋伤胃络也。不然惊恐悸怒，使气逆上而不下行，血随气行，菀积胸间，久则吐血、咯血，宜服此。行营卫，顺气止血，进食退热。惟忌食热面、煎烤、海物、猪鸡，一切发风之物。酒不宜过，食不宜饱，常令饥饱得所，自然胸膈空利，气血流顺也。苏少连病此，极可畏，百药不效。偶姜字[1]言通判，传此方，服之遂愈，后济人累验，韬光传。

白术二两　人参去芦　白茯苓去黑皮　黄芪各一两，蜜炙　山药[2]百合三分，去心　甘草炙，半两　前胡去芦　柴胡去芦，各一分

右为散，每服一钱半，水一盏，姜三片，枣一枚，同煎至六分，温服，日三服。

● 王医师方**固荣散**

治吐血、便血。

白芷半两　真蒲黄炒，一两　甘草炙，三钱　地榆去芦，一两

右为细末，每服三钱，温汤调。气壮人，加石膏半两。

● 《选奇方[3]》**黄芪散**

治咯血成劳，眼睛疼，四肢倦，脚无力。

---

[1] 字：《是斋百一选方》卷六"白术散"作"昌"。
[2] 山药：原书无剂量。《是斋百一选方》卷六"白术散"亦无剂量。
[3] 选奇方：宋代余纲撰。原书前集10卷，后集10卷。今残存后集4卷，前集早佚。

黄芪_{蜜炙} 麦门冬_{去心} 熟地黄 桔梗_炒 白芍药_{各半两} 甘草_{炙，}一分

右为粗末，每四钱，水一盏半，姜三片，煎七分，温服。此药稍凉，有热者可服。

● 理中汤

能止伤胃吐血者，以其功最。理中脘，分利阴阳，安定血脉，方证广如《局方》，但不出吐血证，学者当自知之。《三因》云：病者因饮食过度伤胃，或胃虚不能消化，致翻呕吐逆，物与气上冲蹙胃口，决裂所伤，吐出其色鲜红，心腹绞痛，白汗自流，名曰伤胃吐血，宜服此药。

方具"集中门"。

右为剉散，每四钱，水一盏，煎七分，去滓，不拘时候服。只煮干姜甘草汤饮之，亦妙。

●《百一方[1]》治暴吐血

桂末_{二钱}，水汤各半，浓调药半盏许，猛吃，甚者两服。

南阳赵宣德患，服之如神。其甥亦吐血，两服亦安。

●《是斋方》治劳心吐血

孙仲盈说临安张上令曾用，有效。

莲子心_{七个} 糯米_{二十一粒}

右为细末，酒调服。

●《三因方》治肺疽吐血[2]

病者因饮啖辛酸，热燥伤肺，血得热则溢，因作呕吐出血，一合或半升。许曰：肺疽伤于腑则属胃，伤于脏则属肺。上以此分，可不究哉？

红枣_{和核烧存性} 百药煎_{煅，各等分}

右为细末，每服二钱，米汤调下。

---

[1] 百一方：亦即《是斋百一选方》。此方见于其书卷六。
[2] 治肺疽吐血：《三因极一病证方论》卷九方名"二灰散"。

● 《类证治未病方》 **扁豆散**

治久嗽咯血成肺痿，吐白涎，膈满不食。

白术　半夏汤泡七次　枇杷叶去毛，炙　人参各一两　白扁豆炒　生姜各半两　白茅根三分

右细剉，水三升，煎取一升，去滓，下槟榔末一钱拌和，分四服，不拘时候。

● 《三因方》 **加味芎劳汤**

治打扑伤损，败血流入胃脘，呕吐黑血，或如豆羹汁。因坠堕闪肭，致伤五脏，损裂出血，停留中脘，脏热则吐鲜血，脏寒则吐瘀血，此名内伤。

川芎　当归　白芍药　百合水浸半日　荆芥穗各等分

右为剉散，每服四钱，水一盏，酒半盏，同煎七分，去滓，不拘时候。

● **一捻金散**

治虚损劳嗽，咯血吐血，心胸不利，上气喘急，寒热往来，盗汗羸瘦，肢节疼痛，肌肉枯槁，咳嗽不已，涎痰壅盛，夜卧不安。截劳气，定喘满，化痰涎。疗暗风痫病，倒卧不省人事，口吐痰沫。《杨氏家藏方》。

杏仁　皂角子各六两　黄明胶剉，三两　半夏　巴豆　天南星剉　阿胶剉，各二两　白矾一两半

右以药入藏瓶内，外留一眼子出烟，盐泥固济，候干，用炭半秤，煅，令烟尽为度，却用泥塞合出烟眼子，放冷一宿，研为细末。每服半钱，生姜自然汁调成稀膏，入薤汁半盏和服，临卧服。

● 《叶氏方》 **侧柏散**

治内损，吐血下血。因酒太过，劳伤于内。血气妄行，其出如涌泉，口鼻皆流，须臾不救，此药二服即止。

柏叶一两，半蒸干者　人参去芦，一两　荆芥穗一两，烧灰

右为细末，每服三钱，入飞罗面二钱，拌和，新汲水调如稀糊相

似，啜服，血如涌泉者立效。

● 《和剂方》**必胜散**附：二方

治男子、妇人血妄流溢，吐血、衄血、呕吐、咯血，并宜服之。

小蓟并根用　蒲黄微炒　熟地黄洗　川芎　当归去芦　人参去芦　乌梅去核，各一两

右咬咀，每服五钱，水一盏半，煎至七分，去滓，温服，不拘时。

又方　蔚金[1]末，井华水调一钱，甚者再服。

又方[2]　茶笼箬叶，烧灰，研细，温水调一钱。

● 《本事方》**三黄散**附：拾方

治鼻衄过多，并酒髓，大便闭而有热者。

大黄炮，一两，或生用　黄连　黄芩各半两

右为末，每服二钱，蜜水调下。

又　治衄，栀子不拘多少，烧存性为末，搐入鼻中，立愈。蔡子渥云：同宫无锡监酒赵无疵，其兄衄血甚，已死入殓，血尚未止。偶一道人过门，闻其家哭，询问其由，道人云：是曾服丹或烧炼药，予有药用之即活。囊间出此药半钱，用吹入鼻中立止，良久得活，并传此方。

又　薄苛以水煎，动便用纱帛包，塞入鼻中。

又　绵纹龙骨为末，入鼻中。

又　浓磨香墨，以葱白蘸，塞鼻中。

又　棕榈烧灰，随左右鼻搐之。此四方皆治暴衄不止。

又[3]　《叶氏方》又随衄左右，以新汲水洗足。

又　以左撚纸索子，击手第四指，咒曰：血神住。立止。

又　蒜研烂，贴脚心及摩手心。

又　葱白一握，捣裂汁，入酒少许，抄三两滴鼻中。

---

[1] 蔚金："蔚"为多音字，读 yù 时通"郁"，故此即郁金。
[2] 又方：原无，据目录补。
[3] 又：以上五方原无"又"字，据目录补。后同此误，径补不注。

又 治耳鼻口中出血不止，赤马粪烧灰，温酒调下一钱。

● 《治未病方》**水调散**又方

治多酒肠风及泻鲜血。

老山栀子不拘多少，去皮，研细，如油出成团，即擘开，猛火焙干，手擦，细罗取末，磁器盛，发时新汲水调。

又 治酒毒便血血溅，用曲一块，湿纸煨，碾细，空心米饮调二钱。曾有人便血致危，一服而止。

● 《本事方》**槐花散**附：独行虎散、白金散

治肠风脏毒。

槐花炒 柏叶烂杵，焙 荆芥穗 枳壳

右等分，细末，清米饮调下二钱，空心，食前服。

又 治五痔脱肛，浙西盐司方。用五倍子，不以多少为末，水四五碗，甕瓶盛，慢火煎，乘热熏洗，名**独行虎散**。

却用海螵蛸为细末，涂肛上，名**白金散**。

● 《和剂方》**八正散**

治心经邪热，一切蕴毒，咽干口燥，大渴引饮，心忪面热，烦躁不宁，目赤睛疼，唇焦鼻衄，口舌生疮，咽喉肿痛，小便赤涩。癃闭不通，血淋，热淋，并皆治之。

大黄剉，面裹煨，去面，切，焙 瞿麦剉 木通剉 滑石 萹蓄亦名地扁竹 车前子 山栀子仁 甘草炙，各等分

右㕮咀，每服二钱，水一盏，入灯心，煎至七分，去滓，温服，食后临卧服。小儿量力加减与之。

● 《和剂方》**导赤散**

治大人、小儿心经内虚，邪热相乘，烦躁闷乱，传流下经，小便赤涩。淋涩，脐下满痛。

生干地黄 木通 甘草各等分，生用

右㕮咀，每服三钱，水一钱，竹叶少许，同煎至六分，去滓，温服，不拘时候。

● 《和剂方》**五淋散**

治肾气不足，膀胱有热，水道不通，淋沥不宣，出少起数，脐腹急痛，蓄作有时，劳倦即发，或尿如豆汁，如砂石，如膏，如血，并皆治之。

赤茯苓六两　当归去芦　甘草各五两，生用　赤芍药去芦，剉　山栀子去壳，各二两

右为细末，每服二钱，水一盏，煎至八分，空心。

● 《家藏方》**归血散**附：桃胶散

治男子、妇人、老幼小便溺血。

荆芥剉碎，一合　大麦一合，生　黑豆一合，生　甘草二钱

右拌和，水盏半，煎一盏，去滓，作两次温服，食后临卧。

又治血淋，用石膏、木通、桃胶炒作末，各半两，为细末，每服二钱，水一盏，煎至七分，通口服，食后，名**桃胶散**。

● 《叶氏方》**治血淋**附：五方

许尧臣传秦侍郎方。

阿胶二两，麸炒　木猪苓　赤茯苓　滑石　泽泻各一两　车前子半两

右粗末，每三钱，水一盏，同煎七分，去滓，食前，五更时服，至天晓小便清莹，其血不知去处。

又　治小便血，以茅根一把，切，水一碗，煮半碗，服二盏。

又　龙骨末，酒服二钱，日三服。

又　当归二两切，酒五盏，煮三盏，顿服。

又　生地黄汁一盏，生姜汁半盏，水一盏半，煮二盏，分二服。

又　干柿三枚，烧灰，陈米饮调下。柿子性寒故也。

● 《是斋方》**治血自皮肤间溅出**

以煮酒瓶上纸，碎挼[1]如杨花，用手捏在血出处即止。

● 《和剂方》**龙脑鸡苏圆**附：七方

除烦解劳，消谷下气，散胸中郁热，主肺热咳嗽，治鼻衄，吐血，

---

[1] 挼：自造字，字书无。从字形、字音，此当为方言 juè，意为用手扯碎。

血崩，下血，血淋，热淋，劳淋，气淋。止消渴，除惊悸，凉上膈，解酒毒。治胃热口臭，肺热喉腥，脾疸口甜，胆疸口苦。常服聪耳明目，开心益智。

生干地黄六两，后入膏　麦门冬四两，汤浸，去心，焙　黄芪去芦，剉，一两　鸡苏即龙脑薄苛叶，二斤　真蒲黄微炒　阿胶微炒令燥　人参去芦　木通剉，各二两　甘草炙，剉，一两半　真银州柴胡二两，剉。将上件二物[1]，以沸汤半升，浸一两日，绞干取汁，后入膏

右除别研后入，外捣为细末，将西路蜜二斤，先炼一二沸，然后下生干地黄末，不往手绞，时时入，绞下木通柴胡汁，慢慢熬成膏，勿令焦，然后将其余药末，同和为圆如豌豆大。每服三十圆，嚼破，熟水下，不嚼亦得。虚劳烦热，消渴惊悸，煎人参汤下。咳嗽唾血，鼻衄吐血，将麦门冬浸去心，煎汤下，并食后，临卧服。惟血崩下血，诸淋疾，皆空心服。治淋，用车前子汤下。齿血，以苦竹叶浓煎漱口。

又　舌上有穴出血，名血衄，炒槐花末，敷之即愈。

又　《叶氏录方》鬼击之状，卒着如刀刺，胸膈胁腹内绞急，切痛不可按摩，或吐血、下血、衄血，用熟艾如拳大，水五盏，煎至三盏，顿服。

又　好酒一盏，灌鼻中。

又　盐一分，水二盏，和搅令服，并以冷水噀之吐，即瘥。

又　蓬莪术以酒研服一盏。

又　车脂一钱，酒调，温服。

又　水调伏龙肝服。

◉《必用方》**大阿胶圆**附：一方

治肺有热，或因劳叫怒，肺胃致伤，嗽中有血。昔盛文肃太尉，因赴召甚急，后病呕血，医官独孤及为处此方，服之立效。

葶苈二两，炒　人参去芦　远心去心　防风　白茯苓去皮　防己　贝

---

[1] 将上件二物：此处方组排列有误，在木通与柴胡之间隔了一味甘草，容易造成误解。《和剂局方》卷六"龙脑鸡苏圆"作"同木通以沸汤大半升浸"，义长。

母炒　阿胶炒　五味子　熟地黄洗　杏仁烫去皮尖　山药各一两　丹参

麦门冬　柏子仁　杜仲去皮，剉，炒令黑　甘草炙　百部各半两

右末，蜜圆弹子大，瓮器收，勿泄气，每服一圆，水一盏，研化，煎六分，食后、临卧温服，日二三服。

一方[1]　张尚书方无丹参、远志、防风、防己、葶苈五味，加桂别末、川芎、当归、细辛各半两，通前一十七味，为末，蜜圆弹子大。云此方传者不一，或用寒药，多不应治法，予斟酌益损，使可通行。

● 《本事方》**天门冬圆**

润肺安血止嗽，治吐血咯血。

天门冬一两　甘草炙　杏仁烫去皮尖　白茯苓去皮　贝母炒　阿胶各半两

右细末，蜜圆弹子大，含化一圆，日夜可十圆，不拘时。

● 《家藏方》**四味圆**附：一方

治吐血。

荷叶　艾叶　柏叶　生地黄

右件各等分，捣烂，圆成鸡子大，每服一圆，水三盏，煎至一盏，去滓，温服，不拘时。

一方　定斋疗血妄行，用柏叶一握，生姜一块，蜜少许，同研细，井华水调，用生帛绞裂，取浓汁服。

● 《本事方》**茜梅圆**论

治衄血无时。

茜草根　艾叶各一两　乌梅肉焙干，半两

右为细末，炼蜜圆如梧子大，乌梅汤下三十圆。

《经》曰：天暑地热，经水沸溢。盖血妄行，阳胜阴也。鞠运属茂之尝苦此疾，予授此方，令服后愈。

● 《和剂方》**槐角圆**

治五种肠风泻血，粪前有血，名外痔。粪后有血，名内痔。大肠不

---

[1] 一方：原无，据目录补，下同。

收，名脱肛。谷道四面胬肉如奶，名鼠痔。头上有孔，名瘘。并皆治之。

槐角炒，一两，去枝梗　防风去芦　地榆　当归去芦，酒浸一宿，焙　枳壳去穰，麸炒　黄芩各半两

右为末，酒糊圆如梧桐子大，每服三十圆，米饮下，不拘时候。此药最治肠风，疮内有虫，里急下脓血，止痒痛，消肿聚，驱湿毒，久服除病原。

●《本事方》**黄芪圆**

治远年肠风痔漏。

黄芪蜜炙　枳壳麸炒　威灵仙各二两　生熟地黄　续断炒　北矾枯槐角子　附子炮　干姜炮　连翘炒　当归炒，各半两

右为细末，炼蜜圆如梧子大，米饮下三十圆。

●《本事方》**椿皮圆**

《巢氏病源论》：肠癖为痔。久困饱食，过度劳室，劳损血气，流溢渗入大肠，冲发于下，时便清血，腹中刺痛，病名脉痔。脾毒肠风，本缘卫虚弱，风气进袭，因热乘之，使血气流散，积热壅遏，血渗肠间，故大便下血。

臭椿花[1]刮去粗皮，焙干，四两　苍术泔浸　枳壳麸炒，各二两

右为细末，醋糊圆如梧子大，空心，食前，米饮下三十圆。

●《本事方》**玉屑圆**论

治肠风泻血久不止。

椿根白皮四两　槐根白皮去粗皮　苦楝根去皮，各三两。三味于九月后，二月前，取软者，日干用　寒食面三两　威灵仙一两　天南星　半夏各半两，并生用

右为末，滴水圆如梧子大，候干，每服三十圆，水八分，盏煎沸，下圆子煮令浮，以匕抄取，温汤送下，不嚼，空心服。

顷年有一人，下血几盈盆，顿尔疲苶[2]，诸药皆不效。予曰：此

---

[1]臭椿花：《普济本事方》卷五"椿皮圆"作"臭椿白皮"。
[2]顿尔疲苶：苶，niè，疲惫貌。此句意为：很快就觉得疲惫乏力。

正肠风，令服玉屑圆，三服止。予苦此疾三十年，蓄下血药方近五十余品，其间或验，或否，或始验而久不应者，或初不验，弃之再服有验者，未易立谈。大抵此疾品类不同，对病则易愈。如下清血色鲜者，肠风也。血浊而色暗者，脏毒也。肛门射如血线者，虫痔也。亦有一种下部虚，阳气不升，血随气而降者。仲景云：脉弦而大，弦则为减，大则为芤，减则为寒，芤则为虚，寒虚相搏，此名为革。妇人则半产漏下，男子则亡血失精。此下部虚而下血者也。若得革脉，却宜服温补药，虫痔宜熏。《千金方》用猬皮艾者佳，予尝作，颇得力。

●《本事方》蒜连圆

治脏毒。

鹰爪黄连

为末，用独头蒜一颗，煨香烂熟，研和入臼，治匀熟。如梧子大，每服三四十圆，陈米饮下。

●《究原方[1]》治痔下血等证论

淡豉一十文重、大蒜二枚，煨，剥去皮，同擂细，圆如梧子大，每二十圆，煎香药汤送下，不拘时候。

血遇热而行，故止血多用凉药。然亦有中寒气虚，阴阳不相守，血乃妄行者。经[2]所谓"阳虚阴必走之"者是也。宜当用温辛药，如干姜、官桂之类，中温则血自归经也。吐、泻、衄皆有此证，当知之。

● 鸡鸣散

从高坠下，木石压损，打扑所伤，气绝欲死，久积瘀血，烦躁疼痛，叫呼不得，并以此药利之。

大黄一两，酒蒸　杏仁三七枚，去皮尖

右同研细，用酒一碗，煎取六分，去滓，鸡鸣时服，次日取下瘀血，即愈。

---

[1] 究原方：即南宋张松《究原方》。此书已佚，多种书中有此书的佚文。
[2] 经：存疑。

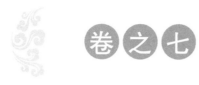

盱江　水月　黎民寿景仁　撰

一清门

● 《和剂方》**清神散**

消风壅，化痰涎，治头风目眩，心忪面热，脑痛耳鸣，鼻塞声重，口眼瞤动，精神昏愦，肢体疼倦，项背拘急，胸膈烦闷，咽嗌不利。

石膏研细，水飞，四两　薄荷叶　荆芥穗　甘草各三两，炙　羌活　防风去权股及芦头　人参去芦　檀香各一两　细辛去苗，洗焙，半两

右为末，每二钱，沸汤点服，或茶清调下亦得。

● 《家藏方》**清神散**

治风壅热甚，咽膈不利。

荆芥穗　龙脑叶各二两　甘草一两，炒　川芎　牛蒡子炒，各半两

右为细末，每服二钱，沸汤调，食后服。

● 《本事方》**清气散**附：一方

调荣卫，顺三焦，治风壅，消痰涎，退烦热。

前胡　柴胡去芦　川芎　枳壳　白术　青皮　羌活　独活　甘草炙　茯苓去皮　人参等分

右为末，每服二钱，水一盏，荆芥一穗，煎七分服。此方，败毒散中去桔梗，加白术、青皮，增损亦有理，用之良验。

《家藏方》治风壅热盛，涎潮气急，烦躁不宁，身热作渴，恍惚惊悸。用牛黄、石膏各一两半、南星曲一两、大黄煨、粉甘草炙、僵蚕炒，去丝嘴，各半两、朱砂三钱，别研、脑子三钱 别研。右为末，每服二钱，新汲水调下食后，亦名**清气散**。

● 清魂散

方见"济阴门"。

●《和剂方》人参清肺汤 附：清肺汤二方

疗肺痿劳嗽，唾血腥臭，干呕烦热，声音不出，肌肉消瘦，倦怠减食，及治脾胃虚寒，咳嗽喘急，胸膈噎闷，腹胁胀满，迫塞短气，喜欲饮冷，咽嗌隐痛。

人参去芦　地骨皮　乌梅去核　甘草炙　阿胶麸炒　桑白皮　杏仁去皮尖，麸炒　知母　罂粟壳去蒂盖，蜜炙，各等分

右㕮咀，每服三钱，水一盏半，乌梅、枣各一枚，同煎至一盏，食后临卧温服，两滓并煎。

《三因方》治肺实热肺壅，汗出若露，上气喘逆，咳嗽咽塞如呕，短气客热，或唾脓血，用薏苡仁、防己、杏仁、冬瓜子仁三分、鸡子白皮一分。右剉散，每服四钱，先以苇叶切半握，水二盏，煎盏半，入药同煎至七分，去滓，食前，亦名清肺汤。

《叶氏录验方》治妇人肺热生风，面癞，用当归一分，去芦、大川芎一分，剉、生地黄一分，洗切、赤芍药一分，剉、防风一分，去芦、黄芪一分，去根，剉、荆芥穗一分，切、甘草半两，炙，剉。右为末，每服二钱，水一盏，煎至七分，通口服，食后，日二，亦名清肺汤。

●《叶氏录验方》清壶圆

治痰饮。

半夏一斤　天南星　神曲各半斤

右末，生姜自然汁和饼焙干，每曲四两，入白术二两，枳实一两，为末，姜糊圆如梧桐子大，每服五十圆，姜汤下。

●《和剂》牛黄清心圆[1]

治头目眩冒，胸中烦郁，痰涎壅塞，精神昏愦，诸风缓纵不随，言

---

[1] 牛黄清心圆：《和剂局方》卷一"牛黄清心圆"之主治症尚有"治诸风缓纵不随，语言蹇涩，心怔健忘，恍惚去来"19字。

语蹇涩，心怔健忘，恍惚去来。及心气不足，神志不定，惊恐怕怖，悲忧惨戚，虚烦少睡，喜怒无时，或发狂癫，神情昏乱。

干山药七两　甘草五两，剉，炒　神曲碎研　蒲黄炒　人参各二两半　犀角末二两　肉桂去粗皮　大豆卷　阿胶碎炒，各一两七钱半　当归去芦　防风去苗及杈股　黄芩　麦门冬去心　白芍药　白术各一两半　白茯苓　柴胡去苗　杏仁去皮、尖、双仁，麸炒黄，别研　桔梗炒　川芎各一两二钱半　牛黄一两二钱，研　羚羊角末　麝香研　龙脑研，各一两　雄黄飞研，八钱　干姜炮　白敛各七钱半　大枣一百个，蒸熟，去皮、核，研膏　金箔一千[1]二百箔，内四百箔为衣

右除枣、杏仁，及牛黄、麝香、雄黄、龙脑四味外，为细末，入余药停用，炼蜜与枣膏为圆，每两作一十圆，以金箔为衣。每服一圆，温水化下，食后。小儿惊痫，即酌度多少，以竹叶汤，温温化服。

● 《本事方》**《本事[2]》清心圆**

治经络热，梦漏，心忪恍惚，膈热。

好黄柏皮一两

右末，用生脑子一钱同研，炼蜜圆梧子大，每服十圆至十五圆，浓煎麦门冬汤下。大智禅师方，梦遗不可全作虚冷，亦有经络热而得之者。

● 《叶氏经验方》**叶氏[3]清心圆**

治心有邪热，精神恍惚，狂言呼叫，眠睡不宁。

人参　蝎梢　郁金　生地黄　天麻　天南星

为末，用黄牛胆一个，入天南星末，令满，挂当风处风干。腊月造，如要用，临时旋取。

右各等分为末，汤浸蒸饼和圆如梧桐子大，每服二十五圆，人参汤下，不拘时候，日三服。小儿量大小加减服之。

---

[1] 千：原作"斤"，据改同前。
[2] 本事：原无，据目录补出。
[3] 叶氏：原无，据目录补出。

● 资寿**清膈汤**《叶氏经验》名真武汤。

专一发散四时不正之气及伤寒未分证候，疮疹欲出未出，并宜服之。又疗脾寒似疟，潮热往来，伏如骨蒸，久而耳黯唇青，面色黧黑，口苦舌干，四肢倦怠，饮食无味。

苦桔梗　荆芥穗　薄苟叶　紫苏叶　干葛　甘草节　瓜蒌根　牛蒡子各等分

右并无制度，为粗末，每二钱，水一盏，煎至七分，去滓，不拘时温服，日进三五服。

●《叶氏经验方》**清膈圆**

治肺气上壅，气促迫塞，面赤疼，痰实，咽膈不利，头昏目眩，肩痛拘急，及治面生赤皶瘙痒。

人参　生干地黄　赤茯苓　木通　黄芪蜜炙　桑白皮同　青皮去白　防风去芦　甘草炙，各一两　枳壳[1]麸炒，去穰　麦门冬去心，半两

右末，炼蜜圆如弹子大，每一圆，水七分盏，煎至六分，温服，食后，日可三服。一方只作散子，用蜜煎服亦得。

●《三因方》**清脾汤**附：一方

治脾实热，病苦足寒胫热，腹胀满烦，忧不得卧，舌本强，体重面黄，头痛，右胁满痛偏胀，口唇干裂，寒热如疟。

半夏三钱，汤洗二次　茯苓　橘皮　草果去皮　白术各二钱　人参　桂心　白芷　甘草炙　川芎各一钱

右剉散，每四大钱，水二盏，姜七片，紫苏三叶，同煎取七分，去滓服。欲通利，加大黄。

治忧思过度，蕴热于脾，口干唇燥，沈裂无色，用黄芪、香白芷、升麻、人参、甘草炙、半夏汤洗七次，各等分，剉散，每四钱，水一盏半，姜五片，枣两枚，小麦三十粒，煎七分，去滓，不以时候，亦名**清脾汤**。

---

[1] 枳壳：原方未出剂量。

● 《诡诡方》 **分清饮**附：萆薢分清散

治男子小便白浊，由思虑过多，致阴阳不分，清浊相干，不宜亟补，唯此药能分利之。妇人经候不调，湛浊淋沥，名曰白淫，用之尤得其宜。

益智仁一两，醋浸两日　川草薢　石菖蒲去毛　白茯苓去皮　乌药各一两　甘草四钱重

右为末，每二钱，水一盏，盐一捻，同煎服。《家藏方》无茯苓、甘草，只四味等分，**名萆薢分清散**。

● 《张氏究源方》 **究源**[1]**分清饮**

治五淋如神。

苎麻根　白茯苓　赤藤街市卖作草鞋者

右等分，为末，每一大钱，百沸汤调下。

● 《圣惠方》 **清真汤**

治小便不通，腹胀，气急妨闷。

车前叶汁二合　冬瓜汁二合

右二汁相和，为二服，食前。

● 《三因方》 **清膻汤**

治右肾实热，身烦，脊胁相引痛，足冷，小便黄赤如栀子汁，每溺即阴头痛。

榆白皮　冬葵子各半两　石韦去毛，四钱　北黄芩　通草　瞿麦各三钱

右粗末，先以水二盏，入车前叶四片，煎至盏半，入药四钱，再煎取七分，去滓，热服。

● 《三因方》 **清原汤**

治肾实热，小腹胀满，四肢正黑，耳聋骨热，腰脊离解。

茯苓　黄芩　石菖蒲各五钱　玄参　细辛各四钱　大黄水浸一夕　甘草炙，各二钱　磁石八钱，火煅，醋淬

---

[1] 究源：原脱，据目录补。

右为剉散，每四钱，水一盏，煎取七分，去滓，热服。

● 清心莲子饮

治心中蓄热，时常烦躁，因而思虑劳力，忧愁抑郁，是致小便白浊，或有沙膜，夜梦走泄，遗沥涩痛，便赤如血。或因酒色过度，上盛下虚，心火炎上，肺金受克，口舌干燥，渐成消渴，睡卧不安，四肢倦怠。男子五淋。妇人带下赤白。病后气不收敛，阳浮于外，五心烦热，药性温平，不冷不热。常服清心养神，秘精补虚，滋润肠胃，调顺血气。

人参　黄芪蜜炙　石莲肉去心　白茯苓各七分半　麦门冬去心　甘草炙　黄芩　地骨皮　车前子各半两

右剉散，每三钱，麦门冬十粒，水一盏半，煎取八分，去滓，水中沉冷，空心食前服。发热加柴胡、薄荷煎。

●《三因方》清脉汤

治小肠实热，身热，手足心热，汗不出，心中烦满，结塞不通，身重口疮。

柴胡　泽泻　橘皮　枳实麸炒，去皮　黄芩　升麻　旋覆花　生地黄　芒消各等分，汤成后入

右前八味，剉散，每四钱，水一盏半，煎取七分，去滓，下芒消，再煎一二沸，热服。

●《家藏方》清凉丹

治风热壅实，上攻头面，口眼㖞斜，语言不正，肌肉瞤动，面若虫行，一切风热。治伤寒热甚，狂言昏冒，刚痓，并皆治之。

天南星四两，腊月用黄牛胆制者　牛黄别研，三两　蝎梢去毒，炒　石膏各一两半　白花蛇酒浸，取肉　犀角屑　防风去芦　甘草炙　真珠末　朱砂别研　大黄各一两　脑子半两，别研

右细末，研匀，炼蜜圆，每两作十圆，每服一圆，薄荷汤化下，食后，临卧服。

●《和剂方》清凉饮子

理小儿血脉壅实，脏腑生热，颊赤多渴，五心烦躁，睡卧不宁，四

肢惊掣。及因乳哺不时，寒温失度，令儿血气不理，肠胃不调，或温壮连滞，欲成伏热，或壮热不散，欲发惊痫。风热结核，头目疮疖，目赤咽痛，疮疹余毒，一切壅滞，并宜服之。

大黄_{米下蒸，切，焙}　赤芍药　当归_{去芦，酒浸}　甘草_炙

右等分，剉散，每二钱，水一中盏，煎取七分，去滓，温服。量大小虚实加减，微溏利为度，食后，临卧服。

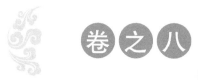

盱江　水月　黎民寿景仁　撰

集中门

●《和剂》**理中汤**附：附子理中汤、加减理中汤、枳实理中汤、补中汤[1]、附子补中汤、治中汤、丁香温中汤

理中焦不和，脾胃中寒，胸膈噎塞，呕吐冷痰，噎醋吞酸，饮食减少，短气虚羸，胸胁满闷，心腹搅痛，怠惰嗜卧。伤寒时气，里寒外热，上吐下利，心气结痛，手足逆冷。伤胃吐血。冷湿气泻，水谷不分，肠内虚鸣。霍乱之后，气体尚虚，未禁热药者，并宜服。温中散寒，逐饮去湿，固卫止汗。

人参　干姜炮　白术　粉草炒，各一两

右㕮咀，每服三钱，水盏半，煎取一中盏，去滓，空心服。

服饵法：伤胃吐血，服如本方。过啖热食，迫血上行，发为鼻衄。加川芎能理中脘，分利阴阳，安定血脉，用之特效。停痰留饮，加茯苓、半夏，导利去之。处理停饮，心脾气痛，加泡过茱萸三十粒。肾气发动，绕脐筑痛，去术加桂半两。肾恶燥，故去术，恐作奔豚，故加桂以泄之。小肠气痛，加桂枝、川楝子。四体麻痹，加附子、天麻各四分之一。霍乱后转筋，加煅石膏。若误服附子中毒者，正用本方，或只用干姜、甘草等分煎服，仍以黑豆煎汤佐之。

寒湿所中，昏晕缓弱，腰背强急，心腹满胀，胸膈痞塞，吐利交作，加附子等分，名**附子理中汤**。

[1] 补中汤：原脱，据正文补。

定斋于本方中，甘草但用四分之一，作细末，每二钱，入烧盐点服。若欲快气，添入橘皮半两，名**加减理中汤**。

诸吐利后，胸痞欲绝，心膈高起急痛，手不可近，加枳实、茯苓等分，名**枳实理中汤**。

若虚寒泄泻者，加茯苓、陈皮等分，名**补中汤**。若溏泄不已，补中汤内加附子半两。若水谷不化，食少翻胃，更加缩砂半两，名**附子补中汤**。

若饮食过度，脾胃受伤，霍乱吐利者，加陈皮、青皮等分，名**治中汤**。

胃脘有寒痰，浮于上，呕吐不已者，于治中汤内加半夏等分，丁香减半，名**丁香温中汤**。

● 《和剂方》**理中圆**《产宝方》名四顺理中圆。附：胡椒理中圆、附子理中圆、八味理中圆、论

温脾暖胃，消痰逐饮，顺三焦，进饮食，辟风寒湿冷之邪。大病瘥后，胸中有寒，喜唾不止。妇人新产，五内俱虚，血脉未定，及产后腹痛作泻，最为急证，并宜服之。其余治法理中汤同。

理中汤正方[1]

右细末，炼蜜为圆，每两作十圆，每圆食前沸汤化服，嚼食亦可。或作小圆如梧桐子大，熟水送下。

《定斋治未病方》云：肺寒作嗽，加五味子、阿胶等分。脾肺俱受虚寒，作嗽不止，加胡椒八分之一，名**胡椒理中圆**。

二方理脾温肺，散寒止嗽，功效特异。脾属土，肺属金，土能生金，脾为肺母，母能令子实，肺受寒而温理脾气者，此其意也。

《鸡峰备急[2]》治心腹绞痛，霍乱转筋，一切沉寒痼冷，加附子等分，每一圆，水煎化，亦名**附子理中圆**。

---

[1] 理中汤正方：指理中圆的方组，同理中汤正方。即人参、干姜、白术、甘草等分。
[2] 鸡峰备急：即南宋张锐《鸡峰备急方》。原书佚。今存世《鸡峰普济方》，亦为张锐撰。或考《鸡峰备急方》即此书卷三〇"备急单方"。此方可见于今本《鸡峰普济方》之卷八。

《是斋》治脾胃虚弱，胸痞胀满，腹痛，肠鸣泄泻，身重，食饮不化。用白术四两、川姜、缩砂仁、麦蘗各二两、人参、白茯苓、神曲各一两、甘草炙，一两半。细末，炼蜜圆，每两分作十圆，姜汤空心嚼下，或加半夏曲一两，入盐点服亦可。名**八味理中圆**。

理中汤圆，养生要药，缓急便得，箧中常贮，不可无之。其圆者得蜜而润，入脾为快，温补为宜。若以荡涤寒邪，祛逐冷积，则汤为捷，且免蜜之滞脾也。

● 《和剂方》 **建中汤**附：黄芪建中汤、当归建中汤、附子建中汤、蜜附建中汤、加味小[1]建中汤、又黄芪建中汤、又一方、增损建中汤

行血补气，温荣养卫，治一切劳伤，腹内切痛。酒客不可与之，以其恶甜故也。

芍药六两　　官桂三两　　粉草二两

右㕮咀，每钱水盏半，姜五片，枣两枚，煎六分，去滓，食前热服。

一法　煎汤成，去滓，入饴一匙，再煎溶服。

男子诸虚不足，或劳伤过度，或病后不复，加黄芪一两半，名**黄芪建中汤**。

妇人一切虚损，或产后劳伤，虚羸不食，加当归一两，名**当归建中汤**。产后半月，每日三服，令人丁壮。

或吐或泻，状如霍乱，或冒寒湿，贼风入腹切痛，加附子三分，名**附子建中汤**。

疝气绞刺，痛无定处，手足厥冷，五内拘急而阴缩，更加蜜一匙头，名**蜜附建中汤**。

妇人血瘕，男子心腹疞痛，四肢急疼甚者，加远志半两，名**加味小建中汤**。

诸虚不足，邪正相干，寒痰咳逆，咯血吐红，烦倦少力，加人参、

---

[1] 小：原脱，据正文补。

半夏各半两、枣六两、生姜一两，切焙。㕮咀，每三钱，水一盏，入饴或糯米少许同煎，去滓，温服。亦名**黄芪建中汤**。

岳令理荣卫不足，脏腑劳伤，胸有寒痰，手足厥逆，自汗悸动，异梦纷纭，肠鸣减食，加人参、当归、细辛、麦门冬去心、前胡、陈皮各一两、半夏半两，㕮咀。每四钱，水两盏，姜十片，枣两枚，煎取八分，去滓，入饴少许，煎溶，食前温服。亦名**黄芪建中汤**。

《叶氏经验[1]》治上壅口燥咽干，舌麻失味，不喜饮食，五味子五两、白芍药、五加皮、干葛各三两、芪以京墨涂炙，二两、乌梅去核、粉草各一两、肉桂半两。粗末，每三大钱，水一盏半，煎至一中盏，去滓服。**名增损建中汤**。

● 《究原方》**大建中汤**附：又一方、大建中散、十味建中汤、十五味大建中汤、十七味大建中汤、二十四味大建中汤

治小腹急痛，便溺失精，虚热盗汗，四体倦怠，百[2]节烦疼，口苦舌涩，心忪气短，日渐羸弱。《素问》云：肾病传心，筋脉相引而急，小腹痛热，出白液。《左传》云：丧志，名为蛊病，乃真精不守也。若小便滑数，日夜无度，由脬门不闭，水液不藏，因思虑过多，心气散溢，服之尤妙。

白芍药六两　绵黄芪蜜炙　川当归洗　远志用灯草煮去心　泽泻各三两
人参　龙骨各二两　甘草炙，各一两

右㕮咀，每四钱重，水二大盏，生姜五片，煎取八分，去滓，热服。气弱甚者，加熟附二两。腰痛筋急，加官桂。

《定斋治未病方》滋养气血，充益五脏，用白芍药、肉桂、甘草、人参、肉苁蓉酒浸一夕、茯苓、鹿茸蜜炙、龙骨煅，各等分。生姜、枣子同煎。亦名**大建中汤**。

《圣惠方》治虚劳，能益气补不足，白芍药、桂心、黄芪蜜炙、当归、白术、附子各一两，炮、干熟地黄三两、甘草半两、木香三分。捣为

---

[1] 叶氏经验：即南宋叶大廉《叶氏录验方》。
[2] 百：原作"有"，据《普济方》卷二一七引《究原方》"大建中黄芪汤"改。

散，每四钱，水一中盏，生姜半分，枣三枚，煎取六分，去滓，下饴糖如枣大，再煎一两沸，食前温服。名**大建中散**。

《叶氏经验方》治血脉虚少，筋骨不荫，身倦力弱，心忪痰逆，腹痛膝软，或失血后虚羸不复常。妇人月水不调，滞下，腹胁作痛。用白芍药、桂心、甘草_炙、黄芪_{蜜炙}、当归_{酒[1]浸}、白茯苓、龙骨_{各一两}、泽泻_{半两}、远志_{去心} 人参_{各一两}。粗末，每用五钱，水二盏，姜五片，大枣二枚，煎取一盏，临时入饴糖一匙，空心，食前服。名**十味大建中汤**。

补诸虚损，滋养荣卫，理劳伤虚汗盗汗。黄芪、当归、熟地黄_{各一两半}、人参、白术、白茯苓、附子_{炮制，水浸，削去皮、脐}、五味子、石斛_{剉，酒浸半日，炒}、牛膝_{酒浸}、苁蓉_{酒浸}、薏苡仁、桂心、芍药_{各一两}、甘草_{三分，炙}。粗末，每三钱，水一盏半，生姜五片，枣两枚，小麦一百粒，煎取七分，去滓，空心，食前服[2]。名**十五味大建中汤**。

《是斋方》治虚劳胸烦，心忪口苦，咽干咳嗽，五心热。用黄芪、白术、枳壳_{去穰}、前胡_{各一分}、杏仁_{去皮尖}、银州柴胡、人参、当归、川芎、白茯苓、半夏_{汤洗七次}、麦门冬_{去心}、黄芩、白芍药、羚羊角、生干地黄、甘草_{各二分}。粗末，每四钱，水一大盏半，生姜四片，煎取八分，去滓服，食后，日进二服[3]。名**十七味建中汤**。

《卫生家宝方[4]》理诸虚劳气，体倦骨疼，羸瘦少力，心忪胸痞，不食。及妇人血气风劳，月水不调，服之令人有子。如患气块，立得消化，神效。用黄芪_{蜜炙}、官桂、秦艽、柴胡、荆芥、白芷、肉豆蔻_煨、鳖甲_{醋炙}、桔梗_{各一两}、当归、莪术_炮、川芎、麦门冬_{去心}、白芍药、人参_{去芦}、茯苓、甘草_炙、木香、酸枣仁_炒、海桐皮、枳壳_{煨，去穰}、干地黄_{各一两}、沉香、槟榔_{各半两}。细末，每二钱，水一盏，生姜三片、乌梅

---

[1] 酒：原作"两"，存《叶氏录验方》脱"十味大建中汤"，据《普济方》卷二一七引《叶氏方》"十味大建中汤"改。
[2] 服：原脱，据《叶氏录验方》卷中"十五味大建中汤"补。
[3] 日进二服：原作"日二"，据《是斋百一选方》"黄芪建中汤"改。
[4] 卫生家宝方：即宋代朱端章《卫生家宝方》。一说现存，然流传甚少；一说现仅存日抄残本。

两个，煎取七分，温服。如觉脏腑冷[1]，即空心热服；小便多，即食后，临卧服，名**二十四味建中汤**。

　　◉《张氏究原方》**建中圆**又一方

　　治脾胃气弱，冒犯风冷，腹痛肠鸣泄泻。《经》云：食毕而下，谓之洞泄。手足冷，面色青白，下部虚寒，中满气短。常服宽中，建[2]脾养胃，育真固气。

　　大附子　大川芎二味，炮去皮脐　桂心　胡椒　荜茇　干姜炮、良姜炒　吴茱萸去核，汤泡，各等分

　　右细末，醋糊圆梧桐子大，每服四五十圆至百圆，空心，食前米饮吞下。

　　《家藏方》[3] 建脾温胃，去寒进食，用白术炒、茯苓、神曲炒、麦蘖炒、干姜炮、厚朴姜制、吴茱萸汤洗五次，炒、干姜各一两、肉豆蔻麸裹煨、人参各半两、木香一分，细末，煮枣肉圆梧桐子大，每五十圆，姜汤下，食前服，亦名**建中圆**。

　　前方药性燥而烈[4]，脾气虚寒者服得其宜；后方平而和，脾气稍实者用之为稳。

　　◉《和剂》**五膈宽中散**

　　治因忧恚寒热，动气伤神，阴阳不和，腑脏生病，结于胸膈之间，遂成五膈之病。一曰忧膈，胸中气结，津液不通，饮食不下，羸瘦短气。二曰恚膈，心下实满，噫辄醋心[5]，饮食不消，大小便不利。三曰气膈，胸胁逆满，噎塞不通，噫闻食臭[6]。四曰寒膈，心腹胀满，咳嗽气逆，腹内苦冷，雷鸣，绕脐痛，不能食。五曰热膈，五心中热，口内止疮，四肢烦重，唇口干燥，身体或热，腰项疼痛，胸痹引背，不

---

　[1] 冷：原脱，据《普济方》卷二一七引《卫生家宝方》"二十四味建中汤"补。
　[2] 建：当作"健"，后同。
　[3]《家藏方》：指南宋杨倓《杨氏家藏方》，此方见其书卷六。
　[4] 烈：原作"裂"，据《普济方》卷二三引"张氏建中圆"改。
　[5] 噫辄醋心：指嗳气则感觉到食管部位有酸味及刺激性。
　[6] 噫闻食臭：指嗳气则可闻到食物腐败的气味。

能多食。及一切气疾并皆治。

厚朴去粗皮，姜制　香附子去毛，各一斤　甘草炙，五两　丁香　缩砂仁　青皮去白　陈皮去白，各四两　木香二两　白豆蔻仁一两

右细末，每二钱，姜汁、盐末各少许，沸汤点服。

●《杨氏家藏》**麝香宽中圆**

理中脘不快，胸膈痞闷，呕逆恶心，腹胁刺痛，饮食不思。

香附子去毛，炒，一两　甘松去土　姜黄　陈皮去白，各二两　缩砂仁一两半　甘草炙，一两　白檀香别末，一两　木香半两　沉香四钱，细剉　麝香二钱，别研

右末，次入麝香研和，熬甘草膏为圆梧子大，每三十圆，嚼细，沸汤下，不拘时候。

●《指迷方[1]》**宽中圆**附：一方

治脾胃不调，冷气客于中，则气收聚，而壅遏不通，此为胀满。

橘皮四两　白术二两

右细末，酒糊圆梧桐子大，食前，木香汤下三十圆。

《三因》治气滞不快，饮食不消，胸膈痞塞，凝痰聚饮，状如伤寒，头疼胸痞，用大附子炮去皮脐、青皮、大黄湿纸裹煨，各等分。细末，醋糊圆梧桐子大，每十圆，姜汤下。亦名**宽中圆**。

●《和剂》**调中沉香汤**又二方

调中顺气，养正除邪，理心腹暴痛，胸膈痞满，短气烦闷，痰逆恶心，饮食少味，肢体多倦。常服和平脏腑，充肌肤，光润颜色。

沉香二两　木香　白豆蔻仁各一两　甘草炙，一分　生龙脑研，一钱　麝香半钱，别研

右细末，入研药和，每服半钱，沸汤点服，或入姜汁，盐少许亦得，酒食后，服之甚快。

---

[1] 指迷方：即宋代王贶《全生指迷方》，或称为《全生方》。原书佚，现存据《永乐大典》辑佚本。

《十便[1]》治腹胀膨亨，鼓之有声，喘息不便，由上下不升降，气痞无归，三焦浑乱。用厚朴四两，姜制、枳实三两，炒、桂心一两。粗散，每服五钱，水二盏，煎取一盏，去滓，温服。名调中汤。

《十便》治产后泻利，亦名调中汤。方具"济阴门"。

● 《和剂方》**养中汤**

治肺胃受寒，咳嗽多痰，胃满短气，语声不出，昼夜不止，饮食减少，不以久近，并皆治之。

罂粟壳去蒂、膜，蜜炙，二两半　桂心　甘草炙，各半两　半夏曲炙黄，八钱

右细末，每服一钱，水一盏，生姜四片，煎取七分，温服。

● 《叶氏方》**中和汤**

治肺有风寒，痰壅咳嗽。

麻黄去节　杏仁去皮尖，炒　紫苏子炒　桑白皮炒　赤茯苓去皮　柴胡去芦　陈皮去白，各半两　款冬花三分　细辛　甘草炙　马兜铃各一分

右㕮咀，每服一钱，水一盏，煎七分，去滓，温服。

● 《是斋》**安中汤**附：安中散

治脾胃一切疾。

三棱炮　莪术同　川芎炒　良姜炒　陈皮连白　草果仁　益智仁　甘草炙，各一两一分　神曲炒　麦蘖炒，各三分

右细末，食后，每服二钱，入盐汤点服。

《和剂》治久近脾疼，反胃吐酸，寒邪留滞，胸满攻刺，腹胁呕逆，身倦面黄，肌瘦，及治妇人血气攻刺。延胡索去皮、良姜炒、干姜炮、桂心、茴香各五两，炒、甘草炒，十两、牡蛎四两。细末，每二钱，酒调下，妇人淡醋汤下。如不饮酒，盐汤点下，不拘时候，名安中散。

● 《十[2]便方》**温中圆**

脾咳恶寒，口中如含霜雪，中脘阴阴冷痛。

---

[1] 十便：即宋南郭坦《十便良方》。现存日抄本 40 卷。
[2] 十：原作"小"，据《十便良方》有温中圆改。

白术二两　干姜　半夏各一两　细辛　胡椒各半两

右细末，炼蜜圆如梧桐子大，食前，任下三十圆。

●《和剂方》**温中化痰圆**

理头眩目晕，呕吐恶心，胸满气短，停痰留饮，咳嗽减食。或过饮伤酒，痰涎呕吐，并宜服之。

良姜炒　干姜炮　陈皮去白　青皮去白，各等分

右末，醋糊圆梧桐子大，每服三十圆至五十圆，汤饮任下，不拘时候。

●《是斋》**扶老强中圆**附：强中圆、益中圆

温暖五脏，大建脾胃，充肌壮气，通和血脉，消食除痰，破癥散积，宽膨进食。

神曲炒，二十两　麦蘖炒，十两　吴茱萸净炼，炒　干姜炮，各四两

右末，炼蜜圆梧桐子大，每四五十圆，不拘时，米饮熟水任下。又方，加陈皮、青皮各二两，常服，只用面糊圆。邢医士云：加白茯苓四两尤佳。

《张氏究原方》治脾胃宿冷，呕吐恶心，噫气吞酸，心胸痞满，停痰留饮，胁肋刺痛，体重不食，中酒吐酒。神曲炒、麦蘖炒、陈皮、青皮各去白、干姜炮、良姜用少油炒，各二两、半夏三两，汤泡。细末，面稀糊圆如梧桐子大，每四五十圆，姜汤熟水任下，加缩砂二两尤妙。名**强中圆**。

《是斋方》建脾暖胃，消化冷痰。治中满胀闷，噫气吞酸，心腹时痛，不进饮食。肉豆蔻麸裹煨、丁香各半两、神曲炒、麦蘖炒、干姜炮、良姜炒、陈皮各二两、枳壳去穰，麸炒，半两。细末，面糊圆梧桐子大，每五十圆，温米饮熟水任下，不拘时候。名**益中圆**。

卷之九

盱江　水月黎民寿景仁　撰

羡补门

● 《三因方》**卫生汤**

补虚劳，强五脏，调益卫荣，安和神志，缓中除烦，清肌退热，润泽容色。常服通畅血脉，不生痈疽，养胃生津。

黄芪八两　当归　白芍药各四两　甘草炙，一两

右为判散，每四钱，水盏半，煎七分，去滓，不以时。年老加酒半盏煎。

● 《本事方》**双和散**

补血益气，治伤寒中暑，疟疾大病之后，虚劳气之者，以此调治皆验，不热不冷，温而有补。

白芍药二两半　川芎　当归　黄芪各一两　熟地黄　官桂　甘草各三分

右为粗末，每四大钱，水盏半，姜三片，枣一枚，煎八分，去滓服。

● 《和剂》**十全大补汤**[1]

诸虚百损，荣卫不和，形体羸瘦，面黄背倦[2]，头眩耳重，口苦舌干，心忪多汗，吐衄喘嗽，饮食进退，寒热往来，遗精失血，脚膝酸疼。妇人崩漏，经候不调。病后未复。忧虑伤动气血，最宜服之。

人参去芦　白术　白茯苓焙　甘草炙　白芍药　官桂不火　黄芪蜜炙　川当归去芦　熟地黄洗，焙　川芎各等分

---

[1] 十全大补汤：此方在《和剂局方》卷五中名"十全饮"，同卷另有"十全大补汤"，方组相同，而主治症不同。

[2] 面黄背倦：《和剂局方》卷五"十全饮"作"面色痿黄，腰背倦痛"。

右㕮咀，每四钱，水盏半，生姜三片，枣一枚，煎七分，去滓，温服，空心食前。虚弱甚者，每服秤半两煎。嗽者，加五味子。有痰，加半夏。发热，加柴胡。有汗，加煅牡蛎。虚寒，加附子。寒甚，加干姜。有风气，加独活。所加并等分。若发热骨蒸，十补汤二两，入柴胡二两，作十服煎，未效再服。

●《叶氏方》**十补汤**

治诸虚不足，安益心肾。

白芍药一两　当归酒浸一宿　黄芪蜜炒　生干地黄洗　茯神去木，各半两　肉桂四钱，去皮　北五味子三钱　人参　白术　天台乌药　麦门冬去心，各二钱半　陈皮去白　酸枣仁微炒，各二钱　木香煨　半夏汤洗十次　沉香不见火，各一钱

右㕮咀，每二钱，水二盏半，生姜五片，枣三枚，同煎至一盏，去滓，通口服。

●《究原》**双补圆**附：一方

治一切虚损，五劳七伤，面色黧黑，唇口干燥发渴，目暗耳鸣，心忪气短，食少神倦，夜梦惊恐，四肢酸疼，寒热盗汗，小腹拘急，小便滑数。妇人诸疾，并宜服之。常服既济水火，益气安神。

鹿角霜三两　熟地黄洗，再蒸　菟丝子酒浸，蒸，研焙　沉香　覆盆子去枝、蒂　白茯苓去皮　人参去芦　宣木瓜　薏苡仁炒　黄芪炙　苁蓉洗，酒浸　五味子去枝，炒　石斛去根，炒　当归去芦，酒浸　泽泻切块，再蒸，各一两　麝香一钱，别研　朱砂半两，别研，为衣

右细末，炼蜜为圆梧桐子大，每五七十圆，空心，盐汤下。

《是斋方》用熟地黄半斤，补血、菟丝子半斤，补精。细末，酒糊圆，三汤[1]下，平补精血，不燥不热，理下部弱，肾冰冷。气不顺，沉香汤下。心气虚，茯苓汤下。心气烦躁不得睡，酸枣仁汤下。肾气动，茴

---

[1] 三汤：《普济方》卷二二四"双补圆"作"人参汤"。此"三"字当为"参"之误。然两个双补圆虽然主治症、方组、制法、服法及方后注均相同，出处则不同，《普济方》引自《朱氏集验方》，故未据改。

香汤下。小便少，车前子汤下。小便多，益智汤下，亦名**双补圆**。

◉《和剂方》**十补圆**

理真气虚损，下焦伤竭，脐腹强急，腰脚疼痛，亡血盗汗，遗泄白浊，大便自利，小便滑数。三消渴疾，饮食倍常，肌肉消瘦，阳事不举，颜色枯槁。久服补五脏，行荣卫，益精髓，进饮食。

川椒炒去汗、子并合口，二两　附子炮，去皮脐　干姜炮　桂心　菟丝子酒浸软，别研　厚朴去皮，姜汁制，炒　巴戟去心　破故纸炒　远志去心，姜汁浸，炒　赤石脂煅，各一两

右末，酒糊圆梧桐子大，温酒、盐汤任下五十圆。

◉《家藏》**鹿茸圆**附：麝香鹿茸圆二方、沉香鹿茸圆

治真元虚惫，五劳七伤，面色黧黑，唇口干燥，目暗耳鸣，心忪气短，精神昏倦，喜怒无常，饮食无味，四肢酸痛，举动乏力，小腹拘急，小便滑数，或时出血。

熟地黄洗焙，五两　山药三两　杜仲炒断丝，一两半　鹿茸燎去毛，酒浸，炙　附子炮，去皮脐　五味子　肉苁蓉酒浸一宿　牛膝酒浸一宿，各一两

右细末，面糊圆梧桐子大，每三十圆，温酒盐汤任下。

《和剂方》用药同，但炼蜜为圆，每剂一斤，以麝香一钱为衣。名**麝香鹿茸圆**。

《三因方》主诸虚百病，精气耗散，血少阳痿。服此调荣卫，利腰脚，补精血。用熟地黄二两、鹿茸酥炙，一两半、麝香一两，别研、沉香三分。细末，入麝香研，和蜜圆梧桐子大，空心，温酒盐汤任下三十圆。亦名**麝香鹿茸圆**。

补虚益真气，暖下焦，助老扶弱，久服强健。用鹿茸二两，酒炙、附子炮去皮脐、沉香各半两、麝一钱一字，别研。细末，将肉苁蓉一两半，酒煮烂，研细，别入酒，熬成膏和圆，如梧桐子大，每服五十圆，温酒盐汤任下，空心食前。名**沉香鹿茸圆**。

◉《叶氏方》**育神散**

理心气不宁，三二十年不可者皆治。虚弱多惊，神色昏愦，怔忪健

忘。言语无节，有类癫邪。心志不定，饮食无味，小便白浊。

人参去芦　白术　白茯苓去皮　甘草炙　当归酒浸　龙脑子剉研如粉，临时和入　白茯神去木　干姜炮　防风去芦　远志去心　赤石脂别研如粉，临时和入　紫菀茸　桂心去皮，不火，临时入　红芍药[1]各等分

右细末，和匀，每服二钱，水一盏，姜三片，枣一枚，煎七分，食后服。

● 龙齿汤

理心怔惊悸，常怀忧虑，神思昏昧，如人将捕状，小便赤少，或多或浊。

官桂二两半　半夏二两，浸泡　人参去芦　白茯苓去皮　甘草炙　当归　龙齿研　桔梗炒　远志去心　枳壳去穰，麸炒，一两半　黄芪蜜炙　茯神各一两，去木

右末，每三钱，水一盏半，生姜三片，枣一枚，粳米百粒，煎取七分，食前服。

●《和剂》妙香散附：一方

理大夫、妇人心气不足，意志不定，喜怒不常，头目昏眩，饮食无味，惊悸恐怖，悲忧虚烦，少睡，夜多盗汗。常服补益气血，安神镇心。

茯苓去皮，不焙　茯神去皮木　山药姜炙　远志去心，炒　黄芪炙，各一两　人参　甘草炙　桔梗各半两，炒　辰砂三钱，别研　木香二钱半　麝香一钱，别研

右细末，每服二钱，温酒调下。

王荆公安神和精，定心气。用人参、益智、五色龙骨各一两、茯苓、茯神、远志去心，各半两、朱砂研、甘草炙，各一分。为末，每服二钱，空心温酒调下。亦名妙香散。

● 叶氏定心汤

理心气不足，荣血衰少，多畏不乐，精神昏昧，魂魄飞扬，心神离

---

[1] 红芍药：即赤芍药。

散，梦中失精，白浊。

人参_{去芦} 白茯苓_{去皮} 茯神_{去木} 黄芪_{蜜炙，各三两} 白术 赤石脂_研 川芎 厚朴_{姜汁炙} 紫菀茸 防风_{各二两} 麦门冬_{去心，一两半} 官桂_{去皮} 甘草_{炙，各一两}

右粗末，每服三钱，水盏半，赤小豆七十粒，煎七分，去滓，食后，通口服。

● 十四友圆_论

补虚益血，收敛心气，怔忪昏愦，神志不宁，眠卧不得。经曰：脏有所伤，情有所倚，则卧不安。

龙齿_{研细，水飞，二两} 人参_{去芦} 当归_{酒浸} 紫石英_{研细，水飞} 白茯苓_{去皮} 茯神_{去心中木} 黄芪_{蜜炙} 柏子仁_{研细} 酸枣仁_{炒香，别研} 肉桂_{不火} 远志_{汤浸软，去心，酒洒，蒸一饮久，焙干} 熟地黄_洗 阿胶_{蛤粉炒，各一两} 朱砂_{别研，二钱重}

右末，搅，拌和，炼蜜圆如梧桐子大，朱砂为衣，每服三十圆，煎枣汤下，食后临卧。

韩魏王云：余旧有心疾，怔忡健忘，梦寐恍惚，夜不得眠，世所传心药，服皆无效。邂逅一良医，说甚有理，谓之疾由忧悲思虑，耗损心血而得，若服发散药如菖蒲类，则气愈散，只宜用当归、地黄滋养，龙齿、朱砂安镇，阿胶补之，酸枣仁收敛，黄芪补气，肉桂行血，此方乃集诸家之善，为吾之益友也，故名十四友圆。

●《本事》宁志膏_论

治心脏虚亏，神志不守，恐怖惊惕，当多恍惚，易于健忘，睡卧不宁，梦涉危险，一切心疾，并皆治之。

人参_{去芦，为末} 酸枣仁_{微炒，去皮，研，各一两} 辰砂_{研细，水飞，半两} 乳香_{一分，乳钵坐水盆中，研}

右研停，炼蜜和杵圆弹子大，每服一粒，薄荷汤化下，温酒、枣汤亦得，空心临卧。

予族弟妇缘兵火失心，制此与服，二十粒愈，亲识多传去，服之皆验。

◉《家藏[1]》**天王补心丹**

宁心保神，益血固精，壮力强志，令人不忘，清三焦，化痰涎，祛烦热，除惊悸，疗咽干口燥，育养心气。

熟地黄四两，洗 人参去芦 白茯苓去皮 远志去心 石菖蒲去毛 黑参 柏子仁 桔梗去芦 天门冬去心 丹参洗 酸枣仁炒 甘草炙 麦门冬去心 百部洗 杜仲姜汁炒断丝 茯神去木 当归 五味子各一两

右炼蜜圆，每一两作十圆，金箔为衣，每一圆，灯心枣汤化下，食后，临卧服。

◉ **惊气圆**[2]论

治惊忧积气，心受风邪，发则牙关紧急，涎潮昏塞，醒则精神[3]若痴。

紫苏子一两，略炒 南星洗浸，薄切片，姜汁浸一夕 附子炮 南木香不火 白僵蚕炒去丝嘴 天麻 花蛇酒炙 橘皮 麻黄各半两，去节 干蝎 朱砂留少许为衣，各一分

右为末，入脑、麝少许，同研极停，炼蜜杵圆龙眼大，每服一粒，金银薄荷汤化下，温酒亦得。

予家秘方也。戊申年军中一人犯法，褫衣将受刃，得释，神失如痴，予与一粒，服讫而寐，及觉，病已失矣。

江东提辖张载扬，其妻因避寇，失心已数年，予授此方，不终剂而愈。

黄山沃巡检彦，其妻狂厥踰年，更数十医而不验。予授此方，去附子加铁粉，亦不终剂而愈。铁粉非但化涎镇心，至如摧抑肝邪特异，若多恚恕，邪气太盛，铁粉能制伏之。《素问》言：阳厥狂怒，治以铁落饮。金制木之意也。此亦前人未尝论及。

---

[1]家藏：亦即南宋杨倓《杨氏家藏方》。此方见其书卷十。
[2]惊气圆：此方出自《和剂局方》卷一，包括方后注医案均如此。
[3]神：原脱，据《和剂局方》卷一"惊气圆"补。

●《本事》**辰砂远志圆**附：远志平肝圆

安神镇心。治惊悸，消风痰，止头眩。

白附子　石菖蒲去毛　远志去心　人参　白茯神去木　麦门冬去心　川芎　山药　半夏曲　铁粉　天麻　南星㓤，炒黄，各半两　辰砂别研　北细辛各一分

右细末，生姜五两取汁，入水煮糊圆绿豆大，别以朱砂为衣，每服二十粒，夜卧生姜汤下，小儿减圆数。

《叶氏方》治忧愁思虑，痰气潮作，如醉如痴，精神不守，大便难，小便浊，头目眩晕。用药与上方同，但去天麻、南星耳。用水糊圆如梧桐子大，每服四十圆，生姜薄荷汤下，日午夜卧服，名**远志平肝圆**。

●《叶氏》**三匮圆**

治心气不足，大补心肾。

大附子一个，七八钱重者，汤浸，洗去黑皮，脐作窍　辰砂一两，研，入附子窍内，不尽者留，入木瓜内，铺盖附子　大木瓜一个，去皮穰，作缸子，入附子在内，须留盆子盖之，用竹钉签定，蒸熟，拣去竹钉

一法　用人参切片，砌定附子，于木瓜内蒸，尤妙。

右用白瓷碗盛木瓜缸子，于甑内蒸，候附子烂熟，要无白为度，同于砂盆内研细，如糊，次入干茯神末，拌和，圆如梧桐子大，每服十五圆、二十圆，人参汤空心服，或温酒亦得。

●《杨氏家藏方》**香砂散**[1]旧名朱麝散，今改之。

治心转不定，好登高临险，恶言骂詈，不避亲疏，日夜狂走，独语独笑，或登高叫怒，举止非常，大便秘结，小便赤涩，解衣裸露，不得安处，虚言忘乱，称神说鬼。

颗块朱砂研如粉　麝香研

右二味，同研均，用无灰酒，满注于埧瓶内，以糠头火，慢烧于瓶外，约一时久，用银箸搅，令热，随病人饮得酒多少，须至醉方止。俟

---

[1]《杨氏家藏方》朱砂散：今本《杨氏家藏方》查无此方。据《普济方》卷一〇一引出《十便良方》。

患人睡着，以衣被厚盖，令汗出，其病自愈。每酒二升，使朱砂半两，麝香二铢。如病人只能饮一升酒，止用朱砂一分[1]，麝一铢。

● 《鸡峰备急方》**辰砂散**[2]

治风邪诸痫，狂言妄[3]走，精神恍惚，思虑迷乱，乍歌乍哭，饮食无常，疾发仆地，吐沫带白，魂魄不守，医禁不治。

块颗朱砂四钱，研细　酸枣仁二钱　乳香二钱，研

右件为末匀，量患人饮酒几何，先须恣饮，令沉醉，但勿至吐。静室中以前药，都为一服，温酒一盏调，顿服，令盖。服药讫，便安置状枕令睡。如饮酒素多，但随其量。病浅一两日，深者三五日睡。不觉，令家人密伺之，觉即神魂定矣。谨勿惊触着，才被惊动，更不复治。

● 《叶氏经验方》**雄朱圆**

治丈夫、妇人因惊忧失心，或思虑过当，气结不散，积成痰涎，留灌心包，久而不去，窒塞心窍，遂成心气不宁，狂言妄语，叫呼奔走。

块颗辰砂一分，研　雄黄有墙壁明净者，一分，研　白附子一钱，为末

右拌匀，以猪心血和圆如梧桐子大，更别以朱砂为衣，每三粒，用人参、菖蒲浓煎汤，吞下疾去。常服一粒，能安魂定魄，补心气，镇神灵，化痰利膈。

● 《三因方》**参香散**

治诸虚百损，肢体沉重，情思不乐，心神不宁，夜多异梦，盗汗失精，恐怖烦悸，喜怒无时，口干咽燥，欲饮水，饮食减少，肌肉瘦悴，渐成劳瘵。

人参　白茯苓去皮　白术　黄芪蜜炙　山药　莲肉去心，各一两　甘草三分，炙　乌药　缩砂仁　橘红　干姜炮，各半两　南木香　丁香　檀香各一分　沉香二钱

---

[1] 朱砂一分："每酒二升使朱砂半两"，而"只能饮一升酒止用朱砂一分"，朱砂之用量半两与一分差距甚大。然《黎居士方》原书确实如此，《普济方》所引也如此，存疑。

[2] 辰砂散：《普济方》卷一〇〇引"辰砂散"出《十便良方》，然方剂相同。

[3] 妄：原作"志"，据《普济方》卷一〇〇引"辰砂散"作"狂言妄走"，意长。

右为粗末，每四钱，水一大盏，姜三片，枣一枚，同煎七分，去滓，食前服。

一法：有炮熟附子半两，常服补精血，调心气，进饮食，安神守中，功效不尽述。

《类证治未病方》**神效莲心散**

治虚劳人，或大病后，心虚脾弱，盗汗痰壅，梦遗白浊，滑泄倦怠，饮食不进。方具辅阳门。

《和剂》**参苓白术散**

理心脾气弱，神昏体倦，饮食不进，多困少力，中满痞噫，心忪上喘，呕吐泄泻。

人参　白茯苓　白术　山药　甘草炒，各二两　缩砂仁　桔梗炒令深黄色　莲肉　薏苡仁各一两　白扁豆一两半，姜汁浸，去皮

右为细末，每服二钱，枣汤调下，小儿量岁数与之。此药中和不热，久服养气育神，醒脾悦色，顺正辟邪。

七珍散附：八珍散

开胃养气进食。

人参去芦　白术　黄芪蜜炙　山药　白茯苓去皮　甘草炙　粟米微炒，各一两

右为细末，姜枣同煎。

如大故不思饮食，加白扁豆一两，蒸用，名**八珍散**。

《本事方》**五味子圆**

平肺气，补虚消饮。

五味子二两　人参　桂心　槟榔煨　青皮　杏仁汤去皮尖　细辛去苗，各一两　干姜炮　附子炮去皮脐，各半两

右末，蜜圆如梧桐子大，每服三四十圆，酒或汤下，空心，食前，日三服。

叶氏**人参固本圆**一名二黄圆。

夫人心生血，血生气，气生精，精盛则须发不白，颜貌不衰，延年

益寿。其夭阏者，多由服性热之药，不能滋生精血也。而药之滋补者，无出生熟二地黄，天麦二门冬，人徒知服二地黄，而不知以二门冬为引也。盖生地黄能生精血，用天门冬引入所生之地；熟地黄能补精血，用麦门冬引入所补之地。四味互相该载本草。又以人参为通心气之主使，五味并归于心，而药之滋补诚无过此。

生地黄_洗　熟地黄_{洗，再蒸}　天门冬_{去皮}　麦门冬_{去心，各一两}　人参_{半两}

右五味，为末，炼蜜圆如梧桐子大，空心，温酒、盐汤下，三十圆服至十日。明目二十日，不汤。自此以往，可致长生。

●《究原方》**心肾圆**

理水火不既济，恍惚多忘，心忪盗汗，夜梦惊恐，目暗耳鸣，悲忧不乐，腰膝缓弱，四肢酸疼，小便数而赤浊，精滑梦遗。常服养心神，补气血，生津液，进饮食，安神定志。

菟丝子_{酒浸，蒸，碾成饼，三两}　牛膝_{去苗，酒浸}　熟地黄_{洗，再蒸}　苁蓉_{酒浸，各二两}　鹿茸_{燎去毛，好酒涂炙}　附子_{炮，去皮脐}　当归_{去芦，酒浸}　黄芪_{蜜炙}　山药_炒　龙骨_{煅，各一两}

右细末，用浸药酒煮薄面糊为圆梧桐子大，每服五七十圆，枣汤下，空心，食前。

●《叶氏方》**镇心爽神汤**

理心肾不交，养上盛下虚，心神恍惚，睡多惊悸，小便频数，遗泄白浊。常服镇心安神。

石菖蒲_{半两，去毛}　甘草_{炙黄，四钱}　人参_{去芦}　赤茯苓_{去皮}　当归_{酒浸，各二钱}　南星_{炮，一分}　橘皮_{去白}　干山药　紫菀_{去芦}　半夏_{汤洗七次}　川芎_{不火}　五味子_{去梗}　细辛_{去苗}　柏子仁_{微炒}　枸杞子_{各二钱}　通草　麦门冬_{去心}　酸枣仁_{汤浸，去壳，炒}　覆盆子_{各一钱半}

右粗末，每服三钱，水一大盏，蜜一匙，煎服五分，去滓，取药汁，入麝香少许，再煎一二沸，放令温，不拘时候。

●《本事方》**五味子圆**

理肝肾俱虚，收敛精气，补真戢阳，充悦肌肤，美饮食，止虚汗。

益智仁炒　肉苁蓉酒浸，焙　川巴戟去心　人参　五味子去梗　骨碎补去毛　土茴香[1]炒　白术　覆盆子　白龙骨　熟地黄洗　牡蛎煅　菟丝子各等分

右细末，炼蜜杵圆如梧桐子大，焙干，每服三十圆，空心，食前，米饮下，日二三服。

●《本事方》**思仙续断圆**

理肝肾风虚，腰脊疼痛，脚膝不可践地。风毒流注下经，行步艰难，小便遗沥。补五脏内伤，调中益智，凉血益精，坚强筋骨，耐老轻身。

思仙木杜仲也，炒断丝　生地黄各五两　萆薢四两　防风去芦　薏苡仁五加皮　牛膝酒浸　羌活　川续断各三两

右细末，好酒三升，化青盐三两，用木瓜半斤，去皮子，以盐酒煮木瓜成膏，和杵圆梧桐子大，若膏子少，益以酒糊。每服三五十圆，空心，食前，温酒、盐汤任下。

●《本事方》**薏苡仁散**

治湿伤肾，肾不养肝，肝自生风，遂成风湿，流注四肢筋骨，或入左肩髃，肌肉疼痛，渐入左指中。

薏苡仁一两　人参　当归酒浸　川乌炮　川芎　白术　羌活　桂心防风去芦　茵芋炒　麻黄去根节　干姜炮　独活　甘草各半两，炙

右细末，每二钱，空心，临卧酒调下，日三服。

●《和剂方》**橘皮煎圆**

理脾肾久虚积冷，面色痿黄，呕吐痰水，饮食减少，心腹疼痛，肋肋胀满，绕脐强急，大肠虚滑，小便频数，肌肤瘦瘁，腰膝缓弱，肢体怠惰。上气咳嗽，痃癖积聚，久疟久痢，肠风痔瘘。妇人血海虚冷，赤白带下，久无子息。

陈皮去白，取十五两净末，熬膏子　金钗石斛　穿心巴戟去心　川牛膝

---

[1] 土茴香：即小茴香。

酒浸 肉苁蓉酒浸，炙 茄子鹿茸火燎去毛，劈开，酒浸，炙 菟丝子酒浸，焙燥，捣 阳起石酒浸，焙干，研如粉 杜仲炙，去丝 厚朴去皮，姜汁浸，炙 附子炮裂，去皮脐 干姜炮裂 肉桂去皮 京三棱煨热，切片 吴茱萸水淘，去浮者，焙干 当归去芦 草薢各三两 甘草炙，一两

右一十七味，为末，先用酒五升，于银、石器内，将橘皮末于酒内煎如饧，然后入诸药末，一处合和，搜停，更入臼内捣五百杵，圆如梧子大，每服五十圆至七十圆，空心，温酒下，盐汤亦可。

● 张仲景**肾气地黄圆**《和剂》名八味圆。论

理肾气虚乏，脾元冷惫，面色黧黑，饮食不思，脐腹疼痛，夜多漩溺，脚膝缓弱，肢体倦怠。虚劳不足，渴欲饮水，腰重疼痛，小腹拘急，小便不利。脚气上攻，小腹不仁。男子消渴，小便反多。妇人转胞，小便不通。

熟干地黄八两，洗，蒸 山药 山茱萸去核，各四两 肉桂去皮 牡丹皮 泽泻 白茯苓去皮，各三两 附子炮，去皮脐，二两

右为末，炼蜜为圆如梧子大，每五十圆加至七十圆，空心，温酒下，日二服。久服壮元阳，益精髓，活血驻颜，强志轻身。

脾恶湿，肾恶燥，如硫黄、附子、钟乳、炼丹之类，皆刚剂也，用以助阳，补接真气则可，若云补肾，则正肾所恶者。古人制方益肾，皆滋润之药，故仲景八味圆本谓之肾气圆，以地黄为主，正补肾经也，用附子为佐，以助脾元也。

● 《本事方》**地黄圆**

理脾肾气虚，或时脚肿。

五味子去梗 肉苁蓉酒浸，焙 白茯苓去皮 泽泻各三两 熟地黄二两半，洗 箭杆黄芪[1]一两 桂枝 附子各半两

右末，炼蜜圆如梧桐子大，每服四五十圆，空心酒下，食前，再服。

---

[1] 箭杆黄芪：杆，原作一字阙。《本事普济方》卷二"地黄圆"黄芪一药后有小字注"独茎者，蜜水涂，炙，一两"。古人认为，黄芪以独茎而紧实如箭簳者为良，南宋陈自明《外科精要》有用"绵黄耆箭杆者"。据补。

● 《良方[1]》 **进食散** 论

理脾元虚冷，不思饮食。久病脾虚，全不食者，只一二服，便顿思食。

甘草一两，炙　肉桂去皮　良姜炒　陈皮去白　青皮各一分　诃子五个，煨，去核　草豆蔻三个，去皮　川乌头一个，炮

右为散，每二钱，生姜一片，水一中盏，煎七分，空心服。

泸州李潜方。潜，名医也。予目见其在真州，治贾使君之女，已五十余日，病脾，多呕吐，都不进食久，医绝无验。潜投此药，一服遂食蒸饼半枚，明日百味皆思。潜云：此药进食极神。予疑此药太热，潜云：不然，用之三十年，无不效者。

● 《本事方》 **二神圆** 论

治脾肾虚弱，全不进食。

破故纸四两，炒　肉豆蔻二两，生

右细末，用大肥枣四十九枚，生姜四两，切片同煮，枣烂去姜，取枣剥去皮、核，用肉研为膏，入药和杵，圆如梧桐子大，每服三十圆，盐汤下。

有人全不进食，服补脾药皆不验，予授此方服之，顿然能食。此病不可全作脾虚，由肾气怯弱，真元衰劣，自是不能消化饮食。譬如鼎釜之中置诸米谷，下无火力，虽终日，米不熟。其何能化？黄鲁直尝记服菟丝子，净淘酒浸，曝干，日抄数匙，以酒下，十日外饮啖如汤沃雪，亦知此理也。

---

[1] 良方：即沈括、苏轼之《苏沈良方》。此方见其书卷四。

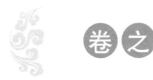

盱江　水月　黎民寿景仁　撰

六气门

诸　风

●《千金[1]》**小续命汤** 附：四时加减续命汤、西州续命汤

治卒中风欲死，身体缓急，口目不正，舌强不能语，奄奄忽忽，神情闷乱。历观此汤，治诸风，不拘病之轻重，表里深浅，服之皆验，不令人虚。

防风去芦，一两半　麻黄去节，汤煮去沫　防己　人参　黄芩　桂心杏仁烫去皮尖　白芍药　甘草炙　川芎各一两　附子一枚，炮，去皮脐。《和剂方》用半两

右剉散，每四钱，水一盏[2]半，姜七片，枣二枚，同煎七分，去滓，不拘时候。取汗随人虚实，当所中轻重也。有人脚弱，服之六七剂，得瘥。有风疹家，天阴节变，取合服之，可以防瘖。《小品》《千金翼》同。《深师录验方》有白术，不用杏仁。《救急方》无川芎、杏仁。《延年方》无防风。《崔氏外台方[3]》不用防己。忌猪肉、冷水、海藻、菘菜、生葱。一本云：恍惚者，加茯神、远志。骨节烦疼，本有热者，去附子，倍芍药。《宋氏药证》云：烦躁，大便涩，本有热者，

---

[1] 千金：即唐氏孙思邈《备急千金要方》。此方见于其书卷二。

[2] 盏：原作"钱"，据文义改。

[3] 崔氏外台方：此处引用有误。当为唐代王焘《外台秘要》引"崔氏小续命汤"。见今本《外台秘要》卷十四，其方无防己，"忌猪肉、冷水、海藻、菘菜、生葱"。

去附子，倍芍药，加竹沥。脏寒，大便利，本有寒者，去黄芩，加白术、附子。骨肉冷痛者，加肉桂、附子。烦多惊者，加犀角。呕逆腹胀，加人参、半夏。自汗者去麻黄。《究原方》云：中风，语言謇涩，手足颤掉，加石菖蒲、竹沥。大便秘，胸膈不快，加枳实、大黄。气塞不通，加沉香。有痰加天南星，炮切数片。

《叶氏方》有羌活、川乌蛇去皮尖、当归去芦，无防己，通前共十三味。春加麻黄一两，夏加黄芩三两，秋加当归四两，冬加附子半两。风虚，加川芎一两。失瘖，加杏仁一两。燥渴，加麦门冬、干葛各一两。身疼痛，加秦艽一两。上气浮肿喘急，加防风一两，名**四时加减续命汤**。

《千金方》治中风痱，身体不知自收，口不能言，冒昧不识人，背痛拘急，不得转侧，用麻黄六两，去根节、石膏四两、桂心二两、甘草炙、川芎、干姜炮、黄芩、当归各一两、杏仁三十个，去皮尖，㕮咀，每服五钱，水二盏[1]，生姜三片，煎至一盏，去滓，温服，名**西州续命汤**。

⦿《和剂方》**人参顺气散**易名通气驱风汤。附：乌药顺气散、论

治男子、妇人血气虚弱，虚风攻疰，肌体颤掉，肩背刺痛，手脚拳挛，口眼㖞斜，半身不遂，头目眩晕，痰涎壅盛，语言謇涩，行步艰难，心忪气短，客风所凑，四肢拘急，鼻塞头疼。脾胃不和，心腹刺痛，胃膈不快，少力多困，精神不爽，可思饮食，呕吐恶心，霍乱吐泻。胎前产后但是气虚，百病皆可服之。常服调荣卫，进食去风，通滞气。

天台乌药五两　桔梗去芦　川芷　川芎　甘草炙　陈皮去白　白术各二两半　麻黄去根节　枳壳去瓤，面炒，各两半　干姜炮，七钱半　人参去芦，半两

右细末，每三钱，水一盏，姜二片，枣一枚，煎至八分，食前服。

---

[1] 盏：原作"钱"。《备急千金要方》卷八"西州续命汤"煎服法文字比较多，云"以水一斗二升煮麻黄，再沸，掠去上沫，后下诸药，煮取四升（此后略）"。故此处只能据文义改为"盏"。

伤风鼻塞头疼，葱白、薄苛煎。妇人血气，当归煎。

一方，去白术、人参，加僵蚕_{炒去丝嘴，各一两}、干姜_{半两，细末}，生姜、薄荷煎。治风气不须，手足偏枯，流注经络，并湿毒进袭，腿膝挛痹，筋骨疼痛，大有功效。若用治气，去薄荷，增枣煎，名**乌药顺气散**。

血虚生风，气痹之状，亦类中风。世人呼曰：中气。所谓热则生风，盖大纲之论。其实疼痛瘫痪，纵掣挛痹之证，因于血虚、气不流行者为多，间有起居不节，为贼风所中，亦必因虚而得。故治风以暖散中通为先，通则痰气不熏蒸，风亦自得以据散。小续命汤，古今治风良方也，但无通气药，不可独用，复以此药兼而治之，成功必矣。

● 《易简方》**三生饮**_{附：星香饮、附香饮、星附汤、三建汤、雄附省风汤、大醒风汤、三奇汤、《资寿方》、羌活散、姜附汤、附子汤、论}

治卒中，昏不知人，口眼㖞斜，半身不遂，咽喉作声，痰气上壅，无问外感风寒、内伤喜怒并宜服。痰厥、饮厥、气虚眩晕，悉有神效。口开手撒，眼合遗尿，声如鼾睡者，并难治。

天南星_{一两}　川乌_{半两}　附子_{半两}　木香_{二钱半}

右㕮咀，每半两，水二盏，生姜十片，煎至六分，去滓，温服。亦有用天雄代附子者。痰饮厥逆，气虚眩晕，只用本方。若头目昏疼，肌肉瞤动，气息短急，及癫痫等患，多由痰气所致，此药最宜。

气盛人用天南星八钱，木香二钱，㕮咀，分两服，每用水二大盏，生姜十四片，煎至六分，去滓，温服，名**星香饮**。

气虚人用生附子半两，木香二钱，㕮咀，分两服，每用水二盏，生姜十四片，煎至六分，去滓，温服，名**附香饮**。

用天南星、生附子等分，㕮咀，每服三四钱，加南木香少许，水二盏，生姜十四片，煎至七分，去滓服，治中风麻痹，兼疗手足十指疼痛，名**星附汤**。

用附子、乌头、天雄三味等分，生用，薄切，每一两，生姜对半用，水三盏，煎至盏半，去滓，温服，治中风风涎，不省人事，名三建汤。

赵奉议方用附子一枚，七钱重者、天雄一枚，一两重者、天南星一枚，一两重者，并生用，去皮脐、蝎梢半两。咬咀，生姜煎服。治中风涎潮，牙关紧急，不省人事，正宜服此。名**雄附省风汤**。

用附子、天南星各一两，并生用、全蝎半两、川芎、防风各一分。咬咀，姜煎服。治诸风卒中，涎潮痰厥，神昏语涩。名**大醒风汤**。

用南星四两，生用、防风二两、甘草一两。咬咀，每五钱，水两盏，姜十片，同煎七分，去滓，温服。治中风口噤，全不能语。左瘫右痪，口眼㖞斜。半身不遂，手足顽麻，诸风痰作头目眩晕，并皆治之。若气不和，加木香两钱半。头目如虫行者，加全蝎一钱。头晕疼痛者，天麻半两煎，临熟入麝香少许服，名**三奇汤**。

《资寿方[1]》用附子、南星各一枚，八钱以上重者，生，去皮脐。咬咀，以水四升，生姜三十片同煎，候水减半，即滤去滓，调后药。蝎梢、白僵蚕炒黄，去丝嘴，各三钱。为末，分三服。治中风语涩，涎盛，四肢不举。

用附子一双、羌活、乌药各一两。咬咀，每半两，水四盏，慢火煎至两盏，去滓，分二服。治中风偏废，名**羌活散**。

用熟附子、干姜等分。咬咀，每四钱，水二盏，煎至六分，去滓，温服。中风口噤，四肢强直，失音不语，或卒然晕倒，口吐涎沫，状如暗风，手足厥冷，或复烦躁。名**姜附汤**。

用熟附子、人参各半两、茴香炒、茯苓、山药各一分、粉草炙、干姜炮，各七钱半。咬咀，生姜、盐煎。治因房室虚乏为风所中，恶风多汗，身疼骨痿，曰内风。名**附子汤**。

风之为病，善行数变，其中人也卒，其眩人也晕，激人涎浮，昏人神乱，仓卒之间，何者为治？治者不过乌、附、南星、木香辈最为功。用亦须审量其人气体虚盛，然后投汤，则方无失一。诸方用药皆相近，

---

[1] 资寿方："方"字原脱，据目录补。此为宋代方书，今佚，未见书目著录。

但略有少差尔，并集于三生饮下，以俟采择。

● 《叶氏录验方》**通顶散**附：搐鼻揩牙法

初中风口噤，不省人事者，先用此药搐鼻，令醒，方用别药。伤风头疼昏眩，妙甚。

黄踯躅一分，为末　雄黄一分，飞研　细辛半两，为末

右三味，和停，不省人事时，挑少许搐入鼻中即醒，涎出口开，方可投药。

治卒中口噤，不省人事者，用细辛、皂角各少许为末，或只用半夏为末，以芦管吹入鼻中，候喷嚏，苏后进药。

搐鼻揩牙法[1]　《药证病源[2]》云：或失音不语，精神昏愦者，如能言语，牙关紧急者，用细辛末搐鼻或揩牙。一法：用白梅擦牙，更以菖蒲末着舌下，牙关即开，仓卒皆可选用。

● 《杨氏方》**天仙膏**附：天南星膏

治男子、女人卒暴中风，口眼㖞斜。

天南星　草乌头各一枚　白僵蚕七枚　白及一钱

右细末，生鲜鱼血调敷㖞处，觉正便用温水洗去。

天南星末、生姜汁调摊纸上，贴之，左歪贴右，右歪贴左，才正便洗去，名**天南星膏**。

耳垂下，麦粒大艾炷灸三粒，左引右灸，右引左灸。治中风口眼㖞斜不正。

● 《资寿方》**解语汤**附：独活汤、论

治中风客于心脾二经，舌强不能言，半身不遂，口眼㖞斜，神气不清，一切风气，并治之。

附子炮　防风去芦　天麻　酸枣仁炒，各一两　羚羊角屑　官桂各七钱半　甘草炙　羌活各半两

---

[1] 搐鼻揩牙法：原脱，据目录补。
[2] 药证病源：《通志艺文略》著录"药证病源歌，五卷，蒋淮撰"，当即此书。

右为粗末，每半两，水二盏，煎八分，去滓，入竹沥两匙，再煎三两沸，温服无时，两滓并煎。

取竹沥法：用青竹数竿，截长一尺二寸许，劈破作两片，用砖两口对立，相去八寸，置竹地上仰安，可急着火，砖外两头，各置盏，以盛沥。沥尽，以绢滤澄清。夏秋须沉冷水中，防沥酸。大热有风，人亦可单服，冷暖随意，勿过度，荆沥亦然。

治中风不能言，四肢不收，手足嚲曳。独活、白芍药、桂心、瓜蒌根各二两、甘草三两。剉散，每四钱，姜五片，水二盏，煎六分，去滓，入生葛汁一合，和服。名**独活汤**。

脾脉络胃挟咽，连舌本，散舌下；心之别脉系舌本。今心脾二脏受风邪，故舌强不得语也。

● 《杨氏方[1]》**神柏散**

治中风不省人事，涎潮口噤，语言不出，手足嚲曳。得病之日，便进此药，可使风退气和，不成废人。

柏叶一握，去枝　葱白一握，同根

右同研如泥，用无灰酒一升，同煎一二十沸，去滓，温服，不拘时。如不饮酒，须分作四五服，服尽方进他药。

● 《许学士方[2]》**救急稀涎散**

治中风忽然昏若醉形，体昏闷，四肢不收，风涎潮于上膈，气闭不通。

猪牙皂角四个，肥实并不曾蛀者，去黑皮　光明晋矾一两

右细末，研匀，轻者半钱匕，重者三钱匕，温水调灌下。不大呕吐，但微微冷涎，出一二升便得，惺惺次缓[3]而调理，不可大吐，恐虚人。

[1] 杨氏方：即宋代杨倓《杨氏家藏方》。此方见其书卷一。
[2] 许学士方：即许叔微《普济本事方》。此方见其书卷一。
[3] 惺惺次缓：《普济本事方》卷一"救急稀涎散"作"醒醒次缓"。此句意指从意识模糊到清醒，一步一步缓慢调理。

● 胜金圆论

治证如前。一名朱砂圆。

生薄荷半斤　猪牙皂角二两，捶碎，二味一处擂，取汁，慢火熬成膏　瓜蒂末　藜芦末各一两　朱砂半两，别研

右将朱砂一分，与二味研停，用膏子搜和圆如龙眼大，以余朱砂为衣，温酒化一圆，甚者二圆，以吐为度。得吐即省，不省不可治。

《必用方》论中风无吐法，引金虎碧霞[1]为戒，且如卒暴涎生，声如引锯，牙关紧急，气闭不行，汤药不能入，命在须臾，执以无吐法可乎？但不当用银粉药，恐损脾，坏人四肢。而许学士云：予用此二方，每每有验，其或基本素弱，痰浮于上，乃精液不守，却忌于吐，吐甚痰脱，则精竭而毙矣。法当以好丹镇坠，以主气，用南星、附子发痰归经，乃为善治。

● 《全生方》虎骨散

治半身不遂，肌肉干燥，渐渐细瘦，时或疼痛，由血少气胜，风邪留于脉络，荣卫不得运行，名曰偏枯。谨勿用麻黄药发汗，重亡津液，愈耗其血也，当润筋去风。

当归二两　赤芍药　川续断　白术　藁本　虎骨各一两　乌蛇肉半两

右为细末，每二钱，温酒调下，食后。骨中烦疼，加生地黄一两。脏寒自利者，加天雄半两。

● 《鸡峰方[2]》活血丹

治一边足膝无力，渐渐干瘦，上牵胁肋，下连膝胫，筋脉挛急，妨于步履，由病后重亡津液，血少不能荣养于筋故也。

干地黄三两　白芍药　当归　川续断　白术各一两

右为末，酒糊圆梧子大，每三十圆，温酒下。

---

[1] 金虎碧霞："金虎"即《和剂局方》卷一"牛黄金虎丹"。"碧霞"即同书卷二"碧霞丹"，均为治中风痰壅之成药，含天雄、附子、乌头、南星等有毒之药。

[2] 鸡峰方：即南宋张锐《鸡峰普济方》之简称。此方见其书卷二。

● 《千金方》**大八风汤**

主毒风顽痹㿗曳，手足不遂，肢体偏枯，气弱不任。风入五脏，恍惚多言，喜忘恐怖，肢节疼痛，头眩烦闷，腰脊强直，不能俯仰，腹满不食，咳嗽。始得病时，卒倒闷绝，失瘖不语，半身不遂，沉重不仁，皆由体虚忤少，不避风冷所致。

当归二两半 桂心 干姜 甘草各二两 升麻 五味子各一两半 乌头 黄芩 芍药 远志 独活 防风 川芎 麻黄 秦艽 石斛 人参 茯苓 石膏 黄芪 紫菀各一两 大豆一升，《千金翼》云二合 杏仁四十枚

右㕮咀，每四钱，水一盏半，酒半盏，同煎六分，去滓服，量人虚实加减服。

● **太乙神精丹**附：六乙泥法

治风痱、尸厥、鬼疰、飞尸。

雄黄油煎七日 雌黄 丹砂光莹者 曾青 磁石各一两 金牙石六钱

右各研细，将雄雌二黄、丹砂醋浸三日，曾青用好酒于铜器中浸，纸封，曝百日，急用七日亦得。如天阴，以火焙干。六味同研匀，用砂盒盛，令药满，得三分许，以此准盒子大小。先以赤石脂末固缝，外用六乙泥固济讫，须候透干，以晴明六合吉日[1]合，别用泥作三个柱子，高五寸，令平稳，如鼎足状，安盒子，下置火三斤，逐旋添炭，常令及五斤。只在盒底，不得过口。五日为度，于冷水中浸盒子，候泥透，剥去泥，将盒子轻手取开。其药精英五色，尽在盖上，亦有三色者，纯白为上。研细枣肉圆如粟米大，每一粒，饮服。如口噤牙紧，去前两齿，灌下即苏。

六乙泥法

矾石黄泥裹，火烧一伏时，研细 蚯蚓粪 碱土 盐 黄矾远看如金丝色，精明其色本绿，以黄泥裹火烧通赤如血，取研，各一两 黄泥一斤

---

[1] 六合吉日：旧时谓十二地支有六组具"相合"关系，即子丑、寅亥、卯戌、辰酉、巳申、午未。若本月地支遇与某日地支相合，此日即"六合吉日"。如正月地支为寅，则此月亥日即属六合日。

右同为末，以纸筋一处捣和成泥。

● **加减三五七散**附：山茱萸散、白芷散、川芎散

治八风五痹，瘫痪𤺄曳，口眼㖞斜，肩角牵引，项背拘强，牙关紧急，心中愤闷，神色如醉，遍身发热，骨节烦疼，肌肉麻木，腰膝不利，皮肤瞤动，或如虫行。阳虚头痛，风寒入脑，目眩运转，有似舟车之上，耳内蝉鸣，或如风雨之声应。风寒湿痹，脚气缓弱，并皆治之。

防风四两　山茱萸　茯苓去皮　干姜炮，各三两　细辛一两半　附子两枚，炮，去皮、脐

右为细末，每服二钱，温酒调下。

《圣惠方》治风头眩目疼，体痛。用防风、山茱萸、川芎、甘菊花、细辛、天雄炮、山药各半两。为细末，每二钱，温酒调，食前。名**山茱萸散**。

《全生方》治头面风多汗，恶风头痛，不可以风谓之头面风。用川白芷三两、山茱萸、山药、甘菊花、细辛、天雄、粉甘草各半两。为末，每一钱温酒调下，不拘时候，名**白芷散**。

《本事方》治风喑头晕，用山茱萸一两、山药、甘菊花、大川芎、茯神、人参各半两。细末，每二钱，温酒调下，不拘时候，日二三服，名**川芎散**。

● 《易简[1]》**芎辛汤**

治一切头痛、痰厥、饮厥、肾厥等证。偏正头痛不可忍，但发热者不可服。

生附子去皮脐　生川乌头同上　川芎各一两　甘草三分　干姜　细辛生南星去皮，各一两

右㕮咀，每服四钱，水二盏[2]，生姜五片，茶芽少许，煎取六分，去滓，食前服。

---

[1] 易简：原作"易东"。芎辛汤见宋王硕《易简方》。故"東"为"東"之形误，"東"为"简"之音讹。"易东"即"易简"也。

[2] 盏：原误作"钱"，据《易简方》"芎辛汤"改。

◉《叶氏方》**天香散**

专治久年头风甚者，只一二服，永除病根。

天南星　半夏汤洗令滑尽，切　川乌去皮　白芷各等分

右㕮咀，每四钱，水三盏，煎去一半，入姜汁半盏，煎至八分，温服。忌房事。

◉《本事方》**羚羊角散**

治一切头眩，本因体虚风邪，乘于阳经，上注于头面，遂入于脑。亦因痰水在胸膈间，犯大寒，复阳气不行，痰水结聚，上冲于头，则令头眩。

羚羊角　茯神各一分　川芎　防风　白芷　半夏汤洗七次　甘草各半两　枳壳　附子各一分

右粗末，每四钱，水盏半，姜三片，煎七分，去滓，温服。

◉《家藏方》**拒风圆**

治风虚痰厥，头疼眩晕，如舟车之上。

南星炮　半夏汤洗七次，各二两　川芎　防风去芦　羌活同　独活同　藁本去土　细辛去土，各一两

右细末，姜汁糊圆梧桐子大，每三十圆，食后，姜汤下。

◉《本事方》**定风饼子**

治风客阳经，邪伤腠理，背膂强直，口眼㖞斜，体热恶寒，痰厥头痛，肉瞤筋惕，颏辛鼻渊。及饮酒过多，呕吐涎沫，头目眩晕，如坐车船。常服解五邪伤寒，辟雾露瘴气，爽惠神志，诸风不生。

川乌　南星　川芎　干姜　甘草　半夏　天麻　白茯苓等分，生用

右细末，姜汁圆龙眼大，作饼子，生朱为衣，每服一饼，细嚼，热生姜汤下，不拘时。常服预防风疾。

◉《本事方》**玉真圆**附：天南星圆、硫朱丹

治肾虚气逆上行，头痛不可忍，谓之肾厥。

硫黄一两　石膏煅赤，研　半夏汤洗七次，各一两　硝石一分

右末，姜汁糊圆如梧子大，阴干，每二十圆，姜汤或米饮下。

《三因方》治证如前。用硫黄、石膏、南星、焰硝等分。为末，糊圆如梧子大，每三十圆，温酒下，名**天南星圆**。

又一方：治肾厥痰饮头疼，诸药不效。用硫黄、川乌炮，去皮尖，各半两、朱砂水飞，二两、南星炮裂，一两。为末，姜汁糊圆梧子大，每十五圆，生姜薄苛汤下，名**硫朱丹**。

● 《本事方》**钓藤散**论

清头目，治肝厥头晕。

钓藤　人参　茯苓　茯神　防风　陈皮　半夏　甘菊花　麦门冬去心，各半两　甘草一分　石膏火煅，一两

右粗末，每四钱，水盏半，姜七片，同煎八分，去滓，温服。

《素问》曰：头痛巅疾，下虚上实，过在足少阴、巨阳，甚则入肾。徇蒙招摇，目瞑耳聋，下实上虚。过在足少阳、厥阴，甚则入肝。徇蒙者，如以物蒙其首也；招摇者，不定貌；目瞑耳聋，皆晕之状。盖下虚者，肾虚也，肾厥则头痛；上虚者，肝虚也，肝虚则头晕。肾厥宜玉真圆，肝虚宜钓藤饮。证治皆殊，故用药亦异，不可不明辨也。

● 《是斋》**回阳汤**

治卒暴风中，气中瘫痪，手足不遂，语言蹇涩，口眼㖞斜，筋脉挛急，半身不举，不省人事，屡有神效。

附子一双，七八钱重者，生用，去皮脐　川乌炮　益智　干姜炮，各一两　青皮半两

右㕮咀，每服半两，水二盏，姜十片，枣一枚，入盐少许，同煎七分，去滓，空心，温服，并滓再煎。

● 桃溪[1]**回阳丹**论

治证与回阳汤同。

川乌洗　草乌各三两，洗　地龙洗　灵脂洗　南星洗，各一两　脑子麝香各少许

---

[1] 桃溪：即南宋刘明之（信甫），居桃溪（今福建永春溪），人称桃溪居士。撰《活人事证方》。

右日干，细末，蜜圆鸡头子大，初服半圆，渐加小圆至大圆，姜汁磨化，温酒，先嚼薄荷，日午夜卧服。瘫痪不能行，服三十圆必愈。如中风不软，只口眼㖞斜，服二三圆效。

《是斋方》载回阳汤，桃溪方载回阳丹，二方治证同而用药异，皆汉阳军章教授揖家传，而编在两处，今集归一门，服之者可奏十全之效矣。

◎ 许学士方 **星附散**

治中风，虽能言，口不㖞斜，而手足軃曳，脉虚浮而数，风中腑也。风中脉则口眼㖞斜，风中腑则肢体废，风中脏则性命危。凡风中腑，冥汗而解。

天南星　半夏二味，薄切片，姜汁浸，亦等分用　黑附子　白附子　川乌　白僵蚕　没药　人参　白茯苓等分

右为粗末，每服二钱，水酒各一盏，同煎至八分，去滓，热服二三服，汗出瘥。曾在桐庐，有人患此证，三投此药，得汗，手足能举。

◎ 《和剂方》 **排风汤**

治男子、妇人风虚冷湿，邪气入脏，狂言妄语，精神错乱。肝风发则面青，心闷，吐逆呕沫，胁满头眩，耳重不闻人声，偏枯筋急，曲拳而卧。心风发则面赤，翕然而热，悲伤瞋怒，目张呼唤。脾风发则面黄，身体不仁，不能行步，饮食失味，梦寐颠错，与亡人相随。肺风发则面白，咳逆脓血，上气奄然而极。肾风发则面黑，手足不随，腰痛难以俯仰，痹冷骨痛。诸有此候，令人心惊，志意不定，恍惚多忘，服此汤安神定志，聪耳明目，通脏腑，诸风疾并治之。

白茯苓　独活　麻黄去根节，各三两　白鲜皮　白术　芍药　川当归　肉桂　川芎　防风去芦　甘草剉，炒　杏仁去皮尖、双仁者，麸炒，各二两

右㕮咀，每三钱，水盏半，姜四片，同煎八分，去滓，温服。

◎ 《叶氏方》 **万金散**附：续断汤、小防风汤

治风补虚，顺荣卫，通血气。治腰膝沉重，脚弱无力。医官杜壬以此治手足风，累验，其婿孔宣传。

续断　杜仲去粗皮，炙香，切　桂去粗皮，取有味处，不见火　防风　牛

膝酒浸，焙　细辛华阴者　白茯苓　人参　当归切，焙　甘草炙，各一两
川芎　独活　秦艽去土　熟干地黄各半两

右粗末，每服五钱匕，水二盏，煎至一盏，滤去滓，不拘时，热服。文潜云：予尝左臂不随，后已痊愈，而手指不使无力，试诸药不验，遂服此药，才半剂而愈。

《本事方》有白芍药一两，共十五味，前十味秤各一[1]两同，后四味各三两，细末，每服二钱，水一盏，生姜三片，枣一个，同煎七分，空心，食前，稍热服，**名续断汤**。

《录验方》治手足麻木不仁。防风去芦、秦艽去苗、羌活、附子炮，去皮脐，等分。粗末，每三大钱，水一盏半，姜三片，煎至七分，去滓，入生地黄汁两合，再煎数沸，空心服。名**小防风汤**。

●《叶氏方》**十味剉散**附：川独活散

臂痛连筋及骨举动艰难。此药亦补心益血，养筋生力。

附子三两，炮，去皮脐　当归去土，洗，切　黄芪炙　白芍药各二两　川芎不见火　防风去芦　白术各一两半　肉桂去粗皮，不见火，一两　熟地黄洗净，用少酒熬令干，焙之　茯苓各七钱半

右修制了再秤。咬咀，每四钱，水一大盏，姜八片，枣三个，劈开，煎七分，去滓，通口服，食后，临卧，日三服，温覆厚衣将养。

去黄芪、熟地黄，用当归去芦，净洗，干焙、川芎、白芍药、白术、生附子大者，炮裂，去皮脐，切作片、白茯苓、桂心去粗皮、人参、川独活于羌活中拣色黄节劲者是，各一两、防风去芦，两半、甘草炙，七钱半。细剉，每三钱，姜八片，水盏半，煎八分，去滓，食前服。除寒邪，益血气。名**川独活汤**。

●《是斋方》**治十指**[2]**疼痛麻木**

孙盈仲常患之，其祖善医，云有风而非虚。以此治而愈。

---

[1] 各一：原脱，据《普济本事方》卷一"续断汤"补。
[2] 治十指：《是斋百一选方》卷三此方作"治手足十指"。

附子 木香_{等分}

右剉，粗末，用姜如常法，煎木香，随气虚实加减。足弱，去附子用乌头。甚妙。

●《是斋方》**三圣散**

大治手足拘挛，口眼喝斜，左瘫右痪，骨节酸疼，脚弱无力，行步不正，一切风痰。一名舒筋散。

当归_{洗焙} 肉桂_{去皮} 延胡索_{灰炒，并为细末}

右等分，每二钱，温酒调下，空心临卧，日进三服。除孕妇外，老幼皆可服。

●《资寿方》**黑龙圆**

治诸风疾。夫风之为病，半身不遂，口眼喝斜，手足拘挛，或生弹曳，语言謇涩，心多惊悸，其状多端，各随所中。此由气血俱虚，腠理疏弱，风邪外中，真气失守，邪正相干而生焉。

自然铜_{一斤，好者，杵碎，用生铁铫子内，以炭火一秤，渐渐三二焰起，闻腥气，又闻似硫黄气，其药乃成，放冷取出。如药有五色者，即甚妙也。然后安向净黄湿土上，着纸先视其药，用盆子合之，不得通风一宿，出火毒。乳钵内研细，以水净淘黑汁浓者，收取，次更细淘，又收浓者三五度，淘澄，定去清水，用新瓦盆内，将纸视着，令自干如黑粉，一同秤六七两用之，候炮制后药了当却入} 川乌_{四两，略炮}
麻黄_{三两，去节} 黑附子_{炮裂} 乌蛇_{酒浸一夕，去皮骨，炙} 厚朴_{去皮，姜汁煮}
_香 防风 苍术_{麸炒} 川芎 陈皮 白芷 白术_{炒黄，各二两} 芍药 吴
茱萸_{各一两半} 南星_{半两}

右并为末，与自然铜粉相和匀，捣细，入炼蜜圆梧子大，腊月合，甚妙。

男女中风瘫痪，半身不遂，起止不能者，空心服，临卧，豆淋酒下一粒，六十日内必瘥。男女患筋骨腰膝疼痛，走疰不定，坐即刺腰，卧即刺背，行即入脚跟，亦用豆淋酒下，须更以葱粥一盏投之，衣被盖覆出汗，然后更吃一粒，必瘥。如或患五七日间，未得汗，亦如前法服，才入口，汗即出，便安。依法服二十日，定愈。治破伤风、顽麻风、暗

风、偏风，并用豆淋酒下一粒至二粒，即见功效。丈夫元脏气痛，脐下撮痛，不可忍者，以槟榔一个，酒磨一半，入生姜自然汁少许，同煎五七沸，研二粒服之，须臾以小麦麸醋拌炒，热熨脐下，便止。治疝癖气，发时有搐得两头相就[1]者，用槟榔一个，中分破，一半生用，一半炙黄，一处为末，酒一钱，葱白一握，同一处煎，葱熟倾盏内，候酒得所时，先呷两口槟榔酒，将葱白和药一粒，烂嚼以前酒咽之，但依法服，立效，须臾间下泄。三二十个，即便愈。凡些小风疾，即一服瘥。忌动风，有毒物休食。

● 《家藏方》**大通圆**

治证如后。

寒水石二斤，用砂盒盛，以炭十斤煅过，火尽为度　川乌头炮去皮脐　甘草微炙，各八两　肉桂去粗皮　荆芥穗　藿香叶去土　薄荷叶去土　南星炮　甘松去土　乌药　藁本洗去土，焙干　香白芷　麻黄去根，不去节，焙　没药别研　天麻去苗　牛膝洗切　川芎各三两，焙　乳香二两，别研

右细末，合和，糯米糊为剂，每两作十五圆，男子、女人一切风疾，每服一圆，磨化，茶酒任下，不拘时。

卒中不语，口眼㖞斜，左瘫右痪，煨葱酒下。伤风头疼，夹脑风[2]，生葱茶下。四肢、头面虚肿，炒豆淋酒下。风热肿痛，生姜薄荷汁同调酒，送下。胸膈痰实，眩晕昏闷，腊茶清下。浑身瘾疹，蜜汤下。下脏风攻，耳内蝉鸣，煨猪腰子细嚼，温酒送下。腰疼腿痛，乳香酒下。风毒攻眼，冷泪昏暗，菊花茶下。干湿脚气，木瓜酒下。妇人血气攻刺，当归酒下。血风疼痛，醋汤下。

● **透冰丹**[3]

治一切风毒上攻，头面肿痒，痰涎壅塞，心胸不利，口苦干涩，风

---

[1] 两头相就：指抽搐严重，身体蜷曲，首足相碰。
[2] 夹脑风：指以两太阳穴兼脑中疼痛为主症的病证。
[3] 透冰丹：抄本有抄者眉批"和剂方，透冰丹旧缺，今据《类聚》引《和剂局方》补"。此方见《和剂局方》卷一。

毒下注，腰脚沉重，肿痛生疮，大便多秘，小便赤涩。及治中风瘫痪，一切风疾。

益智子_{去皮} 川大黄_{去粗皮} 茯神_{去木} 仙灵脾叶_{一本，洗焙} 蔓荆子_{去白皮} 威灵仙_{去芦，洗焙} 天麻_{去苗} 白芷 山栀子_{去皮} 白茯苓_{各半两} 香墨_{烧，醋淬讫，细研} 麝香_{研，各一钱一字} 川乌_{二两，用河水浸半月，三日一换水，切作片，焙讫，用盐一两炒黄，去盐}

右为细末，入研药匀，以炼蜜搜和如麦饭相似，以真酥涂杵臼，捣万杵。如干，旋入蜜，令得所和。搜成剂，每服旋圆如梧桐子大，用薄荷自然汁，同温酒化下两圆。如卒中风，涎潮昏塞，煎皂角荚白矾汤放温，化四圆灌下。瘫痪风，每日服三五圆，渐觉有效。常服一圆，疏痰利膈，用温酒下，食后。小儿惊风，入腻粉少许，薄荷汁化下半圆，立效。治瘰疬，用葱汤下一圆。忌动风毒物。

● 《和剂方》**轻脚圆**

治左瘫右痪，脚弱不能行履。

草乌_{四两，去皮尖} 白芍药 白胶香_{别研} 木鳖子_{别研，各二两}

右细末，以赤小豆一两，别末，打糊为圆如梧子大，每服七圆，加至十圆，温酒或木瓜汤下，不拘时。如病在上，食后，临卧服；病在下，空心服。忌热物少时。

《和剂方》**左经圆**_{附：一方}

治左瘫右痪，手足颤掉，言语謇涩，浑身疼痛，筋骨拘挛，不得屈伸，项背强直，下疰脚膝，行履难艰，骨节烦痛，不能转侧，跌扑闪腑，外伤内损，并皆治之。

草乌_{炮，四两} 川乌_{炮，去皮脐，二两} 乳香_研 没药_{各一两} 生黑豆_{一升，以斑蝥二十一个，去头足，同煮，候豆胀为度，去斑蝥，取豆焙干，入药}

右细末，醋糊圆如梧桐子大，每服三十圆，温酒吞下，不拘时。常服通经络，活血脉，疏风顺气，壮骨轻身。

又方：用木鳖子_{去壳，别研}、白胶香_研、草乌_{生，去皮脐}、五灵脂_{各三两半}、当归_{一两}、斑蝥_{百个，去头足翅，少醋煮熟}。为末，用黑豆去皮，生杵粉一斤，醋煮为糊圆如鸡头子大，每服一圆，酒磨下。凡筋骨疾，不曾针灸伤筋络者，进四五圆，立效。此药专治肝、心、肾三经，服后，小便少乃其验也。又名**左经圆**。

● **大圣一粒金丹**一名保命丹。附：万灵丹、又大圣一粒金丹、大圣镇风丹

治男子、妇人一切风疾，气血俱虚，阴阳偏废。卒暴中风，僵仆昏塞，涎潮搐搦，不省人事，失音舌强，手足弹曳，口眼㖞斜。瘫痪偏枯，半身不遂，语言塞涩，举止错乱，四肢麻痹。癫痫倒地，目瞑不开，涎盛作声，角弓反张，目睛直视，口噤闷绝，牙关紧急，风搏阳经，目眩头痛，其作蝉声，皮肤瞤搐，频欠喜睡，项强拘急，不能回顾。肾藏风虚，脚膝疼痛，步履艰难，偏风流注，一边屈伸不得，此药无问新久，并能治之。有风疾，常服尤佳，补益五脏，秘固真元，通流关节，祛逐风邪，壮筋续骨，大效。

大川乌头炮，去皮脐　大黑附子同上　新罗白附子炮，各二两　五灵脂去石　白僵蚕炒，去丝[1]　白蒺藜炒，去刺，各一两，同为末　白矾枯，别研朱砂研　没药研　麝香净肉，各半两

右细末，合和，用松烟墨半两，井华水磨汁搜圆，每两作六粒，用金箔二百片为衣，窨[2]干。每一圆用生姜半两取自然汁磨化，用无灰酒暖热半盏，同药温服。量病人酒性，能饮多少，更吃温酒一二升，投之以助药力。次用衣被盖覆使卧，汗出为效。势轻者半圆，不拘时。

叶氏于本方中去麝香，增天麻、防风、乳香，减没药、朱砂、白矾各一分，余如本法。治一切风，及头面诸风，皮肤不仁，多生瘾疹，手足顽麻，名**万灵丹**。

一法：于本方前四味减半，后六味等分，制料、服饵之法并同。如病势危急不暇求姜酒，即以白汤磨。先擦牙龈、牙关，宽便可灌药下，即苏。亦名**大圣一粒金丹**。

---

[1] 丝：原脱，据《和剂局方》卷一"大圣一粒金丹"补。
[2] 窨干：窨，此读 xūn，意同"熏"。窨干，即熏干。

本方中增防风一两、全蝎一个。治中风瘫痪，涎潮不语，手足麻痹，痛痒不知。名**大圣镇风丹**。

● 《叶氏方》**灵宝丹**

治一切诸风瘫痪，伤风等疾。

川乌_{去皮尖，略炮} 五灵脂_{各三两} 没药_{一两半} 胡椒_{一两} 木香 乳香_研 朱砂_研 麝香_{各一分，和朱砂为衣}

右将前五味为细末，择辰日辰时，取东方井华水，入乳香末，和前药末为圆如豆大。将朱砂、麝香为衣，每服一粒，生姜三片，同嚼，茶、酒任下，不拘时。伤风头痛、胎风，荆芥汤下。

● 《家传方[1]》**乌龙丹**_{附：大圣丹、黑神圆、保安圆、梦仙备成丹、铁弹圆、乌龙圆}

治瘫痪风，手足軃曳，口眼㖞斜，语涩步艰。

大川乌_{去皮脐并尖用，五两} 好五灵脂_{五两}

右为末，入龙脑、麝香，以多为妙，研和，滴水如弹子大。

每一圆，用生姜汁研化，次以暖酒调服，一日两服，空心，食前。才服五七圆，便觉抬得手，移得步；服十圆，可以梳头；服三十圆，定医一人。凡初中风，一月内未可用紧风汤散，先且化涎消滞，和胃顺气，盖以风虚未定，未有所归，多误投汤剂，却言无功。此药只治得半年内者，必不相误。合时三月三日、五月五日、六月六日，神在日或辰日合之。《百一方》云：合时勿令孕妇、鸡犬见。就以米筛，先铺穰草，却将药圆摊在上，有风处荫令自然干，收之，不得羃损，以纱绢袋悬之。拈此药时，不得以手擦眼，服此药了，两时勿吃热物。久远鹤膝风、暗风治之，服至三十日，除去根本。年五十以上者，一圆分作四分，更年纪作六服，小儿作八服。有人患暗风十余年，得此遂安。名**大圣丹**。

《本事方》治一切瘫痪风，用生草乌_{不去皮}、五灵脂_{等分}。为末，六月六日圆弹子大，四十岁以下分六服，病甚一圆分二服，薄荷酒磨下，

---

[1] 家传方：《百一选方》云出《博济方》，然今本《博济方》并无此方。此《家传方》来源不明。

觉微麻为度，名**黑神圆**。

《究源方》治诸风痫，不问久远。用草乌_{去皮}、五灵脂，等分。细末，猪心血圆如鸡头子大，每服一圆，薄荷生姜汁浸汤，食后服，名**保安圆**。

治卒急中风瘫痪，口眼㖞斜，语言不正，不省人事，一切风证。用川乌_{五两，炮，微黄色}、五灵脂_{取净，二两半}、没药_{五两}、乳香_{一钱}。研为末，炼蜜圆弹子大，每一圆。如服药，先以酒一盏，姜七片，薄荷心七枚，同煎七分，去滓，候温，入脑子一字，细嚼药一粒，窨气[1]，少时用前酒送下，临卧服。镇江刘节使宅传得此方，名**梦仙备成丹**。

《博济方》乌头用河水浸一伏时。

《本事方》治一切瘫痪风。用川乌_{一两半}、五灵脂_{四两}、乳香、没药_{各一两}。先将没药于阴凉处，当风细研，更用研了麝香一钱，将下二味为细末，然后同前二味，再碾，再研，滴水圆如弹子大，瓷合收，每服一圆，薄荷酒磨下[2]，**铁弹圆**。

《究原方》手足弹曳，言语謇涩，行履不正。用大川乌_{五两，去皮脐，生用}、五灵脂_{五两，拣去石}、没药_{半两，研}。入麝香，不拘多少，研拌和，滴水圆弹子大，每服一圆，生姜汁研化，浸热酒量力服之。名**乌龙圆**。

● 《是斋方》**四生圆**

专治左瘫右痪，口眼㖞斜，中风涎急，半身不遂，不能举者，悉能治之。

川乌_{去皮尖}　五灵脂　当归　骨碎补_{各等分}

右细末，用无灰酒打糊圆梧子大，每七圆渐加至十圆、十五圆，温酒送下。如服此药，莫服灵宝丹，恐药无效。

● 《和剂方》**乌荆圆**

治诸风缓纵，手足不遂，口眼㖞斜，言语塞涩，眉目瞤动，头昏脑

---

[1] 窨气：窨，此读 yìn，意为地窨。窨气，意即屏气。
[2] 磨下：《普济本事方》卷一"铁弹圆"此后有"日三服"三字。

闷，筋脉拘挛，不得屈伸，遍身麻痹，百节疼痛，皮肤瘙痒，抓成疮癣。妇人血风，浑身痛痒，头疼眼晕。肠风脏毒，下血不止，服之尤效。久服令人颜色和悦，力强轻健，须发不白。

荆芥穗二两，不见火　川乌一两，炮去皮、脐

右细末，醋面糊圆梧桐子大，每服二十粒，酒或熟水、茶清任下。有疾，食空时，日三四服；无疾，早晨一服。少府郭监丞少病风挛搐，颐颔宽弹不收，手承颔，然后能食。服此六七服，即瘥。遂长服之已五十余年，年七十余强健，须发无白者。疗肠风下血尤妙，累有人得效。予自见下血人服此而瘥者，一岁之内已数人。一名荆附圆。

● 《和剂方》 **虎骨散**

治风毒邪气，乘虚攻疰皮肤、骨髓之间，与血气相搏，往来交击，痛无定处，游走不定，昼静夜甚，少得眠睡，筋脉拘急，不得屈伸。

虎胫骨酥炙　败龟炙，各二两　麒麟竭　赤芍药　自然铜醋淬火煅九次，细研　川当归　防风　白附子　骨碎补去毛　没药研　肉桂去粗皮　苍耳子微炒　白芷各三分　天麻酒浸一夕　五加皮　川牛膝酒浸一夕　羌活　槟榔各一两

右散，入研药匀，每一钱，温酒调下，无时。

● 《本事方》 **麝香圆**论

治白虎历节，诸风疼痛，游走无定，状如虫噬，昼静夜剧。一切手足不测疼痛。

川乌大八角者，三个　全蝎二十一个　黑豆二十一个　地龙半两，并生用

右细末，入麝半字，糯糊为圆如绿豆大，每服七圆，甚者十圆。夜卧，令膈空，温酒下，微出冷汗一身，便瘥。

予得此方，凡是历节及不测疼痛，一二服便瘥。在川时，有贵家妇，遍身走疰疼痛，至夜则发，如虫噬其肌，多作鬼邪治。予曰：此真历节也。三服愈。

● 《本事方》 **麻黄散**

治历节，宜发汗。

羌活一两　细辛华阴者　黄芪各半两　麻黄一两一分　黄芩三分

右为粗末，每服五钱，水二盏，煎至八分，去滓，温服，接续三四服，有汗慎风。

● 《本事方》**茵芋圆**

治历节肿满疼痛。

牵牛子两半　郁李仁半两　茵芋　朱砂研　薏苡仁各一分

右细末，炼蜜杵圆如梧桐子大，轻粉滚为衣，每服十圆至十五圆、二十圆，五更初温水下，到晚未利，可二三服，快利为度，白粥将息。

● 《本事方》**芎附散**

治五种痹，腿并臂间发作不定，此脾胃虚，卫气不温，分肉为风寒湿所著。

川芎　附子　黄芪　白术　防风　当归　桂心　熟地黄　柴胡　甘草各等分

右为粗末，每服四钱，水一盏半，姜三片，枣一枚，同煎至七分，去滓，食前，日三服。常服不生壅热，兼消积冷。

● 《和剂方》**五痹汤**附：舒荆汤、论

治风寒湿邪，客留肌体，手足缓弱，麻痹不仁。或气血失顺，痹滞不行，并皆治之。

羌活　防己　片子姜黄洗去灰　白术各一两　甘草半两，炙

右㕮咀，每服四钱，水一盏半，生姜十片，煎至八分，去滓。病在上，食后服；病在下，食前服。

治臂痹痛，用羌活一两、白术二两、片子姜黄四两、甘草一两，炙。为粗末，三钱，水盏半，煎至七分，去滓服。名**舒荆汤**。

自闻尝苦左臂痹痛，或以为饮，或以为风为湿，诸药悉投，继以针艾，俱不效。一日，见陈旻卿，云其亲尝苦此，且年高，难用药。有德清县尉传一方，云可三服而愈，盖是血气流滞，经络不行所致。非风非饮，非气非湿，但只能治腰已上疾，只腰已下则药力不至也。服三服而愈，余服之亦然。后见王伯举，因语及此，且恨不能治腰已下疾耳。伯

举云：吾有方，谓之五痹汤，与此用药一同，但添海桐皮、当归、赤芍药三味，各二两。如腰已下疾，则食前服；腰已上疾，则食后服，用之皆验。

●《家藏方》**蠲痹汤**

治风湿相搏，身体烦痛，项臂痛重，举动艰难，及手足冷痹，腰腿沉重，筋骨无力。

羌活　赤芍药　姜黄　当归酒浸　黄芪蜜炙　防风去芦，各一两半　甘草一半两，炙

右㕮咀，每三钱，水一盏，生姜五片，煎半盏，去滓，温服。

●《本事》**续断圆**

治风湿，四肢浮肿，肌肉麻痹，甚则手足无力，筋脉缓急。

川续断　萆薢　当归切，微炒　附子　防风　天麻各一两　乳香　没药各半两　川芎三分

右细末，炼蜜圆梧子大，每服三四十圆，或酒或饮服，空心。

●《本事》**增损续断圆**

治荣卫涩少，寒湿从之，痹滞关节，不利而痛者。

人参　防风　鹿角胶　白术炮，各七两　干地黄三两　黄芪　川续断薏苡仁　牡丹皮　桂心　山茱萸　白茯苓　麦门冬　山芋　石斛各一两

右细末，炼蜜圆梧子大，每服三四十圆，温酒空心下。

●《本事方》**粥法**论

治风寒湿，麻痹不仁。

生川乌末

右用香熟白米作粥半碗，药末四钱，同米用慢火熬熟，稀薄，不要稠。下姜汁一茶脚许，蜜三大匙，搅匀，空服啜之温为佳。中湿，入薏苡仁末二钱，增米作一中碗服。此粥大治手足、四肢不随，痛重不能举者，有此证预服防之。左氏云风淫末疾，谓四肢为四末也。脾主四肢，风邪客于肝，则淫脾，脾为肝克，故疾在末。谷气引风湿之药，径入脾经，故四肢得安，此粥剂极有力。予尝制此方，以授人服

者，良验。

● 《和剂方》**四斤圆**

治体虚气弱，风寒湿毒，客于经络，血脉凝滞，腰腿沉重，筋骨缓弱，四肢酸疼，麻痹不仁，间或肿痒，脚膝无力，隐痛拘挛，不能履步。一切久新诸肿脚气悉治。

宣州木瓜_{去穰，切，焙干}　天麻_{去芦，细剉}　牛膝_{去芦，剉，焙}　苁蓉_{洗净，切，焙干}

已上四味，各一斤，用无灰酒五升，浸五日，夏三日，冬十日足，取出焙干，再入附子_{二两，炮，去皮、脐}、虎骨_{一两，酥炙}。

右同为细末，用浸前药酒，打面糊为圆如梧桐子大，每服三五十圆，温酒或盐汤吞下，食前。常服补虚除湿，大壮筋骨。

● 《和剂方》**乳香宣经圆**

治体虚为风湿寒暑进袭，四气相搏，半身不遂，手足顽麻，骨节烦疼，足胫浮肿，恶寒发热，渐成脚气。肝肾不足，四肢挛急，遍身攻疰。闪肭打扑，内伤筋骨。男子疝气，妇人经脉不调。活血止痛，补虚助阳。

威灵仙_{去芦，洗}　乌药_{去木}　茴香_炒　川楝子_{剉，炒}　黑牵牛_炒　陈皮_{去白}　萆薢　防风_{各二两}　五灵脂　乳香_{各半两}　草乌_{乌豆一合同煮，竹刀切者，透黑为度，去皮焙，秤半两}

右为末，酒糊为圆如梧桐子大，每服五十圆，盐汤盐酒任下。妇人醋汤下。

● 《圣惠方》**枳实酒**

治遍身白疹，瘙痒不止，切不可全用风药治之。盖寒邪伏于肌肤，相搏凝滞而成疮。或天色冷则重。或因患风中，若遇天晴日暖则轻。宜用人参顺气散为妙，更与此酒，累用神效。

枳实_{不拘多少，面炒黄，切片}

为粗末，每服二大钱，用酒浸少时，去枳实，但饮酒最妙。用水煎枳实，洗患处妙。

寒

●《和剂方》**升麻葛根汤**

治大人、小儿时气瘟疫，头痛发热，肢体烦疼。疮疹已发末发，疑贰之间，并宜进此。

升麻　葛根剉　白芍药　甘草炙，各等分

右㕮咀，每服四钱，水盏半，煎至中盏，热服，不拘时。

●《和剂方》**香苏散**附：十神汤、太乙流金散

治四时瘟疫、伤寒。

香附子炒去毛　紫苏叶各四两　陈皮不去白，二两　甘草一两，炙

右㕮咀，每服四钱，水盏半，煎七分，去滓，热服，不拘时候，日三服。有白发老人授此方与一富人，其家合施。当大疫，城中病者皆愈。其后疫鬼问富人，富人以实告鬼，曰：此老教三人矣。稽颡而去。若作细末，只服二钱，入盐点服。身热头痛，加带须葱白三寸，同煎，连进数服，即愈。

一方，用白芍药一两半、升麻、干葛、甘草、紫苏、陈皮、香附子、川芎、白芷各一两、青皮七钱半。㕮咀，水煎，去滓，热服，盖覆微出汗。如不热，不须盖覆，只温服。又治初感风寒，头痛项强，乃葛根汤、香苏散二药合和，外增芎、芷、青皮辈，名**十神汤**。

一方，去青皮，用麻黄。《选奇方》名**太乙流金散**，《究原方》名**香葛汤**。

●《和剂方》**败毒散**[1]论

治伤寒时气，头痛项强，壮热恶寒，身体烦疼，及寒壅咳嗽，鼻塞声重，风痰头痛，呕哕寒热，并皆治之。

人参去芦　赤茯苓去皮　甘草炷　前胡去苗　川芎　羌活去苗　柴胡

---

[1] 和剂方败毒散：《和剂局方》卷二，作"人参败毒散"。

同　独活同[1]　桔梗　枳壳麸炒，去穰秤已，生，各等分

右㕮咀，每服四钱，水一盏，生姜、薄荷各少许，同煎七分，去滓，温服，不拘时。寒多则热服；热多则温服。伤湿，加白术。脚痛，加天麻。脚气下注，焮热赤肿，加大黄如棋子大，煎并两服，立效。

初虞世究其方，知出《道藏》，乃叙云：自非异人杰出，志与神会，则莫之敢为，良可叹服。烟瘴之地，或瘟疫时行，或人多风、多痰、多气，或处卑湿脚弱，此药不可缺也。世人不师，故常务作新奇，蔽于俗学，故备论之。

● 《易简方》**生料五积散**附：交加散[2]、论

治感冒风寒，肩背拘急，发热头疼，寒湿所搏，一身凛凛然。急用此药，以被盖覆，汗出即愈。

苍术二两　桔梗二两　枳壳　麻黄　陈皮各六钱　白芍药　白芷　川芎　当归　粉草　官桂　半夏　茯苓各三钱　厚朴　干姜各四钱

右㕮咀，每四钱，水盏半，生姜三片，葱白一根，煎六分，去滓，食前服。寻常被风寒湿气，交互为病，颈项强直，或半身遍疼，或复麻痹；及卒中风，病重，宜用此药。煎时多加麝香末，连进数服，即瘥。寒湿腰疼，每服加桃仁七枚，去皮尖煎服。手足逆冷，面青呕吐者，宜加熟附子煎服。疝癖癥瘕，膀胱、小肠气痛，每服加炒茱萸七粒，盐一捻煎服。《定斋》云：如患冷气，加煨姜三块，盐一捻煎服。伤寒，用葱白、豆豉煎服。恶寒厥冷，加附子数片，茱萸七粒煎服。

五积散性温，败毒散性凉，凡人遇些小感冒，对半杂和煎服，名**交加散**，亦多验。小小感冒，因风雨寒冷所袭，猝然得之，正气未耗，邪气未深，用此前数方，先以助其正气，使益壮，则邪气自当屏散。若仓卒，药未能办，只以葱白连须数茎，豆豉一捻，生姜数片，水煎，热啜，连进三两盏，亦能发散。若邪气已入经络，及时行疫疠，则须依经

---

[1] 柴胡同独活同：指柴胡、独活均同羌活的炮制法，即去苗。《和剂局方》卷二"人参败毒散"柴胡、独活后均作"去苗"。

[2] 附交加散：原脱，据正文内容补。

按法，表里汗下，不可差殊。

●《和剂方》**柴胡石膏散**

治时行瘟疫，壮热恶风，头痛体疼，鼻塞咽干，心胸烦闷，寒热往来，痰实咳嗽，涕唾稠黏。

石膏　柴胡　前胡　干葛　赤芍药_{各十两}　升麻_{五两}　桑白皮　黄芩_{各七两半}　荆芥穗_{去土，七两四钱}

右㕮咀，每服三钱，水二盏，生姜三片，豉十余粒，煎七分，去滓，热服，小儿作三服。

●姜侍郎**冲和散**[1]

治寒温不节，将理失宜。乍暖脱衣，盛热饮冷。坐卧当风，居处暴露。风雨行路，冲冒霜冷，凌晨早出，呼吸冷气。久晴暴暖，忽变阴寒。久雨积寒，致生阴湿。如此之候，皆为邪疠侵伤肌肤，入于腠理，使人身体沉重，肢节酸疼，项背拘急，头目不清，鼻塞声重，伸欠泪出，气壅上盛，咽渴不利，胸膈凝滞，饮食不入。凡此之证，若不便行解利，伏留经络，传变不已。

苍术_{六两}　荆芥穗_{三两}　甘草_{一两二钱半}

右为粗末，每服三钱，水盏半，煎至八分，去滓，热服，不拘时候，并滓再煎。才觉伤寒，及觉劳倦，亦须服之。不问虚实老幼，悉皆治之。

●《和剂方》**神术散**

治四时瘟疫，头痛项强，发热憎寒，身体疼痛。伤寒鼻塞声重，咳嗽头昏，并皆治之。

苍术_{五两，米泔浸一宿，切，炒}　藁本_{去土}　羌活_{去芦}　甘草_炙　香白芷　细辛_{去叶、土}　川芎_{各一两}

右为细末，每服三钱，水一盏，生姜三片，葱白三寸，煎七分，温

---

[1] 姜侍郎冲和散：此方见于《是斋百一选方》卷七，其方于主治症后有注云"姜侍郎方，其子数度宰清流，传与赵学谕货之，其家遂温"。

服，不拘时。伤风鼻塞，用葱茶调下。

● 张仲景**小青龙汤**附：大青龙汤

治伤寒表不解，心下有水气，干呕发热，咳嗽微喘。溢饮身体疼重。咳逆倚息，不得安卧。形寒饮冷，内伤肺经，咳嗽喘急，呕吐涎沫。

麻黄去节　赤芍药　细辛去叶　干姜炮　桂枝去皮　甘草剉，炒，各一两半　半夏汤洗七次，一两一分　五味子一两

右剉如麻豆大，每抄五钱，用水盏半，煎至八分，去滓服。

加减法：若微利，去麻黄，加芫花如鸡子大半块，熬令赤色。渴者，去半夏，加瓜蒌根一两半。噎者，去麻黄，加附子半枚炮。小便不利，小腹满，去麻黄，加茯苓二两。喘者，去麻黄，加杏仁一两一分，去皮尖。

张仲景治中风脉浮紧，发热恶寒，身疼痛，不出汗而烦躁者，宜服。脉微弱，汗出恶风者，不可服，服则厥逆，筋惕肉瞤，此为逆也。用麻黄三两，去节、桂枝一两、杏仁二十枚，去皮尖、石膏如半鸡子大，槌碎、甘草一两，炙。右剉如麻豆大，每服五钱，水盏半，生姜、枣同煎至八分，去滓，温服，汗出为度。名**大青龙汤**。

● 张仲景**白虎汤**

治伤寒大汗出后，表证已解，心胸大烦，渴欲饮水，或吐，或下后，七八日邪毒不解，热结在里，表里俱热，时时恶风，大渴，舌上干燥，而烦欲饮水数升者，宜服。夏月中暑毒，汗出恶寒，身热而渴。

石膏一两　知母六两　甘草三两

右为细末，每服四钱，水盏半，入粳米三十余粒，煎至一盏，去滓，温服。小儿量力，与加减服。或加人参少许同煎，亦得，食后。服此药立夏后、立秋前可服。

● 张仲景**真武汤**

治伤寒数日已后，发热腹痛，头目昏沉，四肢疼痛，大便自利，小便或利或涩，或呕，或咳者，皆宜服之。已经汗不解，仍发热者，心下

悸，头眩晕，身瞤动，振振欲擗地者，此由渴后，饮水停留中脘所致。

白茯苓　白芍药　白术各三两　熟附子一个，炮，去皮

右㕮咀，每四钱，生姜五片，水盏半，煎六分，去滓，食前，温服。小便利者，去茯苓。大便利者，去芍药，加干姜二两。咳者，加五味子三分，细辛、干姜各一两。呕者，去附子，每服加生姜五片。无求子云：水饮内蓄，上乘于肺，为喘，为咳，古人治因水而咳，病在阳则小青龙汤主之，病在阴则真武汤主之。

　　张仲景**四逆汤**附：附子散、葱熨法、救里散、霹雳散

治阴证伤寒，自利不渴，呕哕不止。吐利俱作，小便或涩或利，脉微欲绝，汗出过多，腹痛胀满，手足厥冷，或咳或悸，内寒外热，下利清谷，四肢沉重；汗出热不去者；一切虚寒厥冷。伤寒病在表误下，续下利不止，虽觉头疼体痛，发热恶寒，四肢拘急，表证悉具，未可攻表，宜先服此助阳救里。

甘草一两，炙　干姜一两，气实人可四两　附子大者一枚，生用，去皮

右㕮咀，每服四钱，水盏半，煎六分，去滓，温服。服此药利止而亡血者，加人参半两。面赤，加葱白九茎连须，临煎旋入。腹痛，去葱白，加芍药二两。呕者，加生姜二两。咽痛，去芍药，加苦桔梗一两。利止脉不出，去桔梗，加人参一两。霍乱吐泻后，亦宜服此。

阴证伤寒，无汗，唇青面黑，身背强痛，四肢厥冷，昏不知人，未当服四逆汤者，先用附子三分，官桂、当归、白术各二分，半夏、干姜各一分，加葱白煎服，被覆取汗，即愈，**名附子散**。

葱熨法[1]：气虚阳脱，体冷无脉，气息欲绝，不省人事者，当灸丹田、气海。仍以葱一束，以索缠如饼大，切去根叶，存白二寸，以烈火燔一面令通热，勿至大段灼人，乃以热处着病人脐下上，以熨斗盛火，熨之，温则易以他饼。其人苏醒，手足温而有汗，乃瘥，仍服四逆汤。

---

[1]　葱熨法：原脱，据目录补。

《定斋》四逆汤加茯苓，如附子之数，兼治泻，**名救里汤**。

又方，大附子一两，炮为末，腊茶对半，每二钱，沸汤点服。治阴盛格阳，狂乱发躁，**名霹雳散**。

● 张仲景**小柴胡汤**附：大柴胡汤、论

治伤寒温热病，身热恶风，颈项强急，胸满胁痛，呕哕烦渴，寒热往来，身面皆黄，小便不利，大便秘硬。过经未解，潮热不除，非汗、非下之证。瘥后劳役，复发头痛，往来寒热。妇人太阳经中风，七八日续得寒热，发作有时，经水适断，此为热入血室，其血必结，故使如疟状。妇人产后伤寒，头痛发热。小儿寒热，亦能治疗。

柴胡二两　半夏　黄芩　人参　粉草各三分

右㕮咀，每五钱，水盏半，姜七片，枣一枚，煎至六分，食前服。若腹痛，去黄芩，加芍药三分。心下悸，小便不利，去黄芩，加茯苓一两。不渴，外有微热，去人参，加桂三分，温覆，取微汗愈。若咳嗽，去人参、大枣、生姜，加五味子三分，干姜半两。胸中烦而不呕，去半夏、人参，加瓜蒌实半两。渴者，去半夏，加人参，合前成一两一钱，瓜蒌根一两。胁下痞硬，去大枣，加煅牡蛎粉一两。伤寒十三日不解，胸胁满而呕，日晡则发潮热，已而微利，乃是误以圆子药利之，非其治也，宜加芒硝一两。《定斋》云：引饮有汗，每服三钱，加茯苓末、桂枝末各半钱。胃膈痞硬甚者，加枳实一分。身热，脏腑微溏，对加厚朴。

伤寒十余日，热结在里，往来寒热，或心下急，郁郁微烦，或口生白胎，大便不通，或发热汗出，或腹中满痛，或日晡发热如疟，或六七日，目中不了了，睛不和，无表里证，大便难，身微热者，里实也，去人参，加大黄一两，赤芍药[1]半两，服之以利为度。热除不宜剧服补药，仍忌羊肉、腰子、酒，并难化之物，或有所伤，是名食复，难以治疗，切宜戒之，仍避房室。**名大柴胡汤**。

---

[1] 赤芍药：原下有"各"字，当衍，删之。赤芍药非仲景所用，此作者所加。

人之血气随时盛衰，当月廓空之时，则为血弱气尽，腠理开疏之时也。邪气乘虚伤人则深。《针经》曰：月廓空则海水东盛，人血气虚，卫气去，形独居，肌肉减，皮肤缓，腠理开，毛发残焦，理薄垢落。当是之时，遇贼风则其入深者，是以邪因正虚，自表之里，而结于胁下，与正分争作，往来寒热，默默不欲饮食，下为自外之内，经络与脏腑相连，气随经必传于里。故曰：其痛下，邪在上焦为邪高，邪传里为痛下，正与邪搏，逆而上行，故使呕也。与小柴胡汤，以解半表半里之邪。

◉ 张仲景 竹叶石膏汤

治伤寒时气，表里俱虚，遍身发热，心胸烦闷。得汗已解，内无津液，虚羸少气，胸中烦满，气逆欲吐。诸虚烦热，与伤寒相似，但不恶寒，身不疼，头不痛，脉不紧数，即不可汗下。

石膏一两六钱，别研 半夏汤洗七次，二钱半 麦门冬去心，五钱半 人参去芦 甘草炙，各二钱

右㕮咀，入石膏、半夏停，每服四钱，水两盏，入青竹叶、生姜各五片，煎至盏半，去滓，入糯米百余粒，再煎，米熟汤成，去米，温服，不拘时。

◉《易简方》 参苏饮

治一切发热，头疼体痛，服之皆效，不必拘其所因。小儿、室女尤得其宜，用药至和而平故也。痰饮停渍，中脘闭塞，眩晕嘈烦，松悸怔懵，呕逆不食，有如气格；痰气停滞，关节不利，手足弹曳，筋脉挛急，类乎中风；食已即吐，发热头痛，百节烦疼，状似伤寒。但连日频进此药，以病退为期，不可预止。盖本方乃集二陈汤、茯苓半夏汤、枳实半夏汤也。

人参 白茯苓 紫苏叶 半夏汤洗七次 干葛 前胡各三分 枳壳去穰，麸炒 陈皮去白 桔梗 粉草炙，各半两

《和剂方》有木香半两。

右㕮咀，每服四钱，水盏半，生姜七片，枣一枚，煎八分，去滓，

微热服，不拘时。

● 僧伽应梦人参散[1]论

治伤寒体热头痛。风壅痰嗽，咯血。

白术　人参　白芷　干葛　桔梗炒　青皮各三分　甘草炙，一两半　干姜炮，一钱三字

右为末，每服三钱，水一盏，姜三片，枣二枚，同煎七分，通口服。伤寒入豆豉数粒同煎，热服，大有神效。《和剂方》无甘草、干姜，只六味等分。

崇宁癸未，米芾为太常博士，始造待漏，冒寒得疾，痰嗽如胶，有血，更三医不退。一日谒太尉蔡元度，以人参散一贴并枣见授，继归，有客承议郎薛道至，留食。药熟进一服，良久，痰嗽立止。客怪曰：公气色顿快，此何药也？为道其由，求方，蔡公又送一贴，三日病全除。往见蔡公，公曰：此僧伽药也。元祐中，泗守刘士[2]彦病，八日不汗。女求僧伽甚确，夜梦告曰：翌日塔中取药。遂于大圣钵中取得此药。题印云：太平州杨家人参散。

● 《和剂方》白术散

治伤寒气脉不和，憎寒壮热，鼻塞脑闷，涕唾稠黏，痰嗽壅滞。冒涉风湿，憎寒发热，骨节烦疼。中暑，呕吐眩晕。大病后将理失宜，食复劳复，其病如初。五劳七伤，气虚头眩，精神恍惚，睡卧不安，肢体倦怠，潮热盗汗，脾胃虚损，面色萎黄，饮食不美，口吐酸水，脏腑滑泄，腹内虚鸣，反胃吐逆，心腹绞痛，久虚久利。膈气咽塞，上气喘促，坐卧不安。饮食伤，胸膈痞闷，腹胁膜胀。妇人胎前产后，血气不和，霍乱吐泻，气厥不省人事。常服能辟四时不正之气。山岚瘴疫，神效难述。

白术四两　白茯苓　甘草炒　山药　桔梗炒　陈皮　香附子炒　白

---

[1] 僧伽应梦人参散：今本《和剂局方》卷二同名，同样八味药，无方后注。《三因方》卷六作"应梦人参散"，也是八味药，方后注亦同。

[2] 士：原作"土"，据《三因方》卷六"应梦人参散"改。

芷 青皮_{各三两} 干姜_{二两}

右末，每服二钱，水一盏，姜三片，枣一枚，干木瓜一片，紫苏三叶，同煎七分，食前服。中暑呕逆，入香薷煎。霍乱，入藿香煎。吐泻，入白梅煎。伤寒劳复，入薄荷煎。喘，入桑白皮、杏仁煎。膈气，入木通三寸、麝香少许煎。胎前产后，血气不和，入荆芥煎。气厥，盐汤点服。

● 外公蔡医传秘方**保安散**

理伤寒时行，壮热极盛，四肢疼痛，烦躁昏迷，睡卧不得。

前胡 赤芍药 川芎 瞿麦 甘草_炙 山栀子 麻黄_{各等分}

右细末，每二钱，水一盏，姜二片，煎七分，温服。

● 又方**救生散**

治伤寒时行瘟疫，七日后不解，变行诸证，发热斑生，大小腑不通，一切恶候。

桔梗_{一两} 柴胡 陈皮_{各半两} 山栀子仁 大黄 甘草_炙 北黄芩
赤芍药_{各一分}

右末，每三钱，水盏半，葱二寸，豆豉四十九粒，煎取七分，热服。入口汗出，或大腑通行即解。如七八日后，每服用薄荷、葱煎，能调气脉，诸疾不生。

● 又方**治伤寒瘟疫已发未发**

皆可服。

粉草 梨木皮_{各一两} 黄秫谷_{一合，去芒}

右细末，再入锅底煤一钱重，每三钱，七沸，汤点，日一二服。

● **入瘟家令不相染着方**论

雄黄研细，水调，以笔浓蘸，涂鼻窍中，与病人同床，亦不相染。初洗面后，及临卧时点之。凡瘟家自生恶气，闻之，即上入泥丸，散入百脉，转相传染。若仓卒无药，宜即以纸撚探鼻，嚏之为佳。辛卯年间疫气盛行，予尝绣梓劝用此法，而活者甚众。

伤寒治法，以张仲景方论为祖，而《南阳活人书》方论最为详备。

《兰台宝鉴[1]》及《百问歌》之类，皆不过述而用之。其区分经络，察脉用药，盖毫厘不可差。惟其表里传变，各有处所，浅深轻重，时刻异同，如用兵捕寇，必审其见在何地，而为攻为守。不然，寇在东而攻其西，盗已入室而备于门，必无功矣！此须专攻其术，明于岁运气候，至精深者方可。近世有为论破《活人书》者，乃欲以众病调度治伤寒，多见其不知量也。

暑

●《千金方》**五苓散**

治伤寒温热病，表里未详，头痛发热，口燥咽干，烦渴饮水。或水入即吐，或小便不利。汗出表解，烦渴不止。霍乱吐利，燥渴引饮。

泽泻五两　木猪苓去皮　赤茯苓去皮　白术各三两　肉桂一两

右为细末，每服二钱，热汤调下，不拘时候。服讫，多饮热汤，有汗出即愈。瘀热在里，身发黄疸，浓煎茵陈汤调下，食前服之。疸病发渴及中暑引饮，亦可用水调服之。小儿加白术末少许服之。发虚热，加绵黄芪、人参末少许服之。

●《和剂方》**香薷散**

治脏腑冷热不调，饮食不节，或食腥鲙生冷过度，起居不节，露卧湿地，当风取凉，而风冷之气归于三焦，传于脾胃。脾胃得冷，不能消化水谷，致令真邪相干，肠胃虚弱，饮食变乱于肠胃之间，便致吐利，心腹疼痛，霍乱气逆。有心痛而先吐者，腹疼而先利者，心腹痛而吐利俱发者，发热、头痛、体疼而复吐利虚烦者，转筋拘急疼痛者，但呕而无物出者，四肢逆冷而脉欲绝者，烦闷昏塞而欲死者，此药悉能主之。

香薷去土，四两　厚朴去皮，姜汁炙香　白扁豆各二两

---

[1] 兰台宝鉴：宋尤袤《遂初堂书目》载伤寒书《兰室宝鉴》，不著撰人。元戴起宗《脉诀刊误》卷下载发明仲景旨奥之书有《兰台宝鉴》，亦不著撰人。可知宋有《兰台宝鉴》，书佚失考。

右㕮咀，每服三钱，水一盏，酒一分，同煎至七分，去滓，水中沉冷，连进二服，立效，不拘时候。一方加黄连煎。

●《活人书》**香薷散**[1]

治阴阳不顺，清浊相干，气射中焦，名为霍乱。由饱食腥鲙，复啖乳酪，海陆百品，无所不食，多饮寒浆，眠卧冷席，风冷之气，伤于脾胃。诸食结而不消，阴阳二气壅而不反，阳气欲降，阴气欲升，阴阳交错，变成吐利不已。百脉昏乱，荣卫俱虚，冷搏于筋，正宜服之。

厚朴去皮　黄连各二两，剉，入生姜四两，同研匀，炒紫色　香薷穗一两半

右粗散，每三钱，水一盏，酒半盏，银、石器内，慢[2]火同煎至七分，去滓，用新汲水频频浸换，令极冷，顿服之，冷则效速也。非时吐利霍乱，腹中撮痛，大渴烦躁，四肢逆冷，冷汗自出，两脚转筋，疼痛不可忍者，须井水浸[3]令极冷，顿服，乃效。

●《和剂方》**缩脾饮**附：增损缩脾饮、缩脾饮子

解伏热，除烦渴，消暑毒。饮食生冷过多，致霍乱吐泻者。吐利霍乱后，服热药太多，致烦躁者。

缩砂仁　草果仁煨　乌梅肉　粉草炙，各四两　白扁豆炒去皮　干葛各二两

右㕮咀，每服四钱，水一大碗，煎至八分，去滓，以水浸令极冷，旋旋服。以解烦，欲热欲温任意。

高年人加附子二两，煎如前法，暑月以此代熟水饮之，极妙，名**增损缩脾饮**。

一方，用草果仁、粉草各二两、乌梅肉炒干，四两、干姜炮，一两。㕮咀，煎澄清汁服，治脾弱胃寒，可思饮食，口舌干燥，不生津液，功效如神。亦名**缩脾饮子**。

---

[1] 香薷散：原作"香薷饮"，目录及《类证活人书》卷一八此方名作"香薷散"，据改。
[2] 慢：原作"浸"，据《类证活人书》卷一八"香薷散"改。
[3] 井水浸：《类证活人书》卷一八"香薷散"作"井中沉"。

● 《洪氏集验方[1]》**龙须散**

治冒暑伏热，心膈躁闷，饮水过度。

五倍子　乌梅去仁　飞罗面各二两　甘草炙，一两半　白矾枯，一两

右细末，每服二大钱，新汲水调下。吕显谟家名**濯热散**。

● 《是斋方》**地榆散**

治中暑，烦躁发渴，口苦舌干，头痛恶心，不思饮食。重者昏迷，不省人事，欲死。一名**泼火散**。

地榆　赤芍药　黄连去须　青皮去白，等分

右细末，每服三钱，浆水调下。如无，只以新汲水调亦得。治血痢，用水一盏，煎至七分，温服。热泻，冷水调下。蓄血妄行，加甘草等分。

● 《和剂方》**消暑圆**

大治暑毒烦躁，闷乱欲死。又名**消毒圆**。

半夏一斤，酸醋五升，煮干　茯苓半斤　生甘草半斤

右末，姜汁煮糊圆如梧桐子大，每百圆，熟水咽下。缩砂仁、麦门冬汤下，尤佳。此药合时，须用好醋煎煮半夏，姜汁作糊，无杂生水，臻志修合，用之极效。中暑为患，药下即苏。夏月伤暑发热，头疼恶心，用之尤验。常服止渴利饮，虽多饮水，亦不为害。应是暑药，皆不及此。入夏之后不可缺此。痰饮停节，中脘不快，头眩喜呕，姜汤下。

● 《是斋》**大黄龙圆**

治中暑身热，头疼状如脾寒，或半热半寒，或寒热往来，烦渴呕泄，昏闷不省，不能饮食，中暍，已昏欲死，灌之立苏。

舶硫黄　硝石各一两，无，以盆硝代　雄黄　白矾　滑石各半两　飞罗面四两

右同研极细末，入面滴水圆如梧子大，每十圆至二三十圆，新汲水下。小儿黍米大。

---

[1] 洪氏集验方：即南宋洪遵《洪氏集验方》。今存。今本其书"龙须散"方组同此，剂量有所不同。

◉《和剂方》**黄龙圆**

治丈夫、妇人伏暑发热作渴，呕吐恶心，年深暑毒不瘥。

黄连一斤，去须，剉 酒二升半，浸黄连稍过，用火煮干

右细末，面糊圆如梧子大，每三十圆，熟水下。伤酒过多，脏毒下血，大便泄泻，温米饮下，食前，日二服。

◉ **救中暑法**[1]二方

盛夏于道途间，为暑气所中闷倒，不省人事者，急扶在阴凉之处，切不可与冷水。当以布巾、衣物等蘸热汤，熨脐下及丹田、气海，续以汤淋布上，令彻，脐腹温暖，即渐苏醒。若商贾及工雇之人，仓卒无汤，掬路中热土于脐上，仍拨开作窍，令人更溺其中，并以大蒜烂研，水调灌下。

一，用道上热土，与大蒜等分，烂研，冷水调服，仍以大蒜少许，置鼻中，气透即苏。

凡觉中暑，急嚼生姜，冷水一大碗咽下。暑气中人，谨不可搵以冷水，亦不宜单用冷水灌之。来复丹、消暑圆，皆可用也。

◉ **中暑证**

面垢，六脉沉伏，冷汗自出，昏不知人，先以汤巾如前法熨脐腹。次用来复丹为末，冷水调灌之。仍用白虎汤、竹叶石膏汤服之。此一定之法，不可改易。多有病家无主病人，亲故问疾，各立一说，各传一方，皆谓屡经作效，来者既众，议论纷然，不知孰是，犹豫之间，遂致困笃。莫若参以外证，确意服药，无信浮言，以贻后悔。

疟[2]

◉《定斋》**草果饮子**

快脾治疟。

---

[1] 救中暑法：原脱，据目录补。
[2] 疟：此后原有"痢"字，据目录后移。

　　草果仁　苍术米泔浸　厚朴姜制　陈皮　半夏曲　甘草　乌梅等分

　　右㕮咀，每服半两，水两盏，姜五片，枣两枚，同煎七分，不拘时候。寒多者，加干姜、附子。热甚者，加柴胡。瘴疟，加槟榔。所加各并等分。一方加人参。

　　●《易简方》**四兽饮**

　　治五脏气虚，喜怒不节，劳逸兼易，致阴阳相胜，结聚涎饮，与卫气相搏，发为疟疾。兼治瘴疟，温中快膈。

　　人参　白术　茯苓　甘草　橘红　草果仁　半夏　枣子　乌梅　生姜各等分，切

　　右㕮咀，以盐少许，淹食顷[1]，厚皮纸裹了，用水湿之，慢火炮令香熟，焙干。每服半两，水二盏，煎六分，去滓，未发前，并进数[2]服。

　　●《和剂方》**七宝饮**

　　治一切疟疾，无问寒热多少先后，连日间日，及不伏水土，山岚瘴气，寒热如疟等证。

　　厚朴姜汁制　陈皮　甘草炙　草果仁　常山鸡骨者　槟榔　青皮各等分

　　右㕮咀，每服五钱，水盏半，酒半盏，煎取一盏，去滓，露一宿，来早又烫温，向东服了，睡片时，忌热物半日。寒多，加酒退水；热多，退酒加水。须慢火煎令热，不吐不泻，一服即效。

　　●《易简方》**七枣汤**附：冷附汤、论

　　治脾经虚寒作疟，寒多热少，或但寒者。

　　附子一个，炮，以盐水浸，又炮，又浸，如此七次，去皮，切片

　　右分作两服，每服用水二盏，生姜十四片，枣七个，煎至七分盏，当发日空心服。

　　《究原方》用附子一双，重九钱者，炮去皮，切片，分两服，每以水二

---

[1]　淹食顷：意即腌制一顿饭的时间。
[2]　数：《三因方》卷六"四兽饮"作"三"。

盏，生姜十大片，煎取一盏，隔夜煎，下用绵蒙盏，露一宿，至五更初，取冷。**名冷附汤**。

疟之为疾，由脾胃气弱，痰实痞塞，虚热浮上，停于膈间，未易宜散。更初冷，服附子者，取其药入咽则清达，下则重气壮痰，消而浮热自散也。

● **定斋七枣汤**论

治证如前。

大川乌一双，以向东多年壁土，水和如糊，炮、浸七次，剉，焙干

右为末，分两服，每服用水三盏，枣七枚，生姜七片，煎取八分，于当发日拂明，面东，先吃枣，后温服汤，令尽。

附子温脾逐寒，川乌温脾去风，附子性重滞，川乌性轻疏。若是寒痰作疟，当用附子。如或是风，则当服川乌也。

痢[1]

●《和剂方》**戊己圆**

治冷热不调，泄泻不止，脐腹刺痛。

黄连去须　芍药　吴茱萸去梗，汤浸，等分

右先将黄连、芍药炒微黄，次下茱萸，同炒深黄色，为末，水糊圆梧桐子大，每服二三十圆，温米饮下，日二三，不拘时。一方水浸蒸饼为圆。《良方》作末，水煎，治痢疾。

●《和剂方》**黄连阿胶圆**

治肠胃气虚，冷热不调，下痢赤白，状如鱼脑，里急后重，脐腹疼痛，口燥烦渴，小便不利。

黄连去须，三两　茯苓去皮，二两　阿胶炒，一两

右黄连、茯苓，令同末，水调阿胶和，众手圆如梧子大，每服五十

[1]痢：原误在上节标题"疟"字之后，据目录后移至此。

圆，温米饮空心下。

● 《和剂方》**水煮木香圆**

治一切赤白脓血相杂，里急后重；或脏腑滑泄，日夜无度；或积寒久冷，脐腹疼痛，不[1]思饮食。

青皮_{去白}　甘草_{爁赤，各二两四钱，净}　罂粟壳_{三两六钱，去蒂、膈，蜜炒黄色}　诃子肉　木香_{各六钱}　当归_{一两，去芦}

右细末，炼蜜圆如弹子大，每服一圆，水八分盏，煎至六分，和滓温服，不拘时候。

● 《易简方》**断下汤**_论

治下利赤白，无问久近、长幼。及休息痢。

茯苓　白术_{各一钱}　甘草_{半钱}　草果_{连皮，一个}

右㕮咀，用大罂粟壳十四枚，去筋膜并萼蒂，剪碎，以醋淹，炒燥，为粉末，同前作一剂。水一大碗，姜七片，枣子、乌梅各七枚，煎至一大盏，分两服服之。赤痢，加黑豆二七粒。白痢，加干姜半钱重。粟壳治痢，服之如神。但性紧涩，多令呕逆，故人畏而不敢服。今用醋制，加以乌梅，用得其法，服之不妨。况断下汤一方有四君子，料用之不致闭胃妨食，而获奇效也。

● 《苏沈良方》**四神散**_{一名胜金散。}

黄连　当归　黄柏　干姜_{各等分}

右细末，每二大钱，乌梅三个，煎汤调下，空心。水泻等分，赤痢加黄柏，白痢加干姜，后重加黄连，腹痛加当归。予家尝作此药，夏月最获用。大凡泄痢，宜食酸苦，恶甘咸。盖酸收苦坚，甘缓咸濡，不可不知也。

● 外舅蔡医传秘方**九宝饮子**

分水谷，止泻痢。

罂粟壳_{蜜炙}　青皮　陈皮　木通_{各一两二钱}　赤茯苓_{去皮}　车前子_{略炒}

---

[1] 不：原作"可"，据《和剂局方》卷六"水煮木香圆"改。

黄芪微炙　厚朴姜制　粉草各一分

右粉末，每服三钱，水一大盏，煎七分，去滓服。

《本事方》**木香散**

治隔年痢不止。

木香　黄连与木香同炒　罂粟壳　生姜切片，同粟壳炒燥，各半两　甘草炙，一两

右细末，入麝少许，研匀，陈米饮下二钱[1]。治血痢尤奇。

治休息痢

日夜不止，腹内冷痛。

神曲炒黄　芜荑微炒　吴茱萸汤浸七次，略炒

右等分，熬生姜自然汁和圆梧桐子大，食前，粥饮下三十圆。

《和剂方》**胃风汤**

治大人、小儿风冷乘虚，入客脾胃。风散气，故血行大腑，多便鲜血，水谷不化，泄泻注下。肠胃湿毒，下如豆汁，或下瘀血，日夜无度，脐腹疞痛。肠风下血，妇人下血过多，面黄力倦，服此尤能滋补。但味甜，恐伤谷气耳。

人参　白术　茯苓　当归　芍药　桂心　川芎各二两　防风半两，《定斋》如此[2]

㕮咀，每服三钱，水一大盏，粟米百余粒，煎取七分，去滓，热服。小儿量力与之。今人多用此治痢止泻，皆非所宜。但血痢，脾胃素壮者，宜服。

疟痢论

皆生于脾胃。若脾胃虚而有痰，外冒风暑，致阴阳纷争，寒热更作，休作有时，病名曰疟。若脾胃虚而受积，内挟风暑，致脏腑不调，赤白杂下，奏圊频数，病名曰痢。疟痢二病，中外证虽不同，要知皆能伤耗气血。治疟之法，当先分定阴阳，然后与之驱截。治痢之法，当先

---

[1]钱：原作"服"，据《普济本事方》卷四"木香散"改。
[2]防风半两定斋如此：《和剂局方》卷六"胃风汤"无防风一味，故此书有此说明。

去除积滞，然后与之调止。由此而知，痰者，疟之根；积者，痢之原。治之者，必先求其要可也。

湿

● 《和剂方》 **渗湿汤** 附：除湿汤二方、肾著汤

治寒湿所伤，身重腰冷，如坐水中，小便或涩或利，大便溏泄，皆因坐卧湿处，或因雨露所袭，或因汗出，衣裹冷湿，久久得之。腰下重疼，两脚疼痛，腿膝或肿或不肿，小便利，反不渴，悉能主之。

苍术泔浸，炒　白术　粉草各一两　干姜炮　茯苓各二两　橘红　丁香各一分

右㕮咀，四钱，水盏半，姜三片，枣一枚，煎六分，去滓温服。脾胃不和，呕逆恶心，大便时时溏泄，并得其宜。

《定斋》用白术一两、干姜炮、白茯苓各二两、甘草炙，半两，㕮咀，生姜煎服。治气虚中湿，浑身倦怠，四肢微冷，腹痛自汗，脚膝疼痛。名**除湿汤**。

又法，生附子二两、苍术三两，制、白术、厚朴制，各一两、木瓜七钱、粉草炙，三钱，粗末，每六钱重，水四盏，姜十五片，煎取两盏，分作二服。亦名**除湿汤**。

一方，渗湿汤方中减橘红、丁香、苍术三味，治肾虚伤湿，停着为病，身重腰冷，如水洗状，小便自利，食饮如故，腰重冷痛，如带五千钱者，大宜服此。体虚自汗，尤得其宜，名**肾着汤**。

● 《三因方》 **麻黄白术散**

治寒湿，身体烦疼，无汗恶寒，发热者。

白术四两　麻黄去节，汤浸，三两　杏仁二十粒，去皮、尖　桂心二两　甘草炙，二两

右为剉散，每服四钱，水盏半，煎七分，去滓，食前温服。

● 张仲景方**桂枝附子汤**

治风湿相搏，身体烦疼，掣痛不得屈伸，汗出短气，小便不利，恶风不欲去衣，或身微肿。

桂枝四两，去皮　白术　附子炮，去皮、尖，各三两　甘草炙，二两

右为剉散，每服四大钱，水盏半，姜五片，枣两枚，煎七分，去滓，温服。大便秘则去桂。小便不利，悸气，加茯苓三两。痹加防己四两，腹痛加芍药四两。

● 《三因方》**白术茯苓干姜汤**

治伏暑中风湿，烦渴引饮，心腹疼，燥闷，口干面垢，洒洒恶寒[1]，淅淅恶风，微汗，饥不能食。

白术　干姜炮　茯苓去皮　细辛　桂心　干葛　甘草炙　橘皮　乌梅去核　京豉

右等分，为细末，每服二钱，白汤点服。

● 《三因方》**茯苓白术汤**

治冒暑毒，加以着湿，或汗未干即浴，皆成暑湿。

茯苓去皮　干姜炮　甘草炙　白术　桂心各一两

右为剉末，每服四钱，水一盏，煎七分，去滓，食前服。

● 《三因方》**葳蕤汤**

治风温、冬温，春月中风，伤寒发热，头眩痛，咽喉干，舌强，胸中疼痛，痞满，腰背拘急。

葛根　麻黄去节，汤焙干　甘草　白薇　川芎　羌活　杏仁各半两，去皮尖　石膏一两，碎　葳蕤三分　青木香一分

右剉散，每服五钱，水一盏半，煎七分，去滓，食前。木香冬用一两，春用一两半。

● 《和剂》**防己黄芪汤**论

治风湿相搏，客于皮肤，身重节疼，汗出恶风。风水客搏，上轻下

---

[1] 寒：原作"风"，据《三因方》卷五"白术茯苓干姜汤"改。

重，腰脚浮肿，不能屈伸。

防己四两　黄芪五两　白术三两　甘草炙，二两

右为剉散，每服五钱，水一盏半，姜五片，枣两个，煎七分，去滓，空心服。喘者加麻黄，胃中不和加芍药，气上冲加桂，下有陈寒加细辛。服药后当如虫行皮中，从腰以下如冰，复坐被上，又以一被绕腰以下，温令微汗瘥。

治湿无如术，然白术性缓，不如苍术之烈。川芎亦能逐水，其说见于《左传》。若更挟热，而小便不利，则须用茯苓、防己之类以通之。然亦视其轻重浅深，若所感重，而湿已达于脏腑，必不入食。为呕为泄，为喘满，为四肢重痛，为郑声，为眼直视，暗不能转，为脚肿。若脐下坚硬，为虚汗，非若风寒之易攻，直须以雄、附、姜、桂、橘、术之类作大剂与服，使药气相接，浸渍攻之，积日持久，乃当渐去。要以生附、苍术为主也，不可以数服不见效，用别药。

脚　气

● 神秘左经汤

治风寒暑湿流注足三阳经，手足拘挛，疼痛，行步艰难，头眩腰重，关节掣痛，憎寒发热，自汗恶风。卒中昏塞，大小便秘涩。腹痛呕吐，下利，恶闻食气。髀腿顽痹，缓纵不随，热闷心烦，惊悸气上，脐下冷痹，喘满肩息[1]。

麻黄去节　干葛　柴胡去芦　桂心　细辛去苗、土　羌活　厚朴姜制，炒　防风　防己　枳壳去穰，炒　茯苓去皮　黄芩　半夏汤洗七次　白姜[2]炮　甘草炙　小草即远志苗　麦门冬去心，各等分

右㕮咀，每服四大钱，水盏半，姜三片，枣一枚，煎取七分，去

---

[1] 肩息：指在呼吸不畅的情况下，抬肩以助呼吸的状态。
[2] 白姜：即干姜。

滓，空心服。自汗，去麻黄，加牡蛎、白术。无汗，减桂，加橘皮、前胡、升麻。腹痛吐利，去黄芩，加芍药、炮附子。大便秘，加大黄、竹沥。喘满，加杏仁、桑白皮、紫苏。肿满，加泽泻、木通。所加并等分。凡有此病，详认症状，逐一加减，无不愈者。常服下气消痰，散风湿，退肿满，美饮食，令人不虚。江南诸师固秘此方，虽父子兄弟不传，学者当敬用之。

●《三因方》**加味败毒散**

治三阳经脚气，流注脚踝，焮热赤肿，寒热如疟，自汗恶风，或无汗恶寒。

方具[1]"六气门"。

右于败毒散中，加大黄蒸、苍术泔浸，各判等分，每服四大钱，水盏半，姜三片，薄苛五叶，煎七分，去滓，热服，不过两服。皮肤瘙痒赤疹，加蝉蜕煎。

●《和剂方》**换腿圆**

治风寒暑湿进袭足三阴经，挛痹缓弱，上攻胸膈肩背，下注脚膝疼痛，渐成风湿脚气。行步艰难，足心如火，上气喘急，全不思食。

石南叶　天南星炮　石斛酒浸　牛膝酒浸　羌活　薏苡仁炒　防风去芦　萆薢　黄芪蜜制，炙　天麻　当归酒浸　续断十二味，各一两半　木瓜四两　槟榔二两半

右为末，酒煮面糊为圆如梧桐子大，每服五十圆，温酒、盐汤吞下。

---

[1] 方具：本卷均为"六气门"，败毒散见"寒"下。方出《和剂局方》，由人参、赤茯苓、甘草、前胡、川芎、羌活、柴胡、独活、桔梗、枳壳等分组成。

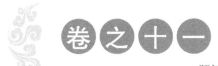

通治门

脾　胃

●《千金方》**养脾圆**[1]

脾胃虚弱，停寒留饮，膈气噎塞，反胃吐食，心胸痞满，胁肋虚张，胃腹刺痛，牵引背膂，食少易伤。言微气短，口苦舌涩，恶心呕哕，喜睡咽酸。久病泄痢，肠胃虚滑。病后气不复常，饮食无味，形容憔悴。酒后痰多。

人参　白术　白茯苓去皮　甘草炙　山药炒　木香　白扁豆炒　缩砂仁　薏苡仁　益智仁　藿香叶　红豆　干姜炮　高良姜　肉豆蔻煨　三棱　莪术炮　神曲炒　麦蘗炒　陈皮　枳壳炒　茴香炒　苦梗炒，各一两

右细末，蜜圆如弹子大，每服一圆，细嚼，白汤下，温酒亦得，空心，食前。常服温养脾元，进美饮食。

●《三因方》**养胃汤**论

养胃正阳，温中调气，内逐阴冷滞气，外辟风寒岚瘴。常服春无感冒，秋不生疟痢，冬不致感冒寒。

橘红三分　甘草炙，一分　厚朴去皮，姜汁腌，炒　苍术去皮，泔浸，各一两　人参　茯苓　藿香叶　草果仁各半两　半夏汤泡七次，一两

---

[1] 千金方养脾圆：今本《千金要方》《千金翼方》均无此方，但见于《和剂局方》卷三，作"《千金》大养脾圆"。

右吹咀，每服四钱，水盏半，生姜七片，乌梅一个，同煎，取六分，去滓，温服。

五藏非脾不养，六脉无胃不生。盖脾为至阴，而胃为至阳也。阴阳者，天地之道也，万物之纲纪，变化之父母，生杀之本始，神明之府也，治病必求其本。养阴者当先养脾，养阳者当先养胃。是以孙真人《千金方》出养脾圆，陈无择《三因方》续养胃汤，良有意也。夫脾胃为水谷海，胃主受纳，而脾主克消。脾胃气平则食饮化，食饮化则气脉充，气脉充则脏腑和，而肢体荣健矣。是以养脾圆一方，以四君子汤为主，佐以诸药。养胃汤一方，以平胃散为主，佐以诸药。谛观圣师处方，用药必求其本，精妙如此。

◉ **思食大人参圆**石大夫方

白术二两半　人参　山药各二两　附子炮，去皮脐，一两　甘草炙，一两半　干姜炮，半两

右末，炼蜜圆鸡头大，每服三圆，水一中盏，枣一枚，同煎至六分，空心，食前，温服。

◉ **秘方思食圆**蔡医传方

神曲九钱，炒　麦蘖六钱，炒　人参　干姜炮，各二钱　乌梅去核，五钱　甘草炙，二钱

右末，炼蜜圆如鸡头子大，每服三两圆，白汤送下。

痰饮喘嗽

◉ **新法半夏汤**

治脾胃气弱，头眩恶心，痰饮不散，呕逆酸水，腹肋胀痞，不思饮食。《和剂方》。

大半夏四两，汤洗七次，每个切作两片用，白矾末一两，沸汤浸一昼夜，滤出，别用汤洗，去矾，候干，一片切作两片，再用姜汁，于银、石器中，浸一昼夜，却顿汤

中，重煮，令姜汁干尽，以慢[1]火焙燥，为细末，再用姜汁搜成饼，日曝干，或焙干，炙黄，勿令焦　甘草二两，生用　橘红　草果仁　缩砂仁　神曲炒，各一两　丁香　白豆蔻仁各半两

右细末，每服抄一钱，先用生姜自然汁调成膏，入炒盐少许，沸汤点服。

●《叶氏方》 **分涎汤**

治风痰留滞，膈间虚满，食即恶心，咽吻上喘，涎唾不利。服此顺阴阳，消痞满。

陈皮去白　新罗拣参　半夏汤洗七次，令软，每个切四片，姜汁浸一夕　枳实去穰，微炒　苦梗去芦　天南星去外皮，湿纸包，灰火煨香熟，取出，各等分

右剉米粒大，每二钱，水盏半，生姜十大片，同煎至半盏，去滓，候通口，旋呷，徐咽下。食后、临卧服了，高枕仰卧。

●《易简方》 **二陈汤**附：茯苓半夏汤、枳实半夏汤、白术半夏汤

治痰饮为患，呕吐恶心，头眩心悸，中脘不快，发为寒热。因食生冷，脾胃不和。

半夏　陈皮各五两　茯苓三两　甘草一两半

右㕮咀，每服四钱，水一盏，姜七片，乌梅一个，煎六分，去滓，热服，不拘时。

《和剂方》治停痰留饮，胸膈满闷，咳嗽呕吐，气短恶心，以致饮食不下。用半夏汤洗七次，五两、茯苓三两，粗散，每四大钱，姜七片，煎七分，去滓，空心服，名**茯苓半夏汤**。赵从简云此治痰饮捷径。

《易简方》痰饮停积，头目昏重，呕哕恶心，胸停痞闷，嗽咳气塞，项背拘急。用半夏、橘红各一两、枳实半两，多加生姜煎服。名**枳实半夏汤**。

《和剂方》治胃虚停饮，痰逆恶心，中脘刺痛，腹胁搅痛，头目昏晕，肢体倦怠。用半夏二两、陈皮二两半、赤茯苓、白术、丁香各一两、

---

[1] 慢：原作"熳"，据《和剂局方》卷四"新法半夏汤"改。

肉桂半两。咬咀，每服三钱，水一大盏，生姜五片，煎取八分，去滓
服。名**白术半夏汤**。

　　● **丁香五套圆**[1]

　　大治男女胃气虚弱，三焦痞涩，不能宣行水谷，故为痰饮。结聚胸
臆间，令人头目昏眩，胸膈胀满，咳嗽气急，呕逆腹疼，伏于中脘。亦
令臂疼不举，腰腿沉重，久而不散，流入于脾。脾恶温，得水则胀，胀
则不能消化水谷。又令腹中虚满，而不有食也。《千金方》。

　　南星每个切作十余块，同半夏先用[2]水浸三日，须是要每日换水，以用白矾二
两，切碎，调下水内，再浸三日，洗净，焙干　半夏切破，各二两　干姜炮　良姜
陈皮去白　木香各半两　白术　茯苓各一两　丁香不火　青皮去白

　　右细末，用神曲一两，大麦糵二两，同为末，打糊和药圆如梧子
大，每服五十圆至七十圆，温熟水下，不拘时。

　　常服能温脾胃，去宿冷，消宿滞，化饮食，辟[3]雾露风冷，山岚
瘴疠，非时不正之气。但是酒癖停饮，痰水不消，累服汤药不效者，服
之如神。

　　● 《和剂方》**倍术圆**附：消饮倍术圆

　　治五饮酒癖。一日留饮，停水在心下；二日癖饮，水癖在两胁下；
三日痰饮，水在胃中；四日溢饮，水溢在膈上，五脏之间；五日流饮，
水在肠间，动摇有声。皆由饮酒胃寒，或饮水过多所致。

　　白术一两　肉桂去粗皮　干姜炮，各半两

　　右细末，蜜圆如梧子大，每二十圆至五十圆，温米饮下，食前，日
进二服。

　　《叶氏方》治胃虚，五饮酒癖，头痛眩冒，干呕，饮流肠间，动则
有声。用白术五两、削术[4]三两、桂心一两、干姜四两，为末，面糊圆梧

---

[1] 丁香五套圆：今本《千金要方》《千金翼方》均无此方，方见《和剂局方》卷四。
[2] 同半夏先用：原作"用半夏以"，据《和剂局方》卷四"丁香五套圆"改。
[3] 辟：原作"碎"，据《和剂局方》卷四"丁香五圆"改。
[4] 削术：术，原作"木"，据《叶氏录验方》卷中"消饮倍术元"改。削术，即苍术。

子大，每三十圆，温米饮下，食后服。名**消饮倍术圆**。

　　●《叶氏方》**清壶圆**

治痰饮。

方具"一清门"。

　　●《家藏方》**渫白圆**

治膈脘痰涩不利，头目昏晕，吐逆涎沫。

天南星　半夏各生用　生硫黄别三研，各一两　盆硝　元精石各半两

附子一枚，六钱重者，生，去皮脐

　　右为细末，入细面三两，令停，水和为圆如梧子大，每三十圆，沸汤内煮，令浮，漉出，生姜汤，食后服。

　　●《三因方》**控涎丹**

凡人忽患胸背、手脚、颈项、腰胯隐痛不可忍，连筋骨牵引钓痛，坐卧不宁，时时走易不定，误为走疰，便用风药及针灸，皆非也。又疑是风毒结聚，欲为痈疽，乱以药贴，亦非也。乃是痰涎在心膈上下，变为此疾，或令人头痛不可举，或神意昏倦，多睡，或饮食无味，咳唾稠黏，夜间喉中如锯声，睡多流涎，手膝皮肤麻痹，气脉不通。误认为瘫痪，尤非也。凡遇此证，用此药不过数服，痰涎如失。

甘遂去心　紫大戟去皮　白芥子真者，各等分

　　右末，糊圆梧子大，晒干，食后，临卧，淡姜汤或熟水下五七圆至十圆。如疾猛气，加圆数不妨，其效如神。

　　●《指迷方》**消痰**[1]**茯苓圆**论

本治臂痛，有人臂痛，不能举手足，或左右时复转移，由伏痰在内，中脘停滞，脾气不流行，上与气搏。四肢属脾，脾滞而气不下，故上行攻臂，此臂痛乃痰证也。但治痰，而臂痛自止。

半夏二两　茯苓一两　枳壳去瓤，半两，麸炒　风化朴硝一分

---

[1]消痰：原脱，据目录补。

右末，姜汁糊圆如梧子大，每三十圆，姜汤下。累有人为痰所苦，夜间两臂常觉有人抽牵，两手战灼，至于茶盏亦不能举，随服随愈。痰药方多立见功效者，未有如此神妙。人之气脉常欲周流，以卫护荣养其身也。凡一日一夜，呼吸出入，计一万三千五百息，血行于身，八百一十丈，营周不息，五十而复大会，如环无端焉。是以习禅者跌坐、究意、观想；学仙者吐纳、引导、按摩。其知道者，不为血气所使，反所以运其血气也。其或喜怒哀乐不中节，起居食饮失其常，皆令营卫否阻，气血败浊，为痰、为涎、为饮，诸证生焉。结伏于焦膈，则眩晕嘈忪，忡悸惧慑，癃闭痞隔，喘嗽气急。停滞于关节，则筋脉挛急，肢节疼痛，手足弹曳，寒热往来。三者同源而异治，痰则伏于包络，随气上浮；客于肺经，因嗽而发；涎则伏于脾元，随气上溢口角，流出。唯饮则生胃腑，为呕为吐，宜详甄别也。

◎ 秘方平肺汤

治肺气五壅，喘嗽痰实，寒热往来，咽干口燥。

紫苏　陈皮各一两　半夏汤洗七次　苦梗炒　杏仁炒　乌梅去核　紫菀　知母　薄苛　桑白皮蜜炒　五味子　罂粟壳蜜炒，各三个　甘草炙，半两

右㕮咀，每服三钱，水一盏，生姜三片，同煎取六分，去滓，食后，临卧服。外舅蔡医传方。

◎ 三拗汤

治寒燠不常，人多暴嗽，咽痛声嗄，鼻塞痰稠，喘急。

麻黄不去节　杏仁不去皮尖　甘草不炙，各二两

右㕮咀，每三大钱，姜五片，煎七分，去滓，无时服。《是斋方》。

◎《和剂方》华盖散

治肺感寒邪，咳嗽上气，胸膈烦满，项背拘急，声重鼻塞，头昏目眩，痰涎不利，呀呻有声。

麻黄去根节　紫苏子炒　陈皮去白　赤茯苓去皮　杏仁去皮尖，炒　桑白皮各一两　甘草炙，半两

右㕮咀，每服二钱，水一盏，煎取七分，去滓，食后，温服。

◉《苏沈良方》**九宝汤**论

治老人、小儿、妇人、室女，素有喘疾，遇寒暄不常，发则连绵不已，喘咳哮吼，夜不得睡。

麻黄　薄荷　陈皮各一两　官桂　紫苏　杏仁去皮尖　桑白皮　甘草　大腹子连皮，各半两

右㕮咀，每服三钱，水盏半，生姜三大片，乌梅半个，煎取六分，去滓，专心服饮，其效甚著。

遍阅诸方，定喘嗽皆以三拗汤为主。麻黄散寒，杏仁下气，甘草和中故也。九宝汤一方，于中又增六品，深有理焉。《本草》云：麻黄久服令人虚。患喘人无时而发，此方中有官桂实表，不致亡阳；薄荷、桑白皮清利膈道；紫苏、陈皮、大腹宽和气宇，造化精深。正如《千金方》小续命汤，用麻黄佐肉桂，云久服不令人虚，亦此意也。

◉《指迷方》**团参圆**

治五藏相乘，荣卫失度，不能随阴阳出入，以成呼吸。故气经于脏，而脏不能受纳，诸气促迫，上并于肺，肺管溢而气争，则喘。

桑白皮制，炒　团参各二两　人参　白术　杏仁去皮尖，炒　麦门冬去心　陈皮　桂心　诃子炮，去核　附子炮，去皮脐　大腹皮剉，炒　槟榔剉，炒　芫花炒　泽泻　枳实麸炒　吴茱萸炒　半夏曲各半两

右为末，姜汁糊圆如梧子大，每服二十圆，食前，米饮下。未效，渐加至三十圆。

◉**秘方黄圆子**附：紫金丹、论

消痰定喘。外舅蔡医传方。

雄黄研　雌黄研，各一分　山栀七枚，去皮　绿豆四十九粒　信砒一字，研，并生用

右末，面糊圆绿豆大，每服两圆，生薄荷茶清下，临卧服。

《本事方》用信砒一钱半，研飞如粉、豆豉一两，用水略润少时，以纸挹干，研成膏，二味同杵极停，圆如麻子大，每服五七粒至十粒，小儿量大小与之。正用腊茶清，极冷吞下，临卧，以知为度。有一亲表妇人，患十

年，遍求医者皆不效。忽有一道人货此药，谩赎一服，是夜减半，教服
因愈。遂多金求得此方，屡用救人，恃有神异。名**紫金丹**。

肺为五脏六腑之华盖，主行气，温于皮毛，形寒饮冷则伤肺。肺一
受邪，安能统根诸气，气乱胸中而病生焉。重则为喘，轻则为嗽。喘之
为病，由痰实而气不散，上激咽喉，哮吼作声，咯不出，咽不下，憧憧
而急，喝喝而数，张口抬肩，摇身辊肚。嗽之为病，由气激而痰随上
浮，风生喉齾，淫淫如痒，习习如哽，涕唾稠浓，声音重浊，其则续续
不已，坐卧不安。所以古人于喘嗽二证，治法颇同，但剂有轻重耳。丈
夫虚劳，妇人血风，或补或清，各出本门，以备择用。

眼耳鼻舌咽喉口齿唇

●《千金》**神曲圆**论

主明目，百岁可读书。

神曲炒，四两　辰砂研，二两　磁石二两，火煅醋淬七次

右末，蜜圆如梧子大，米饮下二十圆，常服益眼目。丹砂畏磁石，
犹火之水也，今合用之。砂法火而入心，磁法水而入肾，心肾各得其
养，则目自然明。神曲倍于二品者，无他，目疾多因脾胃有痰饮，渍浸
于肝，久则昏眩，用以健脾胃，消痰饮，极有神效，众方不及。

●《和剂方》**驻景圆**

治肝肾俱虚，眼常昏晴，多见异花，或生障翳，视物不明，迎风有
泪。久服补肝肾，益眼目。

干地[1]黄熟者　车前子各三两　菟丝子酒浸，别研，五两

右末，炼蜜圆如梧子大，每三十圆，空心，食前，温酒下。

● 加减驻景圆

治肝肾气虚，视物眈眈，血少气多，两目渐暗。

---

[1] 地：原作"生"，据《和剂局方》卷七"驻景圆"改。

车前子略炒，三两　熟地黄洗　当归去尾，各五两　楮实子无翳膜则勿用
川椒炒出火毒，各一两　五味子　枸杞子各二两　菟丝子酒煮软，滤出焙九分
干，秤半斤

右末，蜜糊圆梧子大，每三十圆，空心，食前，温酒、盐汤任下。

● 《本事方》**羊肝圆**

镇肝明目。

熟地黄一两半，洗　菟丝子酒浸，别研　车前子略炒　防风　地肤子去
壳　决明子略炒　五味子　桂心　枸杞子　茺蔚子　青葙子　黄芩　苦
葶苈略炒　白茯苓　北细辛去叶　蕤仁　麦门冬去心　大杏仁炒　泽泻各
一两　白羯羊肝只用子肝一片，薄切，新瓦上烤干

右为末，炼蜜圆如梧子大，温水下三四十圆，日三服，不拘时。
张台卿尝苦目暗，京师医师令灸肝俞，遂转不见物，得此方服之，遂
明。有一男子内障，医治无效，因以余药遗之。一夕，灯下语其家
曰：适偶有所见，如隔门缝见火者，及旦视之，眼中翳膜且裂如线。
张云：此药灵异，勿妄与人，忽之则无验。予隘[1]之，且欲广其
传也。

● 《和剂》**秘传羊肝圆**

治男子、女人肝经不足，风毒上攻，眼目昏暗，泪出，怕日羞明，
隐涩难开，或痒或痛。久近内外障眼攀睛盲，皆治之。

黄连去须，为末　白羊子肝一具，净洗，去膜

右将羊肝，于砂盆内杵烂，旋入黄连末拌，擂干湿得所，圆如梧子
大，每三十圆，食后，温浆下。治目方用黄连多矣，此方最为奇异。刘
禹锡云：有崔秉元者，因官治一死罪囚，出活之，因后数年以病自死。
一旦，崔忽为内障所苦，丧明踰年。后半夜叹息独坐时，闻窸窣之声，
崔问：为谁？曰：是昔所蒙活囚，今来报恩至此，遂以此方告讫而去。
崔依方合服，不数月眼复明，因传此方。

---

[1] 隘：原作"谥"，据《本事方》卷五"羊肝圆"改。

◉ 张武经**大明圆**

治一切混沌眼疾。

川芎 当归洗 羌活 防风 荆芥穗 甘草炙 白芷 菊花 独活 仙灵脾 陈皮 青皮 柴胡去芦 木贼去节 白附子 石膏煅 蒺藜炒, 去刺 苍术泔浸一宿 蝉蜕去足 枸杞子 全蝎去毒,炒 远志去心 楮实 子炒 青葙子炒 决明子炒,各等分

右末，炼蜜圆弹子大，每一圆，薄荷茶清嚼下，食后服。

◉ 《和剂方》**明睛**[1]**地黄圆**

男子、妇人肝脏积热，肝虚目暗，膜入水轮，漏睛眵泪，眼见黑花，视物不明，混睛冷泪，翳膜遮障。肾脏虚惫，肝受虚热。久近慕热赤眼、风毒气眼、干湿脚气、消中消渴、诸风气等疾，由肾气虚惫者。补肝益肾，驱风明目。

生干地黄洗,炒 熟干地黄洗,焙,各一斤 杏仁去皮尖,麸炒黄,去油, 二两 枳壳去穰,麸炒 石斛去苗 防风去芦,各四两 牛膝酒浸,三两

右末，炼蜜圆梧子大，空心，温酒、盐汤饭饮任下三十圆。唐相李恭，扈从在蜀，患眼，或涩或疼，或生翳膜，或见黑花如豆大，累累数十不断。或见如飞虫翅羽，百方不效。僧知深云：相公此疾，缘受风毒。盖五脏实则泻其子，虚则补其母，母能令子实，子能令母虚。肾是肝母，今肾受风毒，故令肝虚。肝虚则目视肮肮，用药与上地黄圆同，但为末，不许犯铁器，空心，豆淋酒下五十圆。豆淋酒法：用黑豆半升，炒令烟出，以酒三升沃之，去豆，用酒。

◉ 《本事方》**地黄圆**

《素问》云久视伤血，血主肝，故勤书则伤肝，而目昏。肝伤则自生风，则热气上凑，目昏益盛。不宜专服补药，当益镇肝而目自明。

熟地黄两半 黄连去须 决明子各一两 防风 甘菊花 羌活 朱砂研 桂心 没药研,各半两

---

[1] 明睛：原脱，据目录补。

右为末，炼蜜圆如梧子大，食后，熟水下三十圆，日三服。

● **羚羊角散**

治大人、小儿一切眼疾深重，头疼作热，虚肿，生翳障，眼睛突出，攀睛努肉。肾脏风、烂眩风、妇人血风、气毒、时行赤眼，睑肿睛疼，沙涩疼痛，不问久远深浅，累医不效者，并宜服之。周显伯助教方。

北黄芩　川芎洗　当归　地骨皮　山茵陈去梗，不火　独活　人参　土白芷　旋覆花去梗　荆芥　桔梗　车前子隔纸炒　青葙子微炒　甘草　石膏煅　香附子炒去毛，河水浸　草决明微炒　干葛　木贼　何首乌　泽兰叶　蝉蜕去土　夏枯草泡，砂糖水浸一夕，洗去糖　淡竹叶　地扁竹去根　龙脑薄荷各一两　羚羊角镑屑，二钱重　羌活　防风各一两

右细末，每一大钱，百沸汤点服，日三夜一。

● **蝉花无比散**

治大人、小儿远年日近风眼。气眼，攻注眼隐涩，昏暗，睑生风粟，或痒或痛，渐生翳膜，侵睛[1]遮障，视物不明。久患偏正头风，牵抽两眼，渐渐细小，连眶赤烂。小儿疮疹入眼，白膜遮睛，赤涩隐痛。

赤芍药十三两　防风　甘草炙　白茯苓去皮，各四两　蒺藜炒去刺，半斤　羌活　当归　川芎　石决明用盐同东流水煮一伏时，滤出，研如粉，各三两　苍术浸去皮，炒，十二两　蝉蜕微炒，一两

右末，每三分，食后，米泔、茶清任调。祛风退翳明目。

●《和剂方》**洗肝散**

治风毒上攻，暴作赤肿，隐涩难开，眵泪昏暗，羞[2]明生翳。

当归　川芎　防风　山栀仁　羌活　甘草炙　大黄煨　薄荷叶各等分

右细末，每服二钱，熟水、冷水任调，食后服。

● 又方**菊花散**

治风毒气眼，赤肿昏暗，隐涩难开，攀睛努肉，或痒或痛，渐生翳

---

[1]睛：原作"暗"，据《和剂局方》卷七"蝉花无比散"改。
[2]羞：原作"差"，据《和剂局方》卷七"洗肝散"改。

膜，暴赤眼痛。常服洗肝去风，明目。

甘菊花六两　羌活不见火　蝉蜕去头、足、翅　木贼去节　蒺藜炒，去刺，各三两

右细末，每服二钱[1]，食后，临卧，茶清调下。

● 《本事方》**楮英散**[2]

治一切眼疾。

川芎　羌活　防风　旋覆花各半两　楮实　蝉蜕　木贼去节　甘菊花各一分　楮叶[3]　桑叶　甘草　苍术泔浸一夕，去皮，日干，不见火，各一两

右不见火，木臼中杵为末，每二分，茶清调下，早晚食后，临卧服。亦治暴赤眼，惟忌热面及酒。黄五居士云：治一切障翳有效。予观此方，取楮叶必无实者，盖阴阳二物相匹配耳。有实者阳也，无实者阴也，所以楮叶不得其真，无实者，诸药悉无效。

● **退翳散**

治目内翳障。疮疹后，余毒不散。孙盈仲云：凡患疮疹，不可食鸡子，必生翳膜。一女子患疮后，两目皆生翳，只服此，各退白膜三重，瞳子方了然也。

真蛤粉别研　谷精草各一两，为末

右同拌和，每二钱，用生猪肝一片，三指大，劈开，掺药在上，卷定，再用麻线外扎。浓米泔一碗，煮肝熟为度，取出放冷，食后，临卧，细嚼，却用原煮肝米泔送下。

● 钱大师**黄连汤**附：汤泡散、明睛散

洗一切眼疾。

黄连去须　当归洗　赤芍药等分，净洗

右细末，每服二钱，沸汤泡，乘热熏洗，冷即再温，一日三五次

[1]每服二钱：原脱，今据《和剂局方》卷七"菊花散"改。
[2]楮英散：《普济本事方》卷七作"楮叶散"。
[3]楮叶：《普济本事方》卷五"楮叶散"条于"楮叶"下有"自采不生楮子者"七字。

洗，以瘥为度。

《和剂方》治肝经不足受客热，风壅上攻，眼目赤涩，睛疼睑烂，怕日羞明，夜卧多泪，时行暴赤，两太阳穴疼，头眩昏眩，视物不明，渐生翳膜，用药悉同，名**汤泡散**。

又方，加滑石细研，治外障，退翳膜。名**明睛散**。

● 《博济[1]方》**驱风散**

治气毒上攻，眼目涩痒，痛不可忍。上下睑肌赤烂，浮翳瘀血侵睛。

五倍子去土，一两　蔓荆子洗，一两半

右为末，每二钱，水二盏，铜、石器内煎及一盏，澄清热洗。

● **银青圆**附：青金圆

洗诸眼患。

铜青半两，细研　川姜一两，洗为末　炉甘石不以多少，煅，研

右研和，滴水圆如龙眼大，以纱袋盛于当风处，每一粒，沸汤泡洗，再温再洗，可得五次用。

一方，洗眼收泪，用铜青、白墡土，水圆鸡头大，沸汤泡洗，名**青金圆**。

● 《三因方》**菖蒲圆**

治卒聋塞，不闻声。

菖蒲　附子炮，去皮、脐

右等分，为末，酸醋圆杏仁大，绵裹塞耳中，日二服。

治久聋，用一寸九节者菖蒲，为末，以蓖麻子去壳，研为膏，圆如枣核大，日干，临夜用绵裹，塞耳中。

治大病后耳聋，用生菖蒲裂汁，滴耳中，即效。

● **小柴胡汤**

治发热耳暴聋，颊肿胁痛，胻不可以运。由少阳之气厥，而热留其

---

[1] 济：此后原衍"剂"，删。

经也。

方见"六气门"。

● **丁公明治耳聋**[1]附：刘侍郎治耳顺

治耳聋十年内者，一服可攻上下。公明方。

全蝎黄色，至小者，四十九个　生姜切，如蝎大，四十九片

右铜器内同炒，候姜干为度，细末，只作一服，初夜温酒调下，二更尽饮酒至醉，次日耳中如笙响，即效。

刘侍郎治耳顺[2]刘侍郎家方。

治耳顺及虚鸣，好全蝎四十九枚，炒微黄，为末，每服三钱，以温酒调，仍下八味圆百粒，空心，只三四服可以见效。

●《本事方》**红绵散**

治聤耳出脓及黄水。

白矾煅，一钱　坏一字　麝香

右同研，用绵杖子去耳中脓及黄水尽，即用别绵杖子引药入耳中，令至底，掺之即干。壮实人积热上攻，耳出脓水，不瘥，更服雄黄圆三五行，即效。

● **治百虫入耳**

真麻油灌耳中，即效。

● **治耳中出血**

龙骨末吹入耳中，即止。

●《和剂方》**醒䤵散**

治伤风，鼻塞声重。

川乌炮去皮脐　抚芎　甘草　白芷各三两　川芎一两　细辛半两　龙脑薄荷一两半

右细末，每服一大钱，葱白茶清调下，薄荷汤亦得。

---

[1] 丁公明治耳聋：原脱，据目录补。
[2] 刘侍郎治耳顺：原脱，据目录补。耳顺，指听力下降，要顺着声音来的方向才能听见。

● **抑**[1]**金散**诗

治肺热，鼻塞涕浊。利伯善传有诗四句。

细辛白芷与防风，羌活川归半夏芎。

桔梗陈皮茯苓辈，十般等分咀和同。

二钱，薄荷、姜煎服，气息调匀，鼻贯通。

● **黄白散**

治鼻齆息肉、鼻痔等。

雄黄　白矾　细辛　瓜蒂等分

右细末，搐鼻中。

《卫生》治鼻中息肉，用瓜蒂、白矾为末，以羊膏圆，塞鼻中数日，自随药下。

●《千金方》**细辛膏**

治鼻塞脑冷，清涕出不止。

黑附子去皮脐　川椒　川芎　细辛　吴茱萸　干姜各三分　桂心一两
皂角屑半两

右将猪脂六两，煎成油，先一宿，以苦酒浸前八味，取入油，煎附子黄色止，以棉惹塞鼻孔。

● **朱矾散**

治小儿初生鹅口，舌上有白屑，如木屑，鼻外亦有者。

朱砂研末　白矾枯，研，各等分

右同研，先使乱发揩净儿舌，却用少许敷舌上，日三次。

● **蒲黄散**

治小儿重舌。

真蒲黄微炒，纸铺地上，出火毒

右研细，每抄些少掺舌下，时时掺之，自愈。更以温水，蘸熟绢帛

---

[1] 抑：原作"柳"，《普济方》卷五十六同。然目录及《医方类聚》卷七十九作"抑"。此方治肺热，据方义，"抑"字义长，从改。

裹指，轻轻按掠之罢，掺药。

● 乌犀膏

治咽喉肿痛，一切恶喉，结喉，烂喉，遁虫缠喉，闭喉，急喉，飞丝入喉，重舌，木舌等。

皂荚两条，捶碎，水三升，浸一时，捩汁去滓，瓦器内熬成膏　好酒一合　人参为末　百草霜研，各一钱，同皂角膏搅匀，令大稠　硇砂　焰硝　白梅霜各少许，并研入前膏中

右斟酌拌和，以可扫为度。若有前患，用鹅毛点少许于喉中，有恶涎自出。或可复一两度，引药方歇良久，恶物出尽为度。却嚼甘草二寸，咽汁。若木舌，先以粗布蘸水揩舌令软，次用姜片擦之，然后用药扫咽，神效。

● 解毒雄黄圆

治缠喉风，急喉，闭喉，卒然倒卧，失音不语。牙关紧急，不省人事。膈热涎盛，咽喉肿痛，赤眼痛肿，一切毒热诸证。《和剂方》。

雄黄飞　郁金各一分　巴豆去皮膜，出油，十四个

右末，醋糊圆绿豆大，热茶清下七圆，吐出顽涎立苏。未吐，再服。如未至死，心头尚温，灌药下喉即活，吐泻无妨。小儿喉咙赤肿，惊热，痰涎壅塞，服二三圆，量大小加减服。

● 如圣胜金铤

治急喉闭，缠喉风飞扬，单蛾双蛾，结喉，重舌木舌，腮颔肿痛，屡经用药，不能吞水粥。《和剂方》。

硫黄研　川芎　薄荷叶　腊茶　川乌炮　硝石研　生地黄各一两

右细末，以生葱研汁，搜和为铤。每服先用新汲水灌嗽吐出，次嚼生薄荷五七叶微烂，用一铤同嚼极烂，以井水咽下。甚者连服三服，即愈。重舌腮肿，先服一铤，次以一铤安患处，使消。冒暑伏热，不省人事，生薄荷水调研一铤，灌下即苏。行路常噙一铤，即无伏热之患。口舌生疮，不能合口，并食热物，如上法服讫。用水灌嗽，嚼薄荷叶烂如泥，吐出；再以水灌嗽，嚼药一铤，噙口内，聚涎裹之，如涎满，方吐

出。如此服三铤，便能食酒醋。过食咸酸，酢脯炙烤，喉中生泡，须搯破吐血，方着薄荷数叶，以一铤同嚼，井华水吞下。沙淋，热淋，小便出血，用车前草七叶，生姜小块研烂，水调，去滓，嚼药一铤，以水送下。分阴阳，去风热，化血为涎，化涎为水，常带随身备急，一铤可活一人。小儿只服半铤。一方去川乌，用贯众，以嫩茶代腊茶。

● 秘方防风散

治一切风热上壅。外舅蔡医传。

防风去芦，一两　白药三两，用黑牵牛半两，同炒香熟为度，去牵牛，一字

右细末，每服一钱匕，茶、酒任下，食后服。

● 夺命无忧散《和剂方》名玉屑无忧散。

治缠喉风，咽喉疼痛，风涎壅滞，口舌生疮，脾积癥块，小儿奶癖，误吞骨屑，哽塞不下。

寒水石三两，煅　玄参　贯众　滑石　缩砂仁　黄连　茯苓　甘草山豆根　荆芥各半两，并生用　硼砂三钱

右为末，每服一钱，干掺舌上后，以新水咽下，不拘时。此药除三尸，去八邪，杀九虫，辟温疗渴。《金台玉简》方。

● 一字散附：碧雪散

治喉闭。

白矾一两，火上熔开，入巴豆肉十个，以矾沸定为度，去巴，研矾为末

右每用一字，新汲水调下，觉喉痛甚，服之未效者，更服，吐泻即瘥。如牙噤，用指甲挑入喉中，或以竹管吹入。一方用青矾，名**碧雪散**。

●《本事方》干姜散附：白矾散

治悬痈[1]壅热卒暴肿大。

干姜　半夏汤洗，去滑

右等分，为末，以少许着舌下。

---

[1] 悬痈：此处为解剖名词，即悬雍垂。

一方，治悬痈垂长，咽喉中妨闷，用白矾、羌盐花等分为末，箸头点悬痈上，立瘥，名**白矾散**。

● 《必用方》**绿云散**

治口疮，臭气瘀烂，久而不瘥。

黄柏半两，为末　青黛二分

右同研，临卧置一字安舌下，咽津不妨，迟明瘥。凡口疮不可失睡，失睡则愈甚。一方以铜绿易青黛。

● **秘方**[1]**治口疮**

缩砂壳火煅，为末

掺口内疮上即安。

● **治吻疮**[2]

治口吻边生疮，浸淫不较。

槟榔烧存性

为末，入轻粉敷疮上，立愈。

● **贴足方**

治小儿口疮，不能吮乳者

密陀僧细研　酽醋调涂两足心，瘥即洗去

凡小儿口疮，宜用绢帛，蘸生薄荷水，拭口内，妙。

● 定斋**濯足方**

下虚上壅，口舌生疮。

白矾末，用汤化，以濯足，即愈。

● **玉池散**

风疰牙疼，肿痒动摇，牙龈溃烂，宣露出血，口气。

地骨皮　白芷　升麻　防风　细辛　当归　川芎　槐花　藁本　甘草各等分

---

[1] 秘方：原脱，据目录补。
[2] 治吻疮：原脱，据目录补。

右末，每一字许，揩牙。或大段痛，即取二钱，水盏半，姜三片，黑豆半合，煎至一盏，稍温漱，候冷吐之，殊效。董真院方。

●《和剂方》**细辛散**

治风虫牙疼，牙龈宣烂，牙齿动摇，腮颔肿痛。

草乌　白芷各二两　细辛　荆芥各一两　红椒　牙皂　鹤虱　荜茇　缩砂仁各半两

右末，每用少许擦痛处，有涎吐出，不得咽，少时，用温水漱口。频频擦用，立效。

●《三因方》**玄参散**

治悬痈肿，不下食。

玄参一两　升麻　射干　大黄各半两　甘草一分

上细末，每三钱，水一盏，煎至七分，放温，时时含咽，良验。

又方，去射干，加犀角。治心脾壅热，木舌肿胀。

● **清脾汤**

治唇燥皱裂无色。

方具"一清门"。

● **青灰散**

治唇紧燥裂，生疮，面无颜色。

青布烧灰

研细，以猪脂调，夜敷睡。

胸膈背脊腋胁脐腹腰膝

● **三和散**

调五藏，和三焦，治胸膈虚痞，心腹漏闷，胁肋膜胀，肢体烦疼，头面虚浮，手足微肿，肠胃燥涩，大便闭难。又治背痛胁痛，有妨饮食。脚气上攻，胸腹满闷，大腑不通。虽年高气弱人，并可服之。

沉香　大腹皮炙焦　紫苏　宣州木瓜切，焙　羌活去芦，各一两　槟榔

面煨熟，去面　甘草炒　木香　陈皮　川芎　白术各三分。《活人书》去羌活，用独活

右㕮咀，每三分，水一盏，煎六分，去滓，温服，不拘时。

● 四磨饮子

温中下气。

沉香　乌药　南木香略煨　枳壳去穰，面炒

右等分，用温汤水磨服，到碎水煎亦可。

● 十八味[1]丁沉透膈汤

治脾胃不和，中寒上气，胁肋胀满，心腹疗痛，痰逆恶心。或时呕吐，饮食减少，十膈五噎，痞塞不通，噫气吞酸，口苦失味，并皆主之。

白术三两　甘草炙，一两半　人参　缩砂仁　香附子炒，各一两　沉香　陈皮　藿香叶　厚朴姜制，炒，各三分　木香　丁香　肉豆蔻煨　白豆蔻　青皮　麦蘖各半两　半夏汤泡七次　神曲炒　草果各一分

右㕮咀，每服四钱，水二大盏，生姜三片，枣一枚，同煎八分，去滓，温服。

● 平胃散附：对金饮子

治脾胃不和，五噎八痞，膈气反胃，胸满短气，心腹胁肋胀满刺痛，呕吐吞酸，饮食不进，面黄肌瘦，嗜卧体疼，泄泻霍乱。常服调气暖胃，化宿食，消痰饮，辟风寒冷温四时非节之气。

陈皮去白，五两　苍术八两，泔浸一夕，水浸二夕，到，焙，炒干，令赤色　甘草炙，一两半　厚朴五两，生姜五两，取自然汁制，日干，炒紫色为度

右细末，每服二钱，水一盏，生姜三片，枣一枚，煎至七分，去姜枣，食前服。沸汤盐点亦得。

又方，治诸疾无不愈者，用陈皮八两、苍术、厚朴、甘草各二两，如前法修制，粗末，每服三钱，水一盏，姜二片，煎八分，去滓，温服，

[1] 十八味：原脱，据目录补。

名对金饮子。

● 腋气方[1]

治腋气神妙，不可尽述。许尧臣方。

一味白矾飞，不拘多少，临睡时，以纸衬桌上，伸手托臂柱，以药干揩，令腋十分热痛，两腋揩遍。先于日中，将所着上截衣服用灰汁净洗，又泡去衣袖中臭气，皆无气臭，如新衣，方可着。若洗气臭不断，枉用其药。大概药无不验，多是衣服再作气故，不能断根。

● 叶氏治腋气[2]

好生胆矾，如琉璃片，无灰色石头者为妙，不拘多少，半生半煅，为细末，入腻粉少许，同研细，每用半钱末，先浴了，次用生姜自然汁调药，擦患处，候十分热疼，不能忍得，即已之。

●《三因方》蜘蛛散

治胡臭熏人，不可靠近者。

大蜘蛛一个，以黄泥入少赤石脂，捣罗极细，入盐少许，杵，炼为一窠，安蜘蛛在内焚，以火烧令通红，候冷，剖开研细。入轻粉一字，用醇醋调成膏，临卧敷腋下。明早登厕，必泻下黑汁，臭秽不可闻。于远僻处倾弃埋之，免致染别人也。

●《三因方》六物散

治漏腋，腋下、足心、手掌、阴股里常如汗出，湿污衣。

枸杞根　蔷薇根并干者　甘草各半两　胡粉　商陆根　滑石各一分

右末，醋调涂，当微汗出，易衣再涂，三次立愈。复发又涂。

●《本事方》枳壳煮散附：枳实散

治悲哀烦恼，伤肝气，至两胁骨疼，筋脉拘急，腰脚重滞，两股筋急，两胁牵痛，四肢不能举，渐至背脊挛急，大治胁痛。

防风去芦　川芎　细辛　枳壳去穰，麸炒　桔梗炒，各四两　甘草炙，

---

[1] 腋气方：原脱，据目录补。
[2] 叶氏治腋气：原作"又叶氏方"，据目录改。

二两　干葛一两半

右粗末，每四钱，水盏半，姜三片，煎七分，去滓，空心，温服。

又方，治两胁疼痛。用枳实炒，一两、白芍药炒、雀脑芎、人参各半两。细末，每二钱，姜枣汤调下，酒亦得。**名枳实散。**

●《和剂方》**茱萸内消**[1]**圆**《家藏方》名三茱圆。

治虚消疝，温养肾经。夫疝气为病，由肾与膀胱经虚，为邪所袭，伏留不去，时发疼痛，凡发必先憎寒壮热，甚者呕逆恶心。亦名内消圆。

吴茱萸汤洗七次　食[2]茱萸　山茱萸　川乌炮　白蒺藜　茴香炒桂心　青皮　桔梗各二两　川楝圆炒，二两　大腹皮　五味子　玄胡索海藻洗，各二两半　木香一两半　橘红　枳实去穰，麸炒　桃仁麸炒，研，各一两

右末，酒糊圆梧子大，温酒下三十圆。阴癫偏大上攻，脐腹疞痛，肤囊肿胀，或生疮疡，时出黄水，腰腿沉重，足胫肿满，行步艰辛，服之内消，不动脏腑。

● **治小儿脐风**

独头蒜切片，安脐上，以艾灸，口中有蒜气即止，立效。

●《定斋》**独活寄生汤**附：六半汤

治风湿抟于腰背，气血凝滞，连引疼痛。

独活三两，去芦，洗　桑寄生略炙　人参　茯苓　白术炒　熟地黄炒当归去芦　川芎　防风　白芍药炒　桂心　牛膝酒浸　杜仲去粗皮，剉，姜汁拌，腌一夕，日干，炒　秦艽洗，各一两　细辛去叶　甘草炙，各二两　川续断[3]

右粗末，每四钱，水一盏，煎七分，去滓，热服。腰疼腿痛，入麝少许。亦治[4]历节风。

[1]内消：原脱，据目录补。
[2]食：原作"石"，据《和剂局方》卷八"茱萸内消圆"改。
[3]川续断：原无剂量。《和剂局方》卷五"独活寄生汤"无此药。
[4]治：原脱，据《和剂局方》卷五"独活寄生汤"补。

●《定斋》治血虚腰腿疼痛。用白芍药六两、甘草炙，半两。水一盏半，煎至八分服。名**六半汤**。

● 魏将使**青娥圆**

序云：舶上破故纸，蕃人呼为补骨脂，亦名婆固脂也。温精髓，补劳伤，夜卧自泄，腹冷洞泻，脚软腰疼，饮食少味，行步无力，能补五脏，去百病，益肌血，壮筋骨，活血驻颜，乌髭黑发。予年过八十出官南海，忽忽不乐，况越俗卑湿，寒燥不常，痛伤内外，阳道痿绝，钟乳、硫黄一二十方皆不效。有舟人李蒲诃来，授予此方。服之七日，力强气壮，阳道微动。半月以来，意充力足，目明心悦，神功不可具述。故录以传。元和十三年二月十日，岭南节度使郑佃序。

诗曰：

晚年持节向蕃隅，人事兼加药力殊。

收得风光归掌内，青娥不笑白髭须。

破故纸八两，淘去浮者，焙干，隔纸炒香，干，为末用　　胡榧穰四两，汤浸去膜，研烂如泥

右拌和，炼蜜圆如梧子大，每三十圆，温酒、盐汤任下，空心，临卧服。渐加至五十圆。宜食猪羊腰子，以助药力，似觉水甜食美，是效。忌食芸薹、羊血，恶甘草。或研如泥和蜜，瓮器内以熟水或酒调，便以饮压为妙。一方加杜仲四两，剉如骰子大，麸炒黄色，治肾虚腰疼，秘精益阳。老者服之，及老还童；少年服之，行步如飞。

● 《选奇方》**补骨脂散**

治寒湿气滞腰痛，脚膝肿满，行步艰难。

破故纸炒，一两　黑牵牛生，碾取头末，二两

右细末，每三钱，食前，橘皮汤下，以利为度。

一方，用猪腰一双，去皮膜，入药煨熟，同核桃酒嚼下，仰卧少时，治腰痛如折。

一方，每二钱，核桃酒下，麝香酒尤妙。治五种腰疼。

◉《究原方》**升朝散**

治腰间隐疼，挫闪而不能动者。

牡丹皮去心　川草薢炒　白术炒　肉桂白，等分

右细末，每服二钱，热酒，入盐少许，调下，食前服。

◉ 桃溪方**养肾散**

治腰脚筋骨疼痛，其效如神。太守陈逢原知防州，时因暑中，取凉食瓜，至秋忽然腰腿间疼痛，不能屈伸，艰于举动。凡治腰脚药服之无效，儿子就商助教处得此服之。才一服，移刻，脚遂可伸屈，再服即愈。此方传数人，皆效。

苍术　全蝎半两　天麻三钱　黑附子炮，去皮脐　草乌去尖，各二钱

右末，每一钱，淋黑豆酒调下。骨髓痛，胡桃酒嚼下，药性略麻痹，少时其痛随即散去。

积聚癥瘕

◉ 高太尉**感应圆**

虚中积冷，气弱有伤，停积胃脘，不能传化。因气伤冷，因饥饱食。饮酒过多，心下坚满，两胁胀痛，心腹大疼。中酒呕吐，痰逆恶心，喜睡头眩，胸膈痞闷，四肢倦怠，不欲饮食。霍乱吐泻，大便频并，后重迟涩。久痢赤白，脓血相杂，完谷不化，愈而复发。久病形羸虚弱，面黄肌瘦，饮食进退，大便或秘或泄。妇人血气，妊娠伤冷，新产有伤。小儿积滞，粪白酸臭，下利水谷。陈寒积冷，不拘久近，疾证连绵，用热药及取转未成效者。药性温而无毒，不燥热，不损胃气，亦不吐泻，只是磨化积聚，消逐宿冷，疗饮食所伤，快三焦滞气，进饮食，消酒毒，神效。

木香　丁香各一两半　干姜炮，一两　肉豆蔻二十枚　百草霜二两，研，要村庄家锅底上者，炒　巴豆七十枚，去皮、心、膜，研细，出尽油，如粉　杏仁一百四十枚，去双仁，麸汤浸一夕，去皮，研为膏

右除巴粉、草霜、杏膏外，四味一处，细末，同拌研停，用蜡六两溶汁，以重绵搋去滓。更用好酒一升，于银、石器内煮蜡溶，滚数沸，候酒冷，蜡浮于上，取蜡秤用。春夏用清油一两，秋冬用清油两半，于铫内熬令沫散，香熟。然后下酒煮蜡四两，同化汁，就锅内乘热拌和药末成剂，分作小铤，油纸裹，旋圆如绿豆大，每服十五圆，量虚实加减，温水下，不拘时。小儿每服五粒黍米大，姜汤下。

● 秘方胜红圆 附：小镇心圆

治丈夫脾积气滞，胸膈满闷，腹胁、四肢无力，酒积不食，干呕不止，背脾连心胸及两乳痛。妇人脾血积气，诸般血癥气瘕。小儿食积骨瘦，面黄肚胀，气急不嗜饮食，渐成脾方。

陈皮　青皮　三棱　莪术 二味，同用醋煮，切片　干姜 炮　良姜 各一两
香附 炒去毛，二两

右细末，醋糊圆梧子大，每服三十圆，姜汤下。小儿量大小加减。此方即《局方》红圆子去阿魏、矾红、胡椒，增良姜、香附子，极为稳当，应老人、虚人、妊妇、小儿服之无疑。以其治病有功，不能伤耗真气，寻常饮食所伤，中脘痞满，服之应手而愈。大病之后，谷气难化，及治中脘停酸，功效特异。脾寒虐疾，生姜橘皮汤。心腹胀满，苏梗橘皮汤。脾疼作楚，菖蒲汤。酒疸壳疸，通身皆黄，大麦煮饮。两胁引乳作痛，磨沉香温水。酒积食积，面黄腹胀，时或干呕，煨姜汤。妇人脾血作痛，及血癥气瘕，并经血不调，或过时不至，醋汤下。寒热往来，尤宜与服。产后败血，上攻心神，迷乱状若癫痫，热醋汤下，其效尤速。男子、妇人癫痫者，未必皆由心经蓄热，亦有因脾气不舒，致痰饮上迷心窍，而成斯疾者。着服凉剂过多，愈见昏乱，宜用此药，衣以朱砂，用橘叶汤下，名小镇心圆。

● 四物汤

调益荣卫，滋养气血，治冲任虚损，月水不调，脐腹㽷痛，崩中漏下，血瘕块硬，发歇疼痛。妊娠宿冷，时理失宜，胎动不安，血下不止，及产后乘虚，风寒内抟，恶露不下，结成瘕聚，小腹坚痛，时作

寒热。

当归去芦，酒浸，剉碎，微炒　川芎　熟干地黄酒浸一夕　白芍药各一两

右㕮咀，每四钱，水一盏半，煎至八分，去滓，空心，热服。妇人癥瘕积蛊方，备见于济阴门，兹不繁录。

● **金露圆**天宝七年内王元览经进

治腹内积聚，癥块久患，大如杯，及黄瘦宿水，朝暮咳嗽，积年冷气，时复腹下盘痛，弦结冲心，及两胁彻背连心疼痛，气不息气，绕脐下，状如虫咬不可忍。十般水气，反胃吐食，呕逆饮食多噎，五般痔漏膜气，走疰风有如虫行，手足烦热，夜卧不安，睡语无度。小儿惊疳。妇女五邪，梦与鬼交，沉重不思饮食，昏昏如梦，不晓人事，欲死惧多，或歌或哭不定，月候不调，心中如狂，身体羸瘦，莫辨其状，但服此药，万不失一，无不平愈。是病皆疗，更不细述。

草乌头炮　黄连各二两　桂心不见火　干姜炮　吴茱萸汤浸七次　桔梗　茯苓去皮　柴胡去苗　干地黄洗，焙　蜀椒去目，炒　厚朴姜制　人参去芦　菖蒲泔浸一夕　紫菀去苗　鳖甲醋炒　川芎洗，焙　枳壳去穰，麸炒　贝母去心　甘遂炮　甘草炙　防风各一两　巴豆去心膜，用醋煮三十沸，焙干，取一两，不去油用

右件为细末，以面糊圆如梧子大，每服五圆。心中痰患，姜汤下。心痛，酸石榴皮汤下。口疮，蜜汤下。头痛，石膏汤、葱茶下。一切脾胃气，橘皮汤下。伤寒，麻黄葱汤下。脚气、水气，杏仁汤下。水泻、气泻，龙胆草汤下。赤痢，甘草汤下。白痢，干姜汤[1]。赤白痢，甘草干姜汤下。胸膈咽闷，通草汤下。妇人血气，当归酒下。如不饮酒，当归煎汤亦得。疝气、岚气、小肠气，及下坠，附子汤下。常服及应急，诸般疾患，只米饮、熟水、茶、酒任下。如伤冷腹痛，酒食所伤，酒疸黄疸，结气痞塞，鹤膝风，并用盐酒下。治三十六种风，十二疰，无不医治。此药前人用之效者，马遂临老浑身楚痛，不思饮食，每夜五

[1] 干姜汤：此后据上下文疑脱"下"字。

圆至七日，下血如鸡肝者二百余片，臭脓二升，以此遂愈。三原主簿陈胜妻，有病十五年，羸瘦，腹中楚痛不可忍，服药，至旬日下青虫六十四条，如箸，头身赤色，及药水五升，遂愈。京兆府工曹柳行余，着床经年，服至十日，下肉蜣螂[1]百有余个，青黄水一升许，遂愈。王元览有门客，久患羸瘦，吃食转吐，服之，下肉虾蟆七个，青水一升，遂愈。兴国寺僧澄清，患痛块十五年，服十日，下肉蛇两条，遂愈。后来亦患风疾，眉毛尽落，服至一百日，出五色虫儿，并青水三升，逐愈复。此元览进方所陈也。后代郑教授云：此方于杜相公府子弟处曾用之，无不治效。如与小儿吃时，一圆分作四圆，量儿大小，可下三五圆。合此药，如煮巴豆时，须是躬亲自数，三十沸便倾出，焙干，若沸过，即药无力。服此药，别无所忌，只恐服食人看验病证不定，用汤使有差，所以不验也。此方《必用方》中亦有之，但无此治证，且以元览为元鉴，故别而出之。

● 耆婆万病圆

是病皆治。

牛黄研　麝香研　犀角镑　朱砂飞研　桑白皮剉，炒　雄黄飞研　黄连去须　大戟剉，炒　芫花醋炒，炙　禹余粮醋淬，飞研　人参去芦　茯苓去皮　干姜炮　肉桂去皮，不见火　川当归去芦　川芎不见火　芍药　甘遂　黄芩　北细辛去苗　桔梗　巴豆去心膜，炒　前胡去芦　紫菀去芦　真蒲黄微炒　葶苈炒　防风去芦　川椒去白及合口者，微炒出汗，各一两　石蜥蜴去头、尾、足，炙，四寸　芫青二十八枚，入糯米同炒色黄黑，去头、足、翅　蜈蚣一十二节，去头、足，炙

右为细末，入研药停，炼蜜和圆如小豆大。疗七种癖块，五种癫病，十种注忤，七种飞尸，十二种蛊毒，五种黄病，十二时疟疾，十种水病，八种大风，十二种癥痹。并风入头，眼暗漠漠，及上气咳嗽，喉中如水鸡声，不得眠卧饮食，不荫肌肤，五脏滞气，积聚不消，壅闭不通，心腹胀满，连胸及背，鼓胀气坚，结溢入四肢或腹。又主膈气满，

---

[1] 蜣螂：即蜣螂。

时定时发，十年二十年不瘥，五种下利，痔虫、蛔虫、寸白虫诸虫，上下冷热，久积痰饮，令人多眠睡，消瘦无力，荫入骨髓，便成滞疾。身体气肿，饮食呕逆，腰脚酸疼，四肢沉重，不能久行久立。妇人因产冷入子脏，脏中不净，或闭塞不通，胞中瘀血冷滞，出流不尽，时时疼痛为患，或因此断产。小儿下痢赤白。狐臭耳聋，鼻塞等病，服此药三圆为一剂，服药不过三剂，万病悉除，说无穷尽，故名万病圆。若一岁以下小儿有疾者，令乳母服两小豆大，亦以吐利为度。近病及卒病皆近用多，积久疾病即少服，常服微溏利为度。卒病欲死，服三圆，取吐利，即瘥。卒中恶口噤，服二圆，浆水一合，微下利，即瘥。五疰、鬼刺、客忤，服二圆。男妇邪病，歌哭，腹大如妊娠，服二圆，日三夜一，间食服之。蛊毒吐血，腹痛如刺，服二圆，不瘥更服。疟病未发前一圆，未瘥更服。诸有痰饮者，用三圆。冷癖，服三圆，日三服，常令微溏。宿食不消，服二圆，取利。坚癥积聚，服二圆，日三服。拘急，心腹胀满，心痛，服三圆。上气呕逆，胸满不得卧，服二圆，不瘥更服。久痢，服二圆，日三服。痔湿，服二圆，以一圆，加杏仁，和醋两合，灌下部中。水病服三圆，日再服，间食服之，瘥止，人弱，即间日服。头痛恶寒，服二圆，覆出汗。伤寒天行，服二圆，日三服，间食服之。小便不通，服二圆，不瘥，明日更服。大便不通，服三圆，又内一圆下部中，即通。耳聋聤耳，以绵裹如枣核，塞之。鼻衄，二圆。痈肿疔肿，破肿，纳一圆，如麻子大，日一敷之，根亦自出。犯疔肿血出，以猪胆和涂，有孔纳孔中，即瘥。痔疮，涂绵箸上，纳孔中，日别易，瘥止。瘰疬，以醋和涂上，瘥。疮癣，以布揩，令汁出，以醋和涂上，日一易，瘥止。胸背腰胁肿，醋和敷肿上，日一易，瘥，又服两圆。诸冷疮，积年不瘥，以醋和涂。恶刺，以一圆纳疮孔中，即瘥。蝮蛇螫，以少许纳螫处，若毒入腹，心烦欲绝者，服三圆。蜂针以少许敷之，瘥。妇人诸疾，胎衣不下，服二圆。小儿惊痫，服一圆如米许，以涂乳，令嗍之，看儿大小加减。小儿客忤，服一圆，如末和乳，涂乳头，嗍之，以意加减。蝎螫，以少许涂之。小儿乳不消，心腹胀满，服一圆，如米许，涂乳头，令咂之，取瘥。服药以酒或米饮下，利动后以粟粥自补，忌毒物。

● 神仙解毒[1]万病圆俞良能方，葛丞相传。

解一切药毒、恶草、菰[2]子、菌蕈、金石毒。吃自死马肉、河豚发毒[3]。时行瘟气，阴阳二毒。伤寒心闷狂言，胸膈壅滞，邪毒未发。山岚瘴气，急喉闭，缠喉风。脾病黄肿，赤眼口疮，冲冒寒暑，热毒上攻，并用冷水、薄荷，同研磨下。诸般久近疟疾，临发桃柳枝汤磨下。男子急中癫邪，叫呼狂走，女人鬼气鬼胎，并温酒磨一圆，分两服，有毒即吐或利，毒尽自止。惊死，鬼迷死、自缢、落水、打折伤死，但心头微暖，未隔宿者，并用生姜、蜜水磨灌，须臾复苏。诸般痫疾，口面㖞斜，唇眼掣眨，夜多睡涎，言语塞涩，卒中口噤，牙关紧急，筋脉挛缩，骨节风肿，手脚疼痛，行步艰难，应系风气疼痛，并用酒磨。久近头疼，太阳穴痛，薄荷酒磨，用纸花贴太阳穴。牙疼酒磨涂，及含药少许吞下。牙关紧急，涂一圆，分三服[4]。打扑跌损伤折，炒松节酒磨下半粒，仍以水磨涂。汤火、大鼠、蜈蚣、毒蛇、百虫伤，并用水磨涂，仍服一粒。痈疽发背未破，鱼脐疮，诸般疮疖，恶疮肿毒，水磨涂，并服，觉痒即消。小儿急慢惊风，五疳八痢，蜜水薄荷磨，随大小加减。孕妇勿服。牛马六畜中毒，亦以此救，神妙。凡居家[5]或出入，不可无此药，真济世卫身之宝。如岭南毒药最多，若游官岭表，才觉意思不快，便服即安。二广山谷间有草，曰胡蔓草，又名断肠草，若以药人，急水吞之急死，缓水吞之缓死。又取毒蛇杀之，以草覆上，以水洒之数日，菌生其上，取为末，酒调以毒人，始亦无患，再饮酒即毒发立死。其俗淫妇多自配合，北人与之情相好，多不肯随[6]北人回，阴以

---

[1] 毒：原脱，据目录补。
[2] 菰：原作"瓢"，据《百一选方》卷十七"神仙解毒万病元"改。
[3] 毒：原作"事"，据《百一选方》卷十七"神仙解毒万病元"改。
[4] 涂一圆分三服：《百一选方》卷十七"神仙解毒万病元"作"磨涂一圆，分作三服，如圆小，分作二服，量大小与之"。
[5] 家：原脱，据《百一选方》卷十七"神仙解毒万病元"补。
[6] 随：原作"遂"，据《百一选方》卷十七"神仙解毒万病元"改。

药置食中，比还即戒之曰：子某[1]年来。若从其言，即复以药解之，若过期不往必毙矣。名曰定年药。北人届彼，亦宜志之。若觉着毒，四大不调，即便服之，或于鸡、豚、鱼、羊、鹅、鸭等肉内下药后，食此物，即发触急，服此药一粒，或吐或利，随手便瘥。

文蛤三两，淡红黄色者，捶碎，洗净，《本草》云：五倍子一名文蛤　红牙大戟一两半，净洗　山慈菇二两，洗净，即鬼灯檠[2]，金灯花根[3]即是也　麝香三分重，别研　续随子一两，去壳秤，研细，纸裹压出去油，再研如白霜

右将前三味焙干，为细末，入麝香、续随子研令停，以糯米粥为圆，每料分作四十粒，于端午、七夕、重阳日合，如欲急用，辰日亦得。于木臼中杵数百下，不得妇人、孝子[4]、不具足人[5]、鸡、犬见之。有一女子久患劳瘵，命垂旦夕，为血尸虫所噬，磨一粒服之，一时久吐下小虫千余条，一大者正为两段，后更服苏合香圆，半月遂愈如常。

● 顺气圆

治三十六种风，七十二般气，去上热下冷，腰脚疼痛，四肢无力，多睡少食，渐加羸瘦，颜色不定，或黄或赤，恶疮下痤，口苦无味，憎寒毛耸。积年癥癖气块，丈夫世事断绝，女子久无子息。久患寒疟，吐逆泻利，变成劳疾，百节酸疼。直从初生婴孩，至百岁老人皆可服，补精驻颜，疏风顺气。

绵纹大黄五两，半生用，半以湿纸裹煨　车前子二两半　白槟榔二两　大麻子仁微炒赤色，退壳[6]用二两，别研入　干山药各二两　郁李仁汤泡去皮，别研　菟丝子酒浸，焙干，别研为饼，晒干，却入药内　川牛膝酒浸三夕　山茱萸去核　防风去芦　枳壳去穰，麸炒　独活各一两

右末，蜜圆梧子大，茶、酒、粥饮下二十圆，百无所忌。平旦、临

---

[1] 某：原作"其"，据《百一选方》卷十七"神仙解毒万病元"改。
[2] 檠：原作"等"，据《百一选方》卷十七"神仙解毒万病元"改。山慈菇别名确为"鬼灯檠"。
[3] 根：原作"褪"，据《百一选方》卷十七"神仙解毒万病元"改。
[4] 孝子：指家有长辈近亡而戴孝在身的人。
[5] 不具足人：指有生理缺陷的人。
[6] 壳：原作"役"，不通。《医方类聚》卷一一一引《简易方》"顺气丸"作"壳"。《普济方》卷一一五"搜风顺气丸"亦即此方，此字亦作"壳"，因据改。

卧各一服，服经一月消食，二月去肠内宿滞，三月无倦少睡，四月精神强盛，五月耳目聪明，六月腰脚轻健，一年百病皆除，老者反少。孕妇勿服。如服药觉脏腑微动，以羊肚肺羹补之。

柳公母太宜人李氏，自五十岁已后，常苦大肠闭涩，每闭涩即头风、血气诸疾并作，须服剂家青金丹百十粒，药力行，遂暴下，又用青木香散止之。水谷稍分，旋即闭涩，疏通既数，荣卫虚损，瘦脊[1]疲困不胜衣。崇宁中申，余得邑善化，一日收舍弟幡书，言老母自五月来连绵闭结，从腰膝至足如冰冷，覆以厚绵殊无温暖气。教授韩远举，福唐人，言渠祖母昔年曾感此疾，初作即腰足冷痛，久遂不能行，渠娶游氏，与蔡君谟所藏异方服之。一日而腰膝温暖如初，即从此大肠无复前日之苦，平时头风血气诸疾，消除殆尽，饮食快美，肌肤充肥。迨今年七十七而步履轻健，耳目聪明，皆韩同年所传药功力之效。余有一乡人少年豪饮，得一脾疾，面黄气促，饮啜俱废，及潭州司法李下久患肠风便血，皆用此药治之，顿除根本。予通判邵阳日，遇王仲及舍人，自靖解官还郡中，见其手颤，言语蹇涩，似有瘫痪候，授以此方，随即平复如常。大率此药治三十六种风，七十二般气，无所不治。若酒后临卧，无问老少，能饵一服，宿醒消尽，百病不生，真济世卫生之方。自度岭来，录与僚伯问，皆服食有验，不可胜纪，使韩同年之名，与此方同为不朽。政和三年正月柳州柑子堂记。

痈疽疮疖

● **十宣内补散**洪氏方[2]，昔歙丞胡权入括苍人也入得此方于异人，大有奇效，洪内翰编在第一卷首。论

治一切痈疽疮疖，未成者速散，已成者速溃；败脓自出，无用手

---

[1] 脊：原作"背"，今据《医方类聚》卷一一一引《简易方》"顺气丸"改。
[2] 十宣内补散洪氏方：此方出于南宋洪遵《洪氏集验方》卷二，方名为"化毒排脓内补散"。南宋杨倓《杨氏家藏方》作"内补散"。明代《普济方》引作"十全内补散"。

挤；恶肉自去，不犯刀杖，服药后疼痛顿减。有苦背疡七十余头者，诸药不效，示以此方。泉医笑曰：是岂痈疽所用药耶？因谓曰：古人处方用药，自有意义，纵未能已疾，必不致坏病。乃治药，以热药半升，下药五六钱，少顷痛减七分，数服而疮大溃，脓血流逆，若有物自内托之。服经一月，疮口遂合，若未尝有所苦者。有苦腹痛者，其腹异常，饵此药下脓三碗许，痛亦随止，乃肠痈也。有老人胸间发肿，根脚甚大，毒气上攻，如瓠斜插项右，不可转动，服药，明日[1]毒肿既散，余一小瘤如粟许，又明日贴然如故。有人发脑疽，疑此不服而殒。明年其子亦若此，因纵酒饮药大醉，竟日滚卧地上，酒醒病已去矣。有妇发乳妳肿，疼痛难堪，自谓无复有生。又二妇人股间发肿，大如杯[2]碗，服此皆脱然如失。大抵痈疽之作，皆血气凝滞，风毒壅结所致。治之不早则外坏肌肉，内攻脏腑，去生远矣。此方发散风毒，流行气血，排脓止痛，生肌长肉，不试五毒而坐收疡药医十全之功，其可尚已。

新罗润人参补五脏，除邪气，通血脉，去芦，薄切，焙干　马尾川当归破恶鬼，养新血，生肌肉，能使气血归所当归，水洗，薄切，焙，各三两　大块川芎疗痈疽发背，排脓消瘀，美血长肉，今多用大块，㕮咀，洗，焙，切　箭竿绵黄芪主痈疽久败疮，排脓止痛，活血逐瘀，去叉者，洗，寸截，捶破，以盐汤润透，用盏盛，盖汤瓶上一炊久，焙燥，随众药碾，即成细末　新香防风补中益神，通利关脉　梓州厚朴去苗，热破宿血，去粗皮，切，姜汁腌一宿，炉熟焙，切，勿用桂[3]朴　有心苦桔梗利五脏，美气血，排脓内补，先去头尾，薄切，焙，切，勿用无心味甘者　卷薄桂为诸药先聘，消瘀血，生肌肉，续筋骨，候众药毕，别研为末　川白芷破宿血，长新血，治乳痈，止痛生肌肉　粉甘草解毒长肌，温中下气，生用，各二两

右除桂外，一处细末，却入桂末拌和，每服三钱至四五钱，热酒调下，日夜各数服，以多为妙，服至疮口合，更服为佳，所以补前损，杜

---

[1] 日：原作"目"，据《洪氏集验方》卷二"化毒排脓内补散"改。

[2] 杯：原作"抔"，据《洪氏集验方》卷二"化毒排脓内补散"改。

[3] 桂：原作"杜"，据《和剂局方》卷八"化脓排脓内补十宣散"改。桂朴，似为不如梓州厚朴的一种伪劣品。

后患也。惧饮酒，浓煎木香汤下，然不若酒力之胜。或饮酒不多，能勉强，间用酒调，并以木香汤解酒，功效当不减于酒力也。

《内经》云：诸痛痒疮，皆生[1]于心。又云：热气所过，则为痈脓。盖心者，生之本，神之居，属于火，主化热，能役气以行血也。气血所起皆原于心，但所过之处，各随其经所属而为病焉。故其行也，有处其主也，有归阴。若滞于阳，则发痈疡；若滞于阴，则发疽。痈则肉厚肿高，疽则皮薄肿坚。若发于喉舌者，心之毒；发于皮毛者，肺之毒；发肌肉者，脾之毒；发于骨髓者，肾之毒。发于外者，六腑之毒；发于内者，五脏之毒。故内曰坏，外曰[2]溃，上曰从，下曰逆。发于上者得之速；发于下者得之缓。感于六腑则易治，感于五脏则难瘳。近骨者多冷，近虚者多热。近骨而久不愈，则化成血虫；近虚而久不愈，则传成气漏。成虫则多痒少痛，或痒先后痛；成漏则多痛少痒，或不痒不疼。若血不止则多死，而脓尽溃则多生。或吐逆无度，饮食不时，皆痈疽之使然。肿候多端，当观病势浅深，证候善恶，先须辨别寒热虚实，然后施之温凉补泻。初发宜宣热拔毒，已溃则排脓止痛，脓尽则消肌，内塞恶肉则长肌敷痂。四节八事，次序分明，不可混乱。唯十宣散方用药神异，自首至尾，专意服之，的有神效。

● 九珍散

治一切痈疽、疮疖、肿毒，因气壅血热而生者。黄医传秘方。

当归　川芎　白芷　赤芍药　生干地黄　瓜蒌　甘草　大黄　北黄芩各等分，表兄黄方半传录

右㕮咀，每四钱，水两盏，酒一盏，煎至两盏，去滓，微热服。未成脓即内消，已成脓则速溃，累用累验。亦治妇人乳痈。

● 五香连翘汤论

治有名无名恶核痈疽，恶疮恶肿等，已破末破，疼痛皆可服之。

---

[1] 生：《素问·至真要大论》作"属"。

[2] 曰：原作"内"。此段文字不见于《洪氏集验方》卷二"化毒排脓内补散"条下，当为黎氏本人的发挥，故只能据上下文义改。

《十全方》。

青木香　母丁子　黄熟沉香　当门麝香　乳香　川升麻　桑寄生
川独活　木通　牛舌大黄蒸，一方用两半　连翘各一两。一方有射干一味

右散剉，每四钱，水二盏，煮一盏以上，去滓，取八分清汁，空
心，热服，半日以上未利，再服，以利下恶物为度。未生肉前服，不妨
以宣去毒热之气。本方有竹沥、芒硝，执泥者不能斟酌，故缺之，知者
当量入。

凡恶疮一寸以下曰疖，一寸以上曰痈。而疮疡亦非小疾，有肿而冷
者，有肿而热者，有不肿而冷者，有不肿而热者，有肉色不变而肿者，
有肿而不破者，有破而无脓血者，有破而不生肌肉者，有脓在膏膜之下
者，有脓在骨间者，皆当与五香连翘汤。始发者消，脓成者自破，可破
全济也。

●《千金》漏芦汤附：治[1]吹奶诗

治痈疽发背，丹疹恶肉，时行热毒，发作赤肿，及眼赤痛，生障
翳等。

大黄三两，蒸　漏芦　白及　黄芪　麻黄去节　枳壳麸炒　升麻　白
薇　芍药　甘草炙，各二两

右剉散，每四钱，水二盏，煎七分，空心，热服，以快利为度。本
方有色硝，可去之。加大黄，作五两。

治吹奶诗

妇人吹奶要如何，皂角为灰蛤粉和。

热酒一杯调八字，须臾拍手笑呵呵。

●《经验方》万金汤附：托里黄芪汤、郑殿撰方

治痈疽发背、发髭、发鬓、发眉、发脑，妇人奶痈等，定痛去毒。

瓜蒌一个，去皮　甘草半两　没药一个，研

右剉散，以无灰酒三升，煮至一升，去滓，随量逐旋饮尽，或出

---

[1]治：原脱，据正文补。

血，或出黄水是效。治便毒尤佳。

一方，用瓜蒌、黄芪各半两、甘草炙，二分。分两服，每服用水一盏半，酒半盏，煎至一盏，去滓，温服。如已作脓，加皂角刺少许，未作脓，只依正方，治证同前，名**托里黄芪汤**。

郑殿撰方，治痈疽发背，七日前肿痛未溃者宜服，则化脓血恶水，自小腑中出去，其毒自消矣，用瓜蒌一枚、甘草三寸、乳香皂子大，研、皂角刺半两，去骨取皮。细末，好酒三升，银、石器内熬至三盏，微温，两次服。

● 《治未病方》 **内托散**

治发脑、发鬓、发髭、乳痈，应系难名痈疽、肿毒、恶疮，一切痈疽发背内溃，及诸恶毒冲心，呕逆作吐。

绿豆粉一两，研　乳香一分，一方用一两，乳钵坐水中，研细

右同研极细，每服二钱到三钱，应系如上恶痈、恶疮，并用浓煎甘草汤，候温调，临卧服。一切痈疽发背内溃，及诸恶毒气内行，冲心烦呕，极为恶候，用新汲水调下一钱，水不须多。唯欲在膈上内托毒气，使不内攻，三两服可救一人命，日进三服。兼治打扑伤损，诸般内损，蛇虫咬伤，并用温酒调下，空心服，若些小即内消，大损则败血，自大腑去矣。凡痈疽脓血出，未收敛间，常须服之。

● **内消托里散**

治诸痈疖余[1]居士方。

红内消[2]　山蜈蚣　虾蟆䖄[3]　山慈菇　甘草节各等分

右为捣散，每服三钱，酒二盏，煎取一盏服。

● **越桃散**

洗诸痈疖。

---

[1] 余：原作"金"，据《医方类聚》卷一七四"内消托里散"改。"余居士方"即南宋余纲《选奇方》。

[2] 红内消：《中华本草》谓《外科精要》红内消乃何首乌别名。然检视《外科精要》卷上"红内消"，仅云"产建昌者良"，无一字言及形态，故难以作为何首乌的依据。

[3] 虾蟆䖄：《医方类聚》（重校本）一七四"内消托里散"校记云"普济方卷二百八十五痈疽门作'天名精'"。说明《普济方》作者认为此即天名精。

越桃—名枝子[1]　黄芩　甘草　当归　羌活　白芷各等分

右剉散，每用一两，水五碗，煎至四碗，滤去滓，温洗疮。

● **独活散**

浣洗一切痈疽。

独活　黄芩　莽草　当归　川芎　大黄　赤芍药各一两

右为散，分作两次，先用猪蹄，以水二升煮令蹄熟，去蹄，入药再煎十余沸，去滓，乘热洗疮。

● **消肿毒方**

抹诸痈疽。

川乌　草乌　蚌粉　海金沙　赤小豆　天南星各等分

右为细末，用生地黄自然汁调抹。

●《三因方》**槟连散**

治痈疽疮肿，未溃已溃皆可抹。

槟榔　黄连各半两　川山甲大者，十片，烧存性

右末，先点好茶，以翎毛刷过疮，仍以茶清调药，抹患处。如热甚，则用鸡子清调抹。

● **秘方白梅散**

治一切无名痈疖、脑痈、乳痈，及小儿软疖，未成者散，已成者小，未溃者败，未愈者安，排脓止痛，去旧生新，其效如神，万金不换。一应毒物休食，立效。书坊钱塘王解元秘方，羽林王将军之后。

盐白梅火烧存性，研为细末　轻粉少许，不可多，无亦得

右细末，用真香油浓调，翎毛蘸抹。如成脓未溃，中心留些休抹，通气，抹至脓尽不妨，频抹为妙，背痈、腿痈皆可用。

●《家宝方》**柞木汤**附：王遽得效[2]方

治发背及诸般痈肿。

---

[1]枝子：即"栀子"。
[2]得效：原脱，据正文补。

柞木叶一叶一刺，在处有之 地榆根净洗，去土，切片，煨 萱草根洗去土，切片，焙干 干荷叶各等分

右四味，如急用，湿者亦可。共为粗剉，将大斗瓶一双，入药半瓶，却灌新水，令瓶满，煎折二分，存八分，无时，温服，不拘多少，饮多为妙。如赤肿未结，即自大便中下，其形如碎猪肉，勿以为怪。如疮黑赤，恶候怪证，定结成头，服之两日，黑定变赤，其赤处变成红候。

王蘧得效方，用柞叶四两，余三味，各一两，外加草节一两。为剉散，每半两，水二碗，煎至一碗，分二服，早晚各一服，并滓，再煎一服。脓血自干，未成者消。

● 贴敛药方

合疮。

麦饭石粗麻石是也，曾作磨者尤佳，火煅七八次，煅红入米醋中淬，煅至三四次，其石定细碎，用甘埚过七八次，可用 鹿角根不用脑骨，不用角梢，只用角根，三寸，火烧 贝母为末

右等分，为末，先将旧净洁衣绢片净洗，候干，约疮大小，剪绢作一轮子，中留一小口，却用一小铫子烧少米醋，约用多少，将前药投醋中，候冷，摊于绢轮子上，贴疮，一日一换。此方救人累效。

● 秘方净肌散

治一切疮疡诸证。

雄黄一分 北芩 大黄 海螵蛸 生硫黄 黄柏 黄连 蛇床子 五倍子各半两

右细末，用真香油调，抹疮上，大有功效。

消 渴

● 《卫生方》**天花散**诗

治消弱[1]等疾。

---

[1] 弱：据上下文，疑作"渴"。

歌曰：

消渴消中消肾病，三焦五脏生虚热。

惟有膀胱冷如冰，意中饮水无休歇。

小便昼夜不流通，骨冷皮焦心肺裂。

本因饮酒炙烤多，酒余色欲劳无节。

饮水吃食日加增，肌骨精髓转枯竭。

溺甜如蜜滑如油，口苦咽干舌如血。

三消病状最为危，有此仙方真妙诀。

黄连去须，三两，童子小便浸三宿，焙　白扁豆炒，二两　辰砂别研，一两　天花粉别研，各一两　牡蛎煅　知母　苦参各半两　铁艳粉别研，一两　芦荟一分　金箔　银箔各二十片[1]

右末，取生瓜蒌根自然汁，和生蜜为圆如梧子大，每三十圆，麦门冬汤下，无不应验。

●《家宝方》**地黄饮子**

消渴咽干，面赤烦躁。

人参去芦　生干地黄洗　熟干地黄洗　黄芪蜜炙　天门冬去心　麦门冬去心　枳壳去穰，麸炒　石斛去根，炒　枇杷叶去毛，炒　泽泻　甘草炙，各等分

右粗末，每三钱，水一盏，煎至六分，去滓，食后，临卧，温服。此方乃全用二黄圆、甘露饮料，生精补血，润燥止渴，佐以泽泻、枳壳疏导二腑，使心火下行，则小腑清利，肺经润泽，则大腑流畅，宿热既消，其渴自止，造化精深，妙无逾此。

● 桃溪方**瓜蒌根散**附：救活圆

解烦止渴。

瓜蒌根新掘者，不以多少，切研，水滤取汁，澄作粉

右研细，每服一钱，米饮调服。

---

[1] 片：原作"斤"，据《医方类聚》卷一二五所引《简易方》"天花散"改。

《卫生方》治肾虚消渴难治者，用天花粉、大黑豆_炒，等分。为末，面糊圆梧子大，黑豆汤下百粒，名**救活圆**。

● 《家宝方》**大救生圆**

理三消渴疾，日夜饮水，百杯不竭，若饮酒则渴愈甚者，专心服饵之，数日后见酒与水若仇类尔，口中津润，小便缩减。五日后小便赤色，是病毒归于下也。或令人吐，或腰背脚膝疼痛，或呕逆恶心，精神昏困，此乃药验，使病毒消散也。或有不传于下者，主生子母疮，或生于背，或生于髭鬓间，为五漏疮，并能致命。但服此药至八九服，其病自除。大忌酒色、热面、咸物、豚鱼、葱蒜、炙烤等，勿一百日，病根永除。

牡蛎_{生用}　苦参_{生，为末}　瓜蒌_{生捣}　知母_{生，为末}　密陀僧_{生用，各一}两　白镴_{熔研}　水银_{研，各八分}　黄丹_{半两，研}

右末，男子患用未生子牝猪肚一个、女人患用豮猪[1]肚一个贮药，以线缝合，用绳子系在新砖上，不令走转。更用瓜蒌根半斤，细切，入在水中，一处和砖煮，早晨至午，取猪肚细切，与诸药末杵圆梧子大，阴干，空心米饮下三十圆，日三服。《家藏方》用黑铅与银结砂，不用白镴。

● 《卫生方》**瓜连圆**

治消渴。

大冬瓜_{一枚，去穰，入黄连未实冬瓜内，浸十余日，觉冬瓜肉消尽为度}

右同捣烂，为圆梧子大，每服不拘多少，冬瓜煎汤下。

● 郭都处**蒌连圆**_{附：《卫生方》蒌连圆}

治消渴。

黄连_{去须}　瓜蒌根_{用新掘者，等分用}

右为末，研麦门冬自然汁，和圆如绿豆大，每服十五圆至二十圆，熟水下。

---

[1] 豮猪：雄猪去势为豮猪。

《卫生方》治消渴，小便频数滑如油，用黄连去须、瓜蒌连穰，等分为末，以生地黄自然汁为圆梧子大，每服五十圆，食后用牛乳汁下，一日只两服，不可太多，其妙如神。忌冷水、猪肉，亦名蒌连圆。

● 《是斋方》**玉壶圆**

消暑毒，止烦渴。

方具"六气门"。

右每服五十圆，用人参煎汤，放冷，吞下。

● **七宝洗心散**

治寒壅不调，鼻塞声重，咽干多渴，五心烦热，小便赤涩，大便秘滞。风壅壮热，头目昏痛，肩背拘急，肢节烦疼，热气上冲，口苦唇焦，咽喉肿痛，痰涎壅塞，涕唾稠黏，心神烦躁，眼涩[1]睛疼。《和剂方》。

大黄面裹煨，去面，焙　当归　芍药　甘草烂　麻黄不去节　荆芥穗各六两　白术一两半

右细末，每二钱，水一盏，姜二片，薄苛三叶，同煎七分，温服。

小儿麸豆疮疹欲发，先狂语多渴，及惊风积热，可服一钱，并临卧服。大人五脏壅实，欲要溏，加至四五钱，热服。

● **龙脑饮子**

治邪热蕴积，咽干多渴，喉中肿痛，赤眼口疮，心烦鼻衄，睡卧不宁，痰热咳嗽，中暑烦躁，一切风壅。

甘草半斤，蜜炙　山栀仁六两，炒　石膏二两　瓜根　缩砂仁各半两　藿香叶七钱，熏

右末，每服一钱至二钱，新汲水入蜜调下。伤寒余毒，潮热作渴，用药二钱，水一盏，竹叶五六片，煎七分，食后服。

● **八味肾气圆**论

治下元虚惫，小便频数，水火不能既济，心火炎上，熏炙肺金，金

---

[1] 涩：原作"活"，据《和剂局方》卷六"洗心散"改。

为火燥，是致渴生，饮水无度，宜先固本，或愈其渴也。张仲景方。

方见"羡补门"[1]。

右每服三四十圆，温酒吞下，忌猪肉、冷水、吴萸、胡荽等。《究原方》去附子，加五味子。

渴疾有三：曰消渴，曰消中，曰消肾，分上、中、下焦而言之。夫三焦为无形之火热内烁，致精液枯乏，脏腑焦腐，饮有形之水以浇沃，欲其润泽也。若热气上腾，心虚受之，火气散漫，而不收敛，胸中烦躁，舌赤如血，唇红如虾，渴饮水浆，小便频数，名曰消渴，属于上焦，病在标也。若热蓄于中，脾虚受之，伏阳蒸内，消谷喜饥，食饮倍常，不生肌肉，好饮冷水，小便频数，色白如泔，味甜如蜜，名曰消中，又曰脾消，属于中焦病，在水谷之海也。若热伏于下焦，肾虚受之，致精髓枯竭，引水自救，而不能消，饮水一斗，小便反倍，味甘而气急痛，属于下焦，病在本也。无形之火热日炽，有形之水饮不澡，阴强而精自走，腿膝枯细，渐无力，名曰消肾，又曰日加。五脏乃伤，气血俱败，水气内胜，溢于皮肤，则传为胕肿。火热内胜，留于分肉之间，必为痈肿疮疡，此皆病之深，而多致不疗，良可悯哉。予今于诸方中撰择通治效著者，萃为一门。夏月，暑每入心，心旺不受邪，移热于肺，肺叶焦，真液干，好饮水，名曰膈消，宜以冷参汤进玉壶圆之类。寒暑之交，气壅不调，鼻塞声重，咽干烦渴，二腑瘵闭，法当洗其心，涤其热，热去而肺经清润，渴自止矣，宜用洗心散之类。饮酒无度，食啖热物过多，邪热当积，干胃腑，多令烦渴，当用龙脑饮之类，制其脾，化其滞，导其热也。色欲无节，耗损肾元，水火不交，火必炎上，熏蒸于肺金，为火燥，渴生饮冷，当先固其本，宜肾气八味圆之类。若不先固其本，又将何以御其渴哉？数方验者，并集于斯。

---

[1] 此云方见"羡补门"，彼门中此方名"肾气地黄圆"。

劳　伤

◉ 秦艽鳖甲散

治男子、妇人血气劳伤。四肢倦怠，肌体瘦弱，骨节烦疼，头昏颊赤，面黄口干，唇焦皮槁，五心烦热，痰涎咳嗽，腰背引痛，乍起乍卧，梦寐不宁，神情恍惚，时或盗汗，口苦无味，不思饮食。山岚瘴气，寒热往来，悉治之。《和剂方》。

干葛二两　秦艽去芦　鳖甲去根，醋炙　柴胡去芦　天仙藤　前胡去芦　青皮　陈皮　贝母去心　荆芥穗　甘草炙，各一两　肉桂去皮　羌活　白芷各半两

右细末，每二钱，水一盏，姜三片，煎至八分，稍热服，不拘时，酒调亦得。常服养气血，解劳倦。

◉ 人参轻骨散

治五劳七伤，中脘气滞，心腹痞闷，停痰呕逆，冷气奔冲，攻注刺痛。四时伤寒，头痛壮热，项背拘急，骨节烦疼，憎寒恶风，肢体困倦，大便不调，小便赤涩，呕逆烦渴。伤风感寒，头痛体热，鼻塞声重，咳嗽痰涎。山岚瘴气，时行疫疠，潮热往来。妇人血气撮痛，经候不调。《和剂方》。

厚朴姜制　甘草烂　苦梗各四两　麻黄去节　柴胡各二两　人参　白术　陈皮　白芷　赤芍药　秦艽各二两　半夏煮　白茯苓　贝母去心，各一两　苍术六两，泔浸一夕　川芎　当归　肉桂　干姜炮，各两半　枳壳二两半，麸炒

右细末，每三钱，水一盏，姜二片，煎七分，热服。体倦加乌梅。咳嗽加枣。不拘时候。

◉《本事方》人参散

补真气，解劳倦，治邪热客于经络，肌热痰嗽，五心烦热，头目昏痛，夜多盗汗。妇人血热，虚劳骨蒸。

子芩半两 人参 白术 茯苓 赤芍药 柴胡 甘草 当归 干葛 半夏曲各一两

右细末，每三钱，水一盏，姜四片，枣二枚，煎至八分，不拘时。应是劳热证皆可服，热退即止。大抵透肌解热，干葛第一，柴胡次之，所以升麻葛根汤为解肌之冠也。《易简方》等分，㕮咀。

● 《和剂方》**逍遥散**

治妇人血虚劳倦，五心烦热，肢体疼痛，头目昏重，心忪颊赤，口燥咽干，发热盗汗，减食嗜卧。血热相搏，月水不调，脐腹胀痛，寒热如疟。室女血弱阴虚，荣卫不和，痰嗽潮热，肌体羸瘦，渐成骨蒸。

白术 茯苓 当归去芦，酒浸，剉，同蜜微炒 白芍药 柴胡各一两 甘草炙，半两

右㕮咀，每二钱，水一大盏，烧生姜一块，切破，薄荷少许，同煎至七分，去滓，热服，不拘时。

● 《本事方》**地仙散**论

治骨蒸肌热，解一切虚劳烦躁，生津液。

地骨皮 防风各一两 甘草一分

右细末，每服二分，水一盏，姜三片，竹叶七片，煎至七分服。《信效方[1]》增人参半两、鸡苏一两、甘草添一分。

虚劳之人易生寒热，皆本于血气耗减，荣卫不调之故。其脉或浮而大，或弦，或数大者，劳也，弦者亦劳也。大者易治，血气未衰可敛而正也；弦者难治，血气已耗而难补；双弦则贼邪侵脾，尤为难治。加数则危矣。若以有热为患，急以凉剂退之，则热去寒起，为呕为泄，去生逾远。或谓血衰，欲专以地黄、芍药之类生其血，殊不知血未能生而脾先受害，食不能进，又何血气之能生也？善调理者，当其病未甚深之时，先与调理脾胃，镇安气海，却以温润药滋补下元，镇安心神药养其心气，心肾气交，脾胃气壮，饮食既进，气血渐生，病无不去者。调理

---

[1] 信效方：即北宋末阎孝忠《保生信效方》。原书佚，或存有佚在其他方书中。

脾胃如四君子汤、理中汤之类；镇安气海如震灵丹、玉华丹之类；滋补下元如八味圆、山药圆之类；镇安心神如天王补心丹、十四友圆之类。其方见于"辅阳""羡补"门。要之肾邪易动，心正难守，精血之所由失，荣卫之所由耗损。水走于下则为小便滑数，为赤白浊，为遗精梦泄，为血滞，为脚弱，为皮毛焦枯；火炎于上，为痰嗽，为咯血，为上气，为口干，为五心热，为盗汗。皆虚劳之变证，当随证用药，适寒温之宜，而以护养脾胃为主。如丈夫虚劳，方法备于"集中门"，妇室风虚劳冷，诸方列于"济阴门"，皆可选用。

● 《究原方》**玉屏风散**

治腠理不密，易于感冒。

防风一两　黄芪蜜炒　白术各二两

右㕮咀，每三钱重，水盏半，枣一枚，煎七分，去滓，食后，热服。

● **牡蛎散**

治风虚多汗，食已汗出如洗。少气，瘰疬，饮酒中风。或汗多为漏风，不速治为消渴，不然则患痈疽。

牡蛎煅，半两　白术一两半　防风一两

右细末，每服二钱，沸汤调下，不拘时。如恶风，倍加防风、白术。如多汗面肿，倍加牡蛎。

● **实[1]表散**

治腠理不密，易致感冒。先服此药，则感冒自然解散。集中门。

附子炮，去皮脐　苁蓉酒浸一宿，焙干　细辛去叶　五味子各等分

右为粗末，以四味黄芪建中汤相对合，和令停。如本方煎服，不过三四服[2]安，妙甚有理。《是斋》无名。

---

[1] 实：原作"寒"，据目录改。
[2] 服：原作"沸"，据《是斋百一选方》卷七同方组无名方改。

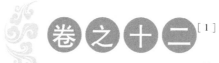

盱江　水月　黎民寿景仁　撰

决脉精要

原道歌

医之道大可通仙，尺寸脉中定生死。

指下候候往候来，呼吸以我息数数。

血为荣兮气为卫，昼日行阳夜行阴。

周身灌体环无端，一息六寸君须记。

此事虽易少人会，若迎浮云莫知际。

二十四道载医经，有博有约须审谛。

进学之人当解悟，求远曾如能近取。

予今缀辑谩成歌，采撷英华非泛语。

七表脉名

浮、芤、滑、实、弦、紧、洪。

一、浮脉歌

脉如浮溢见皮肤，重按还亏举有余。

浮本属阳惟在表，随分三部定风虚。

---

[1] 卷之十二：据朝鲜许浚《医方类聚》"引用诸书"著录，《决脉精要》为黎民寿所著四书之一，推断古代当有单行，其内容与前十一卷无涉。然今存世者，均为《黎居士简易方论》卷十二抄出者。今按底本，作为"卷之十二"。

浮者，风虚运动之候。浮脉应金，于时为秋，万物至秋而终，草木花叶皆落，其枝独在，若毫毛焉。故其脉之来，轻虚浮泛。《千金方》云：按之不足，举之有余，则知其虚于上也。昔人喻如捻葱叶之状者，诚得之。故浮有风、有虚二候之诊。

二、芤脉歌

搭指中虚溢两旁，状如芤草合径方。

皆由荣血乖常道，吐衄崩淋各部详。

芤者，失血之候。芤之为物，两旁有，中间虚，脉之应于诊者有若是，古人因取以名也。人之一身所资赖者，惟气与血。血以荣之，气以卫之，故荣血流通而无间断。芤脉之诊则不然。盖以阳邪所胜，血与气失其道路，不能相继续，故其脉之状，举指浮大而软，按之两头实而中间虚也。凡诊见之，皆主失血。

搭　托合反。摸也，拊也，附也。

三、滑脉歌

流利如珠往复来，此名滑脉莫疑猜。

寸为呕哕痰浮上，关尺逢之饮溢怀。

滑者，血气相并逆动之候。滑脉属水，故往来滑利如珠而中有力，按之即伏，不进不退，外柔内刚，应水之象。原滑之由，阴气壅而阳气虚。阳者，卫外而为固也。阳为邪所胜，虚弱而不能固护保持。阴壅甚而不息，为满、为吐，由此而然也。

哕　月韵，于月反。呕也，逆气也。《说文》：气悟也。《内则》：不敢哕噫。又，霁、泰、废、辟四韵。

四、实脉歌

实脉浮沉幅幅如，三焦之气自盈余。

伏阳蒸内应生痔，不食脾原却反虚。

实者，三焦气满之候。实应土之象，脾主中州而属土焉。实本脾虚之诊，而以实名之者。盖脉之来，举指有余，按之不乏，浮中沉皆有力而言之也。且人之脏非脾不养，脾居其中，灌溉其四旁。脾气平和，则阴阳升降，上下往来，流而无滞。脾若受邪而虚弱，则阳伏而散，中壅而窒塞，三焦气满，形于诊者，由此而然之也。

幅　方六反，布帛广，以若布帛，修饰其边幅也。

五、弦脉歌

按之凑指急如弦，荣卫凝留不得宣。

盖是寒邪来作寇，至令筋脉病拘挛。

弦者，血气收敛之候。血荣卫气，脉之所依也。气卫于外，以充皮肤，血荣于中，以荣经络。周一体而无间，应百刻而不违。此乃平人之常也。而乃贼邪干之，则肤腠戢闭，经络凝涩，血气因之以收敛而不散，故筋脉皮肤皆为之拘急，不得舒畅。在于指下，若按筝弦，紧直带数者是也。四时之脉，春亦谓之弦。正[1]以阴气之所入，寒气之所胜，至春则血气方向于温舒而尚弦耳。若十二经脉中非其时而诊见之，是谓血气收敛，筋脉拘急之候者也。

六、紧脉歌

通度三关似切绳，阴阳二气不和平。

紧由寒气伤荣血，必主身疼腹满膨。

紧者，风寒激搏，伏于阳络之候。指下寻之，三关通度，来往速利，按之有余，其举指甚数，状若洪弦。《千金方》所谓弦与紧相类，盖以似而非。仲景云：脉紧如转索而无常。无求子以紧脉按之实数似切绳状，诚得之矣。夫阴阳和则血气调，阴阳逆则血气争。平常之人无所忤犯，阴阳未尝不和也。及有所感触，在阳受之，则为阳邪，而以阳并阴。在阴受之，则为阴邪，而以阴并阳。阴阳并毗，血气所以不得其平者此尔。紧脉之诊，则以阳邪并于阳络而三阳并塞，故其证身热体痛，内烦躁扰动，腹中痞逆也。

毗　厚也，辅也。

七、洪脉歌

脉洪混混若波澜，阳气偏降客热干。

卫壅必令荣血溢，病应烦躁四肢酸。

洪者，荣络大热，血气燔灼之候。洪应南方丙丁火，于时为夏。万物至夏盛极长大也。人气象之，故夏脉亦贵于洪。非其时而诊见洪脉于十二部之中，皆为邪热候。夫洪若水也，洪而大焉。血气之在人，无异乎水，以不依其道逆行而为洪，惟气与血欲其有常，不可暴也。而邪热所胜，偏阳隆盛，则荣卫之行不得其道，乃气壅而血溢，故其脉之来，举按皆极大，轻手寻之于肤已得，混混然，若浮若实，有力而软。《内经》云：夏日在肤，泛泛然万物有余，亦喻洪脉之盛大也。

---

[1] 正：疑为"冬"之误。

八里脉名

微、沉、缓、涩、迟、伏、濡、弱。

一、微脉歌

往来极小隐如丝，阴盛还令阳道衰。

呼吸不能仍短气，体寒食减渐尫羸。

微者，阴盛阳衰，气虚怯弱之候。其脉之状，指下寻之，往来甚微，再再寻之，若有若无，细细如丝，故谓之微。夫阳因而上，卫外者也。人之所以辅卫于一体，运行于四肢者，阳气而已。平旦人气生，日中而阳气隆，日西而阳已虚，气门乃闭。是故暮而收拒，无扰筋骨，无见雾露，反此三时，形乃困薄，苟为烦劳扰动，则煎厥。由生大怒而阳不下行，血郁于上，使人薄厥。皆阳气之伤也。微脉之诊，由阳道衰羸，气欠而逆，虚寒之极尔。故主败血不止，漏下，便数，体重，腰疼，面无光泽，诸证生焉。

二、沉脉歌

缓度三关无似有，见于骨肉肤难透。

真阳凋瘁受寒深，头眩腹疼肌体瘦。

沉者，阴气厥逆，阳气不舒之候。沉与浮相对，浮以阳邪所胜，血气发越而在外，故为阳主表。沉以阴邪所胜，血气困滞不振，故为阴主里。沉脉之状，指下寻之似有，举之全无，缓度三关，状如烂绵。或者谓沉与伏相类，然沉者但沉而已，未至于伏也。所谓伏者，潜伏之谓，固有闭匿者矣。沉则异于是，但血气羸弱而不自振，故其脉来不能透于肤，但按之至骨肉，则有余也。且血气之在人，壮则形体强盛，衰则形体羸弱。惟人不知所以贵其生，而昼则醇酒淋其骨髓，夜则劳室偷其气血。六淫外贼，七情内扰，于是真阳凋瘁，荣卫耗竭，百病俱生，率原于此也。

三、缓脉歌

来之且顺去之迟，举指徐徐不到肌。

卫独有余荣不足，三焦风结滞于脾。

缓者，卫气有余，荣气不足之候。血流据气，气动依血，二者相资，不得相失。缓者，乃荣中不流，卫气独行，不相接续。故其脉来之且顺，去之且迟，举之且散，徐徐然不能甚有力透于肤表，故曰缓。缓应土之象。脾者，土也，以缓为正。扁鹊云：脉如九菽之重，与肌肉相得者，脾部也，其为缓可知矣。然脾之缓乃为常者，其脉在中故也。至于十二经诊见之，则异于是。盖血以气为先，气以血为从。今气独行而血凝涩，则偏阳独胜而卫壅矣，脉之缓者原此，焉得不为之病乎？或难之曰：缓之与迟，二脉几类，何以辨之？予曰：缓脉大而慢，迟脉小而衰。缓者卫有余而荣不足，迟者阴气盛而阳气衰，二诊不侔，当明察焉。

四、涩脉歌

细迟枯涩往来难，脉或如斯应指间。

男子伤精女胎病，都缘荣血欠三关。

涩者，阳盛阴虚之候。敷而施之，阳之正也；敛而涩之，阴之正也。脉有阴阳，阴阳适平，则血气不至于相胜，是为来人。今也阳气有余，阴气虚乏，阴不能和阳，其血既欠敛而涩之，非涩之正也，是以为阴之病。《内经》云：涩者，阳气有余；滑者，阴气有余。《千金方》云：脉滑者，多血少气；脉涩者，多气少血。以二经义考之，阴余而滑，则为气欠；阳余而涩，则为血欠。气欠则血有余，故滑脉之来，流利而且圆。血欠而气有余，故涩脉之来，艰涩而且散。涩与滑相对，故兼取而论之。无求子云：涩细而迟，往来难，时一止。徐居士喻涩脉如刀刮竹皮之状，诚得之。

五、迟脉歌

息间隐隐惟三至，数比平人已半亏。

心肾不交荣卫涩，本元衰败急须医。

迟者，阴盛阳衰之候。由阴络透于阳络，阳气不下，阴气独上，而荣卫凝涩，血气痞阻，故其脉指下寻之，重手乃得，一息之间隐隐而来三至而已，是谓迟也。夫呼吸定息，脉来五至，平人之常。今一息三至，则是荣卫之行仅得漏水之半而已。迟孰甚焉？此无他由，心气不交于肾故也。盖心肾之相为气液，犹阴阳之相为寒暑，日月之相为昼夜者。今也，阴气独上，阳气不下，肾气虚并，则元脏不能独荣，故三焦之路闭塞，荣卫何自而流通？脉行之所以迟者，盖由于此。其为病必冷汗出，肢节痛，肌肤黑瘦，体寒腹痛，重覆不暖。

六、伏脉歌

按经肌肉觅还无，切之至骨方才有。

阴寒毒气闭三关，灼艾回阳宜速救。

伏者，阴毒之气伏于阳络，关膈闭塞之候。指下寻之似有，呼吸定息全无。再再寻之，不离其部，于骨间隐隐而来，凑指复去，有力，不能上，于肌肉则无，至骨节则

见。所以然者，由毒所闭塞三关不利，故四肢间厥冷，荣卫凝结而其脉为之伏也。

七、濡脉歌

濡　音车也。

需而不进为濡脉，虚软如按水中帛。

血荣气卫总皆虚，三部逢之俱病呕。

濡者，荣怯卫虚之候。夫血荣气卫相随以行，流注于一身。其昼夜之有经不可失也。今荣中怯弱，卫气虚乏，自经络达于皮肤，无以与之为流通，则脉行道濡而不进，故指下寻之似有，按之依前却去，曰濡。昔人喻如按水中帛，诚得之。凡诊见濡脉，皆为血气虚弱之候也。

呕　托力反，敏捷也。

八、弱脉歌

状似浮沤觅者无，指轻乃可见于肤。

老人诊得犹微顺，少壮逢之本气虚。

弱者，虚气攻表之候。故其脉见于肤表，状如烂绵，轻手乃得，重按即无，怏怏不能前进。又如浮沤之势，近手稍按则无矣。凡见弱脉，皆虚气攻表，阴绝之脉及妇人新产，客风面肿。

怏怏　怼也，情不满足。

九道脉[1]名

长、短、虚、促、结、代、牢、动、细。

一、长脉歌

状似持竿举有余，三关通度复还居。

三焦壅热传归脏，微汗之时病可省。

长者，有余而过也，故属于阳。其脉举按皆有余，再再寻之，往来流利，出于三关，如持竿之状，是谓长也。病应浑身壮热，坐卧不安，神思恍惚，甚则阳虚内胜，三焦不利，法宜汗而散之。

---

[1] 九道脉：此为王叔和《脉诀》中提出的名词。北宋刘元宾首次对七表八里九道的脉象分类法加以解释，将七表八里作为阴阳正脉，九道则指相通而见的九种脉。

二、短脉歌

短脉为阴主气寒，胃停宿食腹能宽。

伏阳蒸内生寒热，荡涤肠中病则安。

短者，不及之脉，故属于阴。凡物短长各有所宜，适当其可，然后为中。夫长短未始有定体，质于中而过者为长，质于中而不及者为短。有过有中，短乃见焉。其脉按举之间，虽往来洪盛，而不及其位，故曰短。病应邪气内结，宿食成痕，心腹切痛，三关不利，阳邪虚搏，三焦气厥，外为寒热，内则便硬。于法，宜引竭之。

三、虚脉歌

寻之不足举之无，此脉名虚亦主虚。

恍惚悸惊生热躁，速加补益免疏虞。

虚者，阴也，不实之象。阳为实，阴为虚，阳气自传肝气不胜，则力劣多惊，故其脉动为虚，指下寻之不足，举之亦然，往来无力，似浮而散，不欲内固之意，是谓虚状。原其病本阳邪内结，恍惚无定，故发狂热厥与夫谵语妄谬，梦寐虚惊。在小儿，则主惊风。

四、促脉歌

数时一止并居前，积聚忧思并见焉。

常居寸口生斑疹，进死无疑退可延。

促者，阳盛也。阳邪上忤，气有偏盛偏衰故也。其脉指下按之有余，举之洪数而不游，三关并朝寸口，虽盛疾如此，必时一止而乃复来，谓之促。夫脉之行度，亦有阴阳之从。阳气奔上，血朝于心，荣卫趋蹶，徐疾不常，脉则因之时止而促尔。其病令人三焦不和，气逆而厥，故上盛下虚，土溢下绝，其候宜退不宜进。故法以退之者生，进之者死矣。

五、结脉歌

或来或去聚仍还，结脉为阴仔细看。

气痛连连微利去，盖因积气在脾间。

结者，阴盛已极，真阳衰弱也。夫脾布中和，因阳而发，阳衰阴盛，则脾气忤而不能施化，故脉来缓缓然，时一止而复来，或往或来，或聚或散，谓之结。凡以胶塞而不可解阴盛，故病应四肢，劳倦忧闷，烦躁切痛，上下连连相续，气忤不施。故法宜通导以去其结也。

六、代脉歌

动而复起不能还，气劣形羸改故颜。

口不能言魂魄散，真阳气耗救应难。

代者，阴也。《内经》曰：代则气衰。盖心散则气衰，不能下应于土，脾不得安其常，故脉代也。《说文》：代者，更也。脾不安常而然。其脉按之动而复起，再再寻之，不能自还，曰代。病应形羸容瘦不能言，正气欲绝，神无所居焉。

七、牢脉歌

实脉沉沉病在胸，骨间疼痛气冲冲。

《经》云吐血并衄衄，浮大而牢枉用功。

牢者，坚也，固围之象，气之郁结故若是。仲景云：寒则牢坚而沉结。指下寻之不见，举指全无，再再寻之，小而有力，断续不常见，故曰牢。盖重阴之所入，以阴包阳，故似无而按有。病应骨中疼痛，气血不守，荣卫解散，是以胸中气促而并。夫脾胃相为表里，裹于胃不能制御，则生生之道曷可全乎？法以牢为水火相刑，必死之候也。

八、动脉歌

举无再再觅方逢，体倦虚劳利血脓。

女子崩中宜速救，血山崩溃药无力。

动者，阳与阴相搏也。仲景云：阴阳相搏名曰动。又曰：数脉见于关上，上下无头属，厥厥动摇者曰动。以其脉混混然，指下寻之似有，举之全无，再再寻之，不离其处。病应四体虚劳，烦满崩中，及久病血虚于内，溢而自利者如此。

九、细脉歌

指下寻之仍细微，胫酸髓冷不支持。

遗精发槁形枯瘁，速灸关元岂可迟。

细者，精气虚弱之极而形容不足。《内经》曰：细则气少。其脉之状，稍稍应指，往来如线，至微而不绝，谓之细。脉虽为虚弱之极，然必应于诊者为正。要之，精气既已怯弱，阳道由是衰微，病必胫酸髓冷，力乏精遗，皮毛焦干，形容枯瘁。温之以气，补之以味，岂可缓也。

十怪脉名

釜沸、鱼翔、弹石、解索、屋漏、虾游、雀啄、偃刀、转豆、麻促。

一、釜沸脉歌

釜沸如汤涌沸来，殊无息数卒难裁。

三阳数极亡阴候，若或逢之命可衰。

釜沸之状如汤涌沸，指下寻之，中央起，四畔倾流，有进有退，脉无息数，但见其为涌沸而起，是为釜沸而已。议曰：如沸如羹。盖水火之相沸，有激而为之者，水胜火也，火从之者也，而与火相沸，不得其已，而终于亡也。脉之若是，三阳之数绝而亡阴之候。盖火为阳，水为阴，以阳亡阴，以水胜火，所以取于釜沸者，名与义俱得之者也。夫阴在内，阳为之守，阳数极而亡，阴则气无所守，故奔腾而沸涌，气亡则形亡，此所为必死。且荣卫周流乎一身，凡五十度是为百刻之常，此以呼吸往来计之也。釜沸之状，气有出而无入，有来而无往，则计二十五度而终，是为百刻之半，故诊见之，旦占夕死，夕占旦死也。

二、鱼翔脉歌

鱼翔泛泛脉偏饶，应指迟疑尾掉摇。

肾与命门俱惫绝，旦占夕死在今宵。

鱼翔之状，宛如鱼游于水面，但尾掉摇而身首俱不动。其脉浮于肤上，不进不退，指下寻之，其首定而末缓摇，时起时下，有类乎鱼之游于水，是为鱼翔也。夫鱼之为物，浮阳者也。阳潜则在于渊，未翔也；阳升则在乎渚，斯翔也。脉之若是者，乃以三阴数极，不能与相使，故动翔应诊于肤表，主肾与命门俱绝，卫气与荣血两亡。《阴阳别论》曰：别于阳者，知病从来，别于阴者，知死生之期。脉至于此，阴极而亡阳，则不可期以日矣。故夜半占日中死，日中占夜半死也。

三、弹石脉歌

脉来辟辟如弹石，凑指非常促且坚。

要识此为真肾脉，期于戊己定归泉。

弹石之状，坚而促，来迟去速，指下寻之，至搏而绝。喻以指弹石，辟辟然坚而不可入，故曰弹石。此真脏脉见也。夫春弦、夏洪、秋毛、冬石，四时之常也，故肾欲石。然石而有胃气者为可治，但石而无胃气则死矣。石之为物，坚而且实，方冬借气沉而在骨，故脉欲坚而实。《素问》曰：冬日在[1]骨，蛰虫周密，君子居室。然而，有胃气存焉，故曰应四时。今胃气先绝，真脉独见，命本已丧，何可久也？不可期以时日，惟见戊己日即死矣。

四、解索脉歌

脉如解索无收约，散乱分归两畔居。

根本已亡将死候，内由髓竭外形枯。

解索之状，指下散乱，息数无准，或聚或散，如绳索之解而无收约。由肾与命门气

---

[1] 在：原作"有"，据《素问·脉要精微论篇》改。

皆亡，形枯髓竭，故脉之应如是也。夫索之为物，纠而成之者也，纠则合，解则散。合则包而实，散则利而流。《内经》曰：冬脉如营，万物之所以合藏，故两尺之脉，则宜纠而合，包而实者为正。今也本离索，真气无所结固而解散，不能以纠合矣，则脉亦如之。故解索之脉形于两尺者，以戊己日笃，辰巳日死。

五、屋漏脉歌

二息脉来方一止，将欲绝而复还起。

宛如屋漏得其名，谷气已亡脾绝矣。

屋漏之状如屋之漏，滴滴然不相连续，或来或止，时动时复，其诊亦如之，故谓之屋漏。此脾胃已绝，谷气空虚，失于长养之令者然矣。夫脾主中州，呼吸之间，脾受谷味，脉行有常。今胃气与荣络俱绝，而呼吸之间，不得其常，则脉亦应之如屋之漏，时滴滴时止，岂复能有常哉？期以八日死。

六、虾游脉歌

隐隐而来还不动，瞥然惊去类虾游。

神魂飞越行尸候，纵有圆丹疾勿瘳。

虾游之状，指下寻之，若虾游于水面，不进不退，瞥然惊插而去。再再寻之，杳然不见，须臾复于指下，隐隐而来，应诊不动，忽而还去。脉之异状，同有全类此者，故名之曰虾游。病应其人魂魄飞扬而形独存，但略有少谷气而无所附托也。夫谷气以真气为本，相辅而周荣于一身，以应十二脉之动。今也真气既丧而谷气独存，则神无所依，故魂魄飞扬矣。魂，阳也，游而无定；魄，阴也，上而有守。魂魄之所依真气而已。若无所依而飞扬，则形与神不能相保，远者则以七日，近者二日而逝矣。

七、雀啄脉歌

凑指连连三四五，往往依前又复来。

雀啄粟形无以异，此为死候莫疑猜。

雀啄之状，来而急数，频绝而止，良久准前复来，若雀啄食之状。盖来三者而去一也。脾元谷气已绝于内，肠胃虚乏，无所禀藏而不能散于诸经，则诸经之气随而亡竭矣。夫五脏六腑生于真气，养于谷气。真气亡则无所本，谷气亡则无所养。无所本者死，无所养者亦死。《四十三难》曰：平人不食饮七日而死。胃中谷尽气尽，则雀啄之脉可见者也。

八、偃刀脉歌

应指如刀偃刀时，血枯卫气独支持。

若形于脉为凶兆，四日之中定死期。

偃刀之状，寻之如循刀刃，责责然无进无退，其数无准，故曰偃刀。由心元血枯，真火之气无所皈宿，而胃气独居，不能相为导续，是伤于真心者如此。心主血也，肺主气也，血荣气卫，脉之所依以行，血枯而卫气独居，则心不能克制而肺金独胜矣。刀，金也，金之为物刚而利也，其脉之状应于诊者，皆气之使然也。故有取于偃刀焉。若是者，期以四日而死。

九、转豆脉歌

浑然一体形如豆，展转周旋息数无。

腑脏空虚真气散，三元正气已飘浮。

转豆之状，脉来应指混然如豆之周旋展转，不进不退，殊无息数，故谓之转豆。转豆者，不通之流象也。气血虽已败，然其动必转焉。及三元正气已散，五脏六腑空虚，中无所留矣。象曰行尸，其死可立而待矣。

十、麻促脉歌

阴阳错乱脉难推，应指如麻甚细微。

肺绝卫枯荣独涩，冥冥魂魄去何追。

麻促之状，应指如麻子之戚促，散乱分离，殊无均和之意。盖麻之生也，其征[1]不一，谷之甚细而分错者也。由肺元已绝，卫气已枯，荣血独涩而阴阳错乱，故取于麻促之状也。轻者三日而死，重者寅时死矣。

五行乖违脉歌

医门大率脉为先，其理精微未易研。脉者，气血之先兆。学医之道，先可识脉。但其理精微，其言之可尽。

关上一分人命主，人迎气口位居焉。凡诊脉须识人迎、气口，以辨内外因。其不与人迎、气口相应，为不内不外因，所谓"关前一分人命主"。

忧思喜怒情中郁，暑湿风寒外气缠。

气口右关还主内，人迎主外左关前。右手关前一分为气口者，以候脏气郁发与胃气兼并，过与不及，乘克传变也。左手关前一分为人迎者，以候寒暑燥湿风热中伤于人。其邪咸自脉络而入以迎纳之，故曰人迎。

---

[1] 征：原作"微"，乃"徵（征）"之形误。据《普济方》卷四"十怪脉"改。

外审证兮内凭脉，内外并观斯两得。脉之与证，不可偏废。

脏寒蛔厥脉微浮，脏寒蛔厥，脉自微浮。及为紧滑难专一。《三因方》云：或为紧滑。

胃虚不食脉来缓，亦或微濡须细寻。胃虚不食，其脉必缓。亦有微濡，须细寻见。

五饮停蓄浮细滑，五饮停蓄，浮细而滑。蓄积沉细软无力。久蓄沉积，沉细而软。

形虚自汗皆微濡，形虚自汗，脉皆微濡。挥霍变乱沉伏脉。挥霍变乱，脉自沉伏。

蹉折损伤血有内，弦紧相兼宜审谛。

疝癖癥瘕五内痛，脉亦如然无少异。蹉折损伤瘀血在内，疝癖癥瘕，五内作痛，脉皆弦紧。

积聚食饮痰伏留，脉皆促结依经议。五积六聚，食饮痰气，伏留不散，遂道节滞，脉皆促结。

中寒癥结涩且迟，中寒癥结，脉则涩迟。癫狂洪疾形关位。癫狂神乱，关上洪疾。

病人气实脉还沉，血实脉滑君切记。气实脉沉，血实脉滑。

气血相搏脉何如？沉实相兼来应指。气血相搏，脉亦沉实。

妇人妊娠脉和滑，尺内带数来不止。妇人妊娠，脉则和滑，尺中不绝，胎脉方真。

欲候遁尸尸疰脉，通度三关紧而急，或沉不至寸口边。遁尸、尸疰，脉沉而不至寸，或三部之脉紧而急也。

鬼祟音睡。附着犹难测，两手乍大或乍小，乍短乍长无准的。鬼祟附着两手，乍大乍小，乍短乍长。

阳邪来见脉浮洪，阴邪来见沉紧必。阳邪来见，脉则浮洪；阴邪来见，脉则沉紧。

鬼疰客忤脉不同，三部俱滑洪拍拍。

脉之与证尽相违，此是鬼邪来外客。鬼疰客忤，三部皆滑洪大，嫋嫋沉沉泽泽，但与证不相附者，皆五尸、鬼邪、遁疰之所为也。

人迎紧盛外伤寒，气口紧盛内伤食。人迎紧盛伤于寒，气口紧盛伤于食。

宿食浮大而微濡，或滑数实非一端。

宿食不化脉沉紧，宿食成瘕沉重看。

此等病皆伤胃腑，何关气口要推详。宿食脉有浮大而微涩者，有数而滑实者。宿食不化，脉则沉紧；宿食成瘕，脉则沉重。此等名证，皆曰伤胃，何关于气口耶？殊不知饮食入胃，能助发宿蕴，所以应于气口者，正因七情郁发，因食助见，非本宿食能应气口也。

三部脉弦而实数，此由疲极伤筋力。

筋痛之脉厥厥动，二者伤肝非大逆。疲极筋力，其脉弦数而实；筋痛则动，二者皆伤肝也。

诊之脉散耗其神，脉滑凝思内损心。凝思则滑，神耗则散，皆伤心也。

散急叫呼而走气，伤于华盖肺之经。急叫呼而走，气脉散而急矣。

房劳失精尺浮散，男子遗精女半产。

脉弦而大定无疑，伤肾病深非旦夕。房劳失精，两尺浮散，男子遗精，女子半产。弦大革，皆伤肾也。

病源交结证如何，刻意经书从料简。如诊得前项脉证，虽与人迎、气口相应，亦当分数推寻三因，"交结"四句料简矣。

所谓单内单外因，不内不外分明探。

亦内亦外互相形，亦不内外稍详惯。

若能于此悟玄机，拔萃离伦人共赞。所谓单内单外、不内不外、亦内亦外、亦不内外，脉理微妙，艺能难精，学然后知不足，教然后知困，此之谓也。

时　龙飞天正二年[1]（甲戌）春三月十日书

时寓治下大明国　王月轩笔

---

[1] 天正二年：为日本天正二年，即1574年，中国明神宗万历二年。此乃寓居日本的中国明朝人王月轩抄书之年。

方名索引